II

医学
文化史

A CULTURAL
HISTORY
OF MEDICINE

「中世纪卷」

IN THE MIDDLE AGES

总 主 编　　〔英〕罗杰·库特 (Roger Cooter)
分卷主编　　〔英〕爱奥娜·麦克莱里 (Iona McCleery)
译丛主编　　张大庆 苏静静
译　　者　　孔钇雅

人民文学出版社

著作权合同登记号　图字 01-2023-1069

© Bloomsbury Publishing Plc, 2021
This translation of *A Cultural History of Medicine in the Middle Ages*, first edition is
published by arrangement with Bloomsbury Publishing Plc.

图书在版编目（CIP）数据

医学文化史．中世纪卷／（英）罗杰·库特总主编；
（英）爱奥娜·麦克莱里分卷主编；孔钇雅译．-- 北京：
人民文学出版社，2025. -- ISBN 978-7-02-018976-2

Ⅰ．R-091

中国国家版本馆 CIP 数据核字第 2024A21Q15 号

责任编辑　陈彦瑾
装帧设计　陶　雷
责任印制　张　娜

出版发行　人民文学出版社
社　　址　北京市朝内大街166号
邮政编码　100705

印　　刷　三河市鑫金马印装有限公司
经　　销　全国新华书店等

字　　数　290千字
开　　本　880毫米×1230毫米　1/32
印　　张　13.125　插页2
印　　数　1—5000
版　　次　2025年3月北京第1版
印　　次　2025年3月第1次印刷

书　　号　978-7-02-018976-2
定　　价　69.00元

目　录

总主编前言

罗杰·库特

(Roger Cooter)

医学文化史包罗万象。几乎没有什么可以被排除在外，包括不同时期文学及其他形式对身体的呈现、关于文明与人类的观念，以及健康与福祉方面的社会学、人类学和认识论，更不用说疼痛、疾病、痛苦和死亡这些存在体验，以及专业人士努力应对它们的方式。为囊括这些浩瀚的内容，本系列丛书聚焦八个与当代息息相关的类别：环境、食物、疾病、动物、物品、经验、心灵／大脑和权威。从古代到后现代世界，专家们以批判性的广度、深度和新颖性探究了这些主题，跨国视角被广泛接受。最重要的是，本系列关注并阐明了究竟什么是医学文化史——一个研究范畴和一个20世纪80年代兴起的认识论概念。

导　言

爱奥娜·麦克莱里
（Iona McCleery）

爱 奥 娜 · 麦 克 莱 里（Iona McCleery），英国利兹大学中世纪历史副教授，主要研究医学史、圣人崇拜和食物，重点关注中世纪末葡萄牙及其在大西洋和西非的早期帝国。近作涵盖关于饥荒、中世纪殖民主义对健康的影响、神迹和公众参与。联合编辑有《阅读中世纪资料：奇迹集》（*Reading Medieval Sources: Miracle Collections*）。

在14世纪末的意大利北部，四份精美的彩绘手稿问世了，名为《健康全书》(*Tacuinum Sanitatis*) [1]。这些经典的拉丁文手稿最初是在11世纪中期，由巴格达(Baghdad)的一位基督徒伊本·布特兰(Ibn Butlan)用阿拉伯文写成的非插图作品，其主题从食品和药品的采购，延伸到对狩猎、农业、餐饮、烹饪、性与应对天气变化的理想化描绘。许多场景都配有简短的文字，以解释食物、活动或季节对健康的好处和坏处（见图0.1、0.2、0.6、1.2、2.2、2.3）①。这些手稿的主题反映了本卷所论及的医学文化史的范围：关于疾病预防的观念，对环境健康的关注，疾病体验，情感健康，感觉、知觉和忧郁等状况，与动物、食物和饮食的互动，日常生活的物质文化，以及医学权威的内容。伊本·布特兰在每篇手稿的开头都扮演着一个学术权威人物。整个文本及其图像都依赖于六种可以导致疾病或恢复健康的非自然权威的概念：空气、食物和饮料、运动、睡眠、排泄和情绪（下文将进一步描述）。

在《健康全书》中，"sanitas"意为"健康"，作为一个涵盖性的概念，它包括了日常生活的方方面面，甚至包括那些我们今天可能不会认为属于医疗保健的部分。用这样一种非常宽泛的文化方法来研究中世纪医学史，似乎是相当激进的，因为它包括了一切可能影响健康的东西。中世纪医学文化史中应该包括哪些内容，为什么要包括这些内容，将是笔者在导言部分要讨论的主题。本卷广泛的研究主题不仅反映了当前的研究兴趣，也反映了较早的医学文化概念。

---

① Arano 1996；Hoeniger 2006.

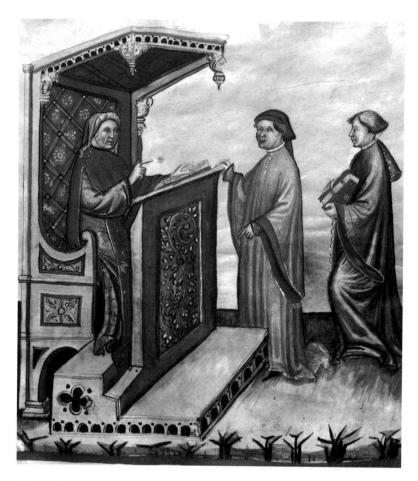

图 0.1　伊本 · 布特兰，《健康全书》，14 世纪末。维也纳，奥地利国家图书馆，维也纳法典系列新作 2644，fol.4。来源：Österreichische Nationalbibliothek, Vienna。

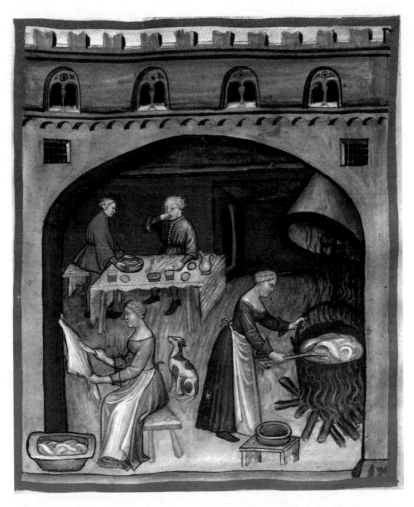

图 0.2 食物准备,《健康全书》, 14 世纪末。维也纳, 奥地利国家图书馆, 维也纳法典系列新作 2644,fol.81。来源:
Österreichische Nationalbibliothek, Vienna。

这一灵感来自《健康全书》和塞维利亚的伊西多尔主教（Bishop Isidore of Seville，卒于636年）对医学的定义：

> 医学不仅是那些被称为"医生"的人所实践的技能，还包括饮食、衣着和住所等事项。归根结底，它包括各种防御和加固措施，我们的身体在面对外部打击和意外事故时通过它们得以保持[健康]。[①]

| 以合作项目的形式撰写医学文化史

2015年7月，在利兹举行的国际中世纪大会（International Medieval Congress, IMC）的圆桌会议上，我们开始了关于本卷内容和方法的第一次重要讨论。小组成员和与会者被邀请探讨医学"文化"史应该是什么样子。他们被邀请探讨医学意味着什么，哪些文化理论、方法和框架对他们的研究影响最大，他们工作的不同学科、部门、机构和国家是如何影响他们对中世纪医学的研究和教学的，以及研究中世纪的学者对文化理论的使用是否与研究近现代的学者不同，如果是的话，这是如何造成的。讨论和回答环节提出了几个有趣的议题，其

---

①   Isidore of Seville 2006：109.

中最普遍的看法是，中世纪医学文化史是一项不断发展的事业。主编所遴选（为这一卷以及这套"医学文化史"系列中的所有其他卷）的许多章节都使这一点深入人心。我们对"疾病"的主题已经很熟悉了，对"权威""环境"和"经验"也是如此，但"动物""物品""食物"和"心灵 / 大脑"的主题则在经验、概念和方法上，对我们提出了全新的、令人兴奋的挑战。

面对"中世纪医学文化史应该是什么样子"这一基本问题，我们很快就对其中涉及的三个概念提出了质疑："中世纪""医学"和"文化"。对第一个概念"中世纪"，我们提出了众所周知的关于时间、地理和概念的问题，这些问题对于一套丛书来说似乎在所难免。尽管可以按照世纪或时期进行时间划分，但这对于长时段（longue *durée*）地理解生活经验或更广泛的文化进程往往没有帮助。在过去的十年间，关于中世纪早期和伊斯兰世界出现了大量的学术研究[1]，这意味着将这些观点纳入其中非常重要。本卷的大部分作者都自认为是从事中世纪后期研究的学者，他们研究 13 世纪至 16 世纪初之间的欧洲。尽管如此，我们还是鼓励进行比较，且非常清楚中世纪研究中的"全球转向"以及审视种族研究在中世纪研究中的作用[2]。通过中世纪关于人类身份和差异理论、贸易经验、鼠疫的全球大流行以及被奴役者的病痛（和

---

[1] 如 Van Arsdall 2007；Horden 2011；Shefer-Mossensohn & Abou Hershkovitz 2013；Fancy 2013；Pilsworth 2014；Leja 2016；Chipman, Pormann, Shefer-Mossensohn 2017；Chipman 2018；Sabe-Smith, Swain & van Gelder, eds. 2020；Burridge 2020。

[2] Whitaker 2019；Heng 2018；Holmes & Standen, eds. 2018.

健康实践），这些主题与健康联系在一起①。在2020年COVID-19全球大流行期间，医疗保健和死亡率的不平等现象提醒了研究中世纪的学者们，疾病和护理的经验总是不均衡的，它们也会受到政治和经济的影响。

关于"医学"，我们必须决定，我们是否希望它仅仅指医疗实践，还是将其视为一个包括从出生到死亡影响健康和疾病的一切事物的范畴。我们决定采用后者，因为我们认为它已经包括了前者。事实上，在过去的五年间，已有相当多的学者致力于这方面的研究，很好地涵盖了如下中世纪主题：伤口、受伤以及一般的创伤治疗②，军事医学和卫生也已引发更广泛的兴趣③。关于医院、麻风病院和其他前现代福利机构的出版物也越来越多④。分娩史是一个充满活力的领域⑤。这些学术研究是由多国学者完成的，用英语撰写或译成英语，不过，仍有大量的研究是采用德语、法语、意大利语、加泰罗尼亚语和西班牙语。

我们认为，"医学"终究是一个过于狭窄的术语，很可能会导致

---

① Eliav-Feldon, Isaac & Ziegler, eds. 2009; Green 2010, 2012; Ferragud 2013; Green ed. 2014; Blumenthal 2014; McCleery 2015; Winer, 2017; Lambourn 2018; Barker 2019.

② Kirkham & Warr, eds. 2014; Tracy & DeVries, eds. 2015; Rogge, ed. 2017; Turner & Lee, eds. 2018; Arner 2019.

③ Geltner 2019 a; Phillips forthcoming.

④ Bonfield, Reinarz & Huguet-Termes, eds. 2013; Abreu & Sheard, eds. 2013; Brenner 2015; Ragab 2015; Brasher 2017; Jáuregui 2018.

⑤ Powell 2012; Cormack ed. 2012; Harris-Stoertz 2014; Giladi 2015; Jones & Olsan 2015; French 2016; Foscati 2019; Baumgarten 2019.

人们从现代生物医学的角度出发，而不是从中世纪文化的角度出发去研究。"健康"比"医学"更可取，事实上，莫妮卡·格林（Monica Green）曾在她几篇有影响力的反思性文章中提出过这样的建议。她将这一主题定义为"对健康的威胁和寻求健康的行为（生物医学只是其中的一部分）"[1]。但从概念上和实际应用上来说，生物医学还是很有影响力的，生活在21世纪每个熟悉现代医学的人都会受其影响。出于需要，本卷中关于"食物"和"物品"的章节显示出对如下研究的认识，这些研究建立在对临床、营养、生物化学和流行病学数据的理解之上。此外，生物考古学——对过去生物痕迹的研究——在过去几年间已成为研究中世纪健康的最重要的贡献者之一，对研究无名穷人的健康具有特殊的重要性。如果脱离了现代科学数据和理解，它将无法存在。

正如伊丽莎·格莱兹（Eliza Glaze）在圆桌会议上所指出的："'医学'可以被用作更广泛的活动和认知的代码，只要这些活动和观念被进一步定义和探索。"在这一卷中，我们试图将"医学"视为一个多学科的总括性术语，它是超越我们学术学科教学和交流的有用工具。中世纪对待健康和疾病的方式远远超出了对"病人"或医学学习的狭隘关注，因为他们认为过于狭隘的关注是不合时宜的或过于局限在生物医学中的。[2]在整个过程中，中世纪的人们被视为有承受力的、积极主动的健康代理人和 / 或参与个人或社区健康战略的"健康追求者"。然而，我们仍意识到，我们的文本过于依赖文化精英的观点和行为，因为他们的态度和信仰留下了证据。尽管我们已经通过上述生物考古

---

① Green 2011: 7.

证据的分析，通过奇迹叙事和法律记录做了很多工作，但要获得穷人和文盲的观点还是要困难得多[1]。

关于"文化"，圆桌会议提出了非常多样化的意见。大多数与会者的想法，与玛丽·菲塞尔（Mary Fissell）在2004年发表的一篇关于医学文化史颇有影响的文章中提出的观点相似：文化史是关于"过去的人们如何理解他们的生活、自然世界、社会关系和他们的身体"的研究[2]。这个包罗万象的定义符合中世纪医学的拓展，包括可能影响健康的所有人和事。它还包括经验和实践的所有可能的信息来源[3]。我们同意菲塞尔对文化史"偏爱边缘或越界"的批判[4]。我们更倾向于这样的观点：文化史与其说是越界的和外来的，不如说是属于中世纪的普通人，无论是商人、工人、学者、贵族妇女还是国王。也就是说，他们更倾向于人类学家所说的"主位（emic）"研究法，即关注中世纪人们对自己健康和疾病的解释，从而避免回顾性诊断[5]。然而，如上所述，忽视有价值的"客位（etic）"研究法（即外部和现代的方法，如生物考古学、遗传学或营养学，以及性别研究、气候科学和语言学）是愚蠢的。只要谨慎使用这一研究法，它们就有解释力[6]。我们比较史的方法本身就是一种"客位"研究法，因为它涉及对素不相识的个人和群体间进行比较。如果我们意识不到诸"主位自我（emicselves）"作为解

---

[1]　Hanawalt 1986; Finucane 1997; Turner & Butler, eds. 2014; McCleery 2014a; Butler 2015.

[2][4]　Fissell 2004：364.

[3]　见 Ritchey 和 Strocchia（2020）的类似方法。

[5]　Cunningham 2002; Arrizabalaga 2002.

[6]　Mitchell 2011; Green 2014：51-3; Foxhall 2014.

释者的内在张力，那也是愚蠢的，因为我们是来自不同国家和学科的现代人，不仅用现代人的眼光看问题，还需要与其他现代人交流。[3]

菲塞尔在她那篇颇具影响力的文章中没有使用主位和客位这两个词，但她参与了关于过去和现在之间张力的类似辩论，她认为文化史必须是一种现代的智力活动，同时仍然要立足于特定历史的社会经济背景中。在她看来，在很大程度上，我们所做的是通过解释过去来"制造意义"。我们研究的许多"主位的（*emically*）"人工制品、身体、图像和文本都不宜放弃它们的"原始"意义，如果它们确实曾有过任何直接的、无可争议的意义的话。因此，"意义"是一个高度主观的、不稳定的概念，取决于先前的经验、教育、期望和意识形态的目的，即"被制造的意义可以被取消和再造"[1]。新一代的学者为了确立自己的学术创新地位，尽力摒弃之前的解释，而他们使用的方法也因学科、领域和国家的不同而不同。

圆桌会议上出现了大量的个人反思：什么对我们这些学者影响最大，哪些想法和方法对我们最有启发？我们在哪些部门或"部落"工作，在哪些部门间流动，或者与哪些部门互动[2]？我们就业的条件和范围——我们是否有长聘或终身职位？我们是大学里唯一的中世纪学者，必须教授从古亚述（Ancient Assyria）到法国大革命及其他的一切课程，还是中世纪研究学院中心的一分子，我们是在高等教育、博

---

① Fissell 2004: 365.

② Becher & Trowler 2001.

物馆和档案馆工作，还是独立学者？以及我们的生命周期阶段、种族、国籍和性别，我们的政治观点、家庭状况和个人焦虑。以上所有这些都会影响我们的研究方式，但这些内容往往没有得到足够的重视。

圆桌会议引发最多争论的问题是：是否所有的文化史学家都必须明确地从事理论研究？研究中世纪的历史学者是否比研究近现代的学者更倾向于从事理论研究？尽管大家一致认为，反思我们在做什么以及为什么要这样做是很重要的，但我们决定不会让本卷被理论主导。大多数撰稿人反思了他们所研究主题的史学背景，且有几章明确地讨论了方法论。如叙事学，或对特别是第一人称疾病叙述的密切分析，氟林·康德拉（Flurin Condrau）称其为"过去20年来对病人历史的主要方法论改进"[1]，影响了一些试图理解个人疾病经历的中世纪学者，但它并非全无危害[2]。这种方法并不一定允许文化意义轻易地或毫无争议地出现其中，因为我们所拥有的往往是我们不容易理解的事物的幸存痕迹。

基于大数据集或科学分析的"客位"研究法的优势之一是，它可以让我们恢复涉及人体的实践和仪式的隐性知识，这些知识可能从未被记录下来，至少没有以明确的术语记录下来，需要仔细解释文学作品中的间接引用、材料物品上的标记或骨头上的病变才能得到[3]。比如，从文学、语言学和物质文化研究中汲取的方法论将有助于重新考量手稿作为物品，而不仅仅作为知识产品。手稿是由羊皮纸（动

---

① Condrau 2007：527.

② McCleery 2009；Frohne 2015；CohenHanegbi 2017.

③ Jardine 2004：269 - 70；Gilchrist 2012：7 - 10.

物皮）、纸莎草纸或布基纸制成的，有自己的过往，是失落的信仰及实践的遗存，值得通过仔细研究涂鸦、污垢以及流传、阅读、翻译和传播的迹象来发掘[1]。将手稿作为具有自身生命的文化艺术品来仔细研究，由此对中世纪知识传播进行研究，我们可以发现医学文化史的内容远远超出了文本的内容，它还包括过去的"错位、误记和位移"[2]。

关注中世纪的历史学家往往不像文学家和考古学家那样热衷理论研究。社会建构论、表演性或"语言学转向"在中世纪的历史研究中出现得较少；就我个人而言，直到2003—2007年在哲学系担任博士后时，我才了解到这些方法。我现在发现，通过与英语和艺术史等其他学科的同事进行跨学科的博士生联合指导，我的研究得到了极大提升。除了一些例外，研究中世纪历史的指南往往是以资料来源为导向，而不是反思：我们为什么要这样做？这项工作在当今对学术界之外有什么意义？我们如何更好地与更广泛的学者群体进行交流？正如在圆桌会议上所指出的，中世纪的许多资料仍需要从地下挖掘出来，或在档案中确定；然后必须加以保护、分析、翻译、编辑和出版。这也可能是在某些主题上根本没有足够的资料，无法进行更多的推测性文化解释的原因。因此，中世纪医学史家需要做更多的工作，将他们的主题更好地融入中世纪政治和经济的研究中，并更多地参与我们完全有资格做出评论的现代问题中[3]。至少在我们的教学中，我们习惯性地处

---

[1]　Rudy 2010; Leong 2014; Green 2018; Kozodoy 2019.

[2]　Fissell 2004: 379.

[3]　Green 2009.

理现实意义、历史相对论和时代错误等问题，但我们很少在学术期刊上发表这类文章。

│ 中世纪健康和医学的新方向与争鸣

自20世纪80年代以来，中世纪医学的研究有了飞跃性进展，尽管尚不清楚它是否已经成为一个独立的领域，与中世纪科学史、日常生活、自然哲学或更广泛的"前现代"医学和卫生保健制度史分庭抗礼——或许不该如此。莫妮卡·格林在2009年发表了一篇发人深省的研究综述，她将中世纪医学描述为一个"充满活力的子学科"[1]，并概述了一些重要的语言学的、社会和文化方面的研究。她当时并没有讨论生物考古学，恰从那时起，生物考古学已成为影响医学史的一个重要因素。以前，中世纪的学术研究主要依赖语文学和语言学技能，这导致多学科的专业知识分散的局面，很少有一个卓越的主题能够让合作者们集体工作。在今日，这种情况也大差不差。但在英国，有两个由惠康信托基金会（Wellcome Trust）资助的大型多学科跨年代项目，中世纪研究者在其中发挥了作用。自2012年以来，杜伦大学（Durham University）的"倾听声音（*Hearing the Voice*）"项目[2] 一直专注于心理

---

[1] Green 2009: 1218.

[2] http://hearingthevoice.org.

健康、神经科学、语言学、哲学和文学领域的声音倾听[1]。剑桥大学的
"世代繁衍（*Generation to Reproduction*）"项目[2] 自2009年以来，一直
专注于生育史和分娩史[3]。

长期以来，惠康信托基金会一直是英国医学史和医学人文科学的
主要资助者，它通过对自身项目的大力支持，因此塑造了其领域的跨
学科性和研究人员的职业生涯。在英国，中世纪医学史是一个越来越
有吸引力的教学和研究课题——颇受本科生青睐（他们中的许多人在
学校的"穿越时空的医学"课程中学习了相关内容）——它出现在英
国和世界各地的几个主题会议或一般的中世纪会议上，自2018年以
来，在利兹的国际中世纪大会上保有一个永久性的健康和医学专题。
在美国，莫妮卡·格林是最活跃的学者之一。她在运营 MED-L 列表
服务器，为全世界近一千名对中世纪健康和医学感兴趣的研究人员建
立并维护了一个至关重要的虚拟社区。格林争取到了美国国家人文科
学基金会的资助，在伦敦开办了两期（2009、2012年）暑期学校，这
让无法参加的非美籍学者羡慕不已。然而，尽管有这些亮点，中世纪
学者仍常感孤立，必须不断证明他们事业的价值才能生存；当然，这
也是大量的人文学科学术研究的通病。

自格林2009年的综述以来，2011年的两份出版物清楚地表明，
中世纪医学的主题多样性在不断增加——这是为了纪念著名的中世纪
学者迈克尔·麦克沃（Michael McVaugh），他是自20世纪80年代以

---

[1]　Saunders 2015.

[2]　www.reproduction.group.cam.ac.uk/.

[3]　Hopwood, Flemming & Kassel, eds. 2018.

来我们这个分支学科的领军人物 —— 包括研究关于化妆品、麻风病、饮食建议、疼痛和疯狂的概念，撰写妇女宗教著作中的医疗意识及医疗广告的文章，同时还分析了手稿的制作和流通①。同年，《医学社会史》杂志（*Social History of Medicine*）的一个特刊专门讨论了中世纪的问题（在这份有影响力的杂志30年的历史中，这仅是第二次发生），其中包括采用"非医学"史料（包括法律记录、教会记录、编年史和文学文本）的新思维的医学史文章，以及关于中世纪早期药方和翻译的四项研究②。

自2011年以来有几个瞩目的进展。对黑死病（1347—1352年）和其他瘟疫流行病的新研究，包括从生物考古学和遗传学以及从埃博拉和新冠肺炎等现代流行病的经验中获得的新见解；关于回顾性诊断的新辩论（在某种程度上是对疾病的新研究的结果）；以及与所有这些有关的、可称为"环境"的转向，其中包括动物疾病和公共卫生措施，以及气候变化、城市化、污染和食品（不）安全对健康的影响。过去十年中发展起来的其他主要领域是中世纪的残疾研究，以及在医学、健康和身体的研究中可以称为"修辞"或"文学"的转向。

本卷不可能详述上述所有主题，但是大部分内容都会出现在本卷中。在伊琳娜·梅茨勒（Irina Metzler）的处女作于2006年出版之前，中世纪的残疾研究几乎不存在。现在，它正在走向理论和概念的成熟，地理和文化范围不断扩大，与儿童保育、疾病、精神健康、医院和老

---

① Glaze & Nance, eds. 2011.

② Pilsworth & Banham, eds. 2011.

齢化的历史有许多交叉点，并应用于技术史、文学研究、性别研究和制度史[1]。本卷未对"修辞学"和"文学"的转向做充分的公正处理，尽管它们在整个过程中都很有影响力。在各类文本中 —— 无论是医学、宗教、历史学（编年史）还是文学 —— 理解疾病、医疗实践和身体的表征、象征和隐喻的新方法，有助于打破这些体裁和研究它们的学科之间的一些认知差异[2]。

关于疾病和环境，主要的研究集中在鼠疫流行方面，尽管在寄生虫病学和动物共患病方面也有重要的工作，如14世纪也影响了人类健康的兽瘟[3]。就鼠疫而言，主要的进展是生物考古学家、流行病学家和遗传学家以及许多但并非所有的历史学家[4]达成了某种共识，认为黑死病是由耶尔森鼠疫杆菌（Yersinia pestis，这也是导致现代鼠疫的细菌，1894年首次被确认）引起的。对中世纪鼠疫墓地的挖掘已经得到了此种细菌的古代 DNA，并实现了其基因组的完整重建[5]。现在的主要研究方向是以同样的方式分析其他鼠疫疫情，研究广泛的哺乳动物

---

[1] Metzler 2006, 2013, 2016；Eyler, ed. 2010；Turner & Pearman, eds. 2010；Turner, ed. 2010；Richardson 2012；Lee 2012；Turner 2013a；Shoham-Steiner 2014；Hsy 2015；Krötzl, Mustakallio & Kuuliala, eds. 2015；Kuuliala 2016；Nolte et al. eds. 2017, Skinner 2017；Connelly & Künzel, eds. 2018.

[2] Citrome 2006；Solomon 2010；Vaught, ed. 2010；Coste, Jacquart, Pigeaud, eds. 2012；Yoshikawa, ed. 2015；Turner, ed. 2016；Langum 2016；McCann 2018；Orlemanski 2019.

[3] Newfield 2009；Slavin 2012, 即将出版；Mitchell, ed. 2015。

[4] Cohn 2013.

[5] Bos et al. 2011.

宿主和众多昆虫载体，包括人类寄生虫，并重新考虑该疾病的传播。例如在非洲、东亚和中世纪的传播[1]，仍有许多悬而未决的问题：它是如何在欧亚大陆上快速传播的（比任何其他疾病都快得多）？为什么它在不同地区有明显不同的影响和后果？现在，创新性的档案研究正在助力流行病学和历史学模式，例如在波西米亚、荷兰和伊比利亚半岛的新方法中[2]。一个引人注目英国考古学方法是基于评估英格兰东部发掘的陶器碎片的波动模式，它表明平均人口下降了44.7%，与最近的历史研究普遍支持的高死亡率一致（尽管在一些地区要高得多，而在少数地区要低得多[3]）。在未来，中世纪学者需要解释更多类似模式：无论与其相关的科学研究多么令人兴奋，仅了解有什么细菌，未必有助于解释疾病对中世纪民众的影响。

瘟疫研究也打破了中世纪后期危机的一些传统的外因（干旱、饲料、疾病）与内因（战争和政治结构）。关于动物疾病、火山爆发、地震、食物短缺、干旱和火灾的新环境研究工作，特别是通过布鲁斯·坎贝尔（Bruce Campbell）的开创性研究[4]，表明人类行为、健康和机构受到相互关联的全球现象的严重影响，同时，人类活动已经对地球产生重大影响。到目前为止，很少有学者认为人类世代——即我们现在所处的人类对地球施加最大影响的地质时代——始于1492年[5]。但今

---

[1] Green, ed. 2014 ; Varlık 2015 ; Chouin, ed. 2018.

[2] Mengel 2011 ; Roosen & Curtis 2019 ; Agresta 2020.

[3] Lewis 2016.

[4] Campbell 2016.

[5] Bonneuil & Fressoz 2017: 14 – 17.

人吃惊的是，根据对阿尔卑斯山冰川取样的冰芯的分析，在过去的两千年中，大气中的铅污染恢复到"自然"水平的唯一时间段是在黑死病期间，这可能是由于采矿和冶炼的暂停[①]。现在需要的是就气候变化、工业污染、营养不良和不断变化的职业、宗教和社区背景的健康影响开展更多工作，特别是在脆弱性和风险方面，生物考古学家、地理学家、经济学家和社会历史学家已经在这一领域开展合作[②]。然而，到目前为止，大多数历史关注点仍然集中在解释中世纪晚期的政治和文化变化上，瘟疫只是偶一登台——如同引入现代性的机械降神。关于中世纪的人们对待瘟疫以及瘟疫对人们的影响，我们需要新的想法。在这方面，由盖伊·盖尔特纳（Guy Geltner）推广的"健康景观"的概念[③]，作为描述改善城市景观的特别方法，对试图了解人们解决健康问题的相关机构的历史学家们来说，非常有吸引力。

中世纪的主要框架：六种非天然物质和四种体液

盖尔特纳和其他对中世纪公共卫生感兴趣的人强调的一个关键点就是它的执行，这在当时涉及一种更为宽泛的理解，它超越了有关健

---

① More, ed. 2017.

② Slavin & DeWitte 2013；Gerrard & Petley 2013；DeWitte & Kowaleski 2017；Alfani & Murphy 2017.

③ Geltner 2013.

康和疾病的学术界的医学观念[1]。特别是，人们普遍熟悉的"四体液"概念，即血液、黏液、红/黄胆汁、黑胆汁，对应于热、冷、湿、干的性质和六种非自然因素，即空气质量（不好的空气被称为"瘴气"）、饮食、运动、休息、睡眠、排泄。从城市法规到个人信件，随处可见这些概念的存在[2]。因此，在导言的最后一节，似乎应该简要解释一下关于这些方面的中世纪理论。

四体液理论的发展经过了漫长的时间，第一次出现在公元前410年的希波克拉底著作《论人的本质》（*The Nature of Man*）中：

> 人体有血液、黏液、黄胆汁和黑胆汁。这些物质构成了人体的禀赋，并导致其疼痛和健康。健康主要是指这些组成物质在强度和数量上相互之间比例恰当且混合良好的状态。[3]

古代中国和印度的理论中也论及了物质或成分在体内的流动，与四体液理论之间的关系尚不清楚，但它们是可比的。在全球其他文化中也可以找到类似的关于体内热量与液体平衡的观点。在我们通常误称为"体液论"的概念中，热、冷、干、湿的品质比某种体液本身更重要，每个人、动物、生命—周期阶段、季节、植物、器官都有其属己的品质上的平衡。例如，一个天生黑胆汁质的人黑胆汁（希腊语：

---

[1] Horden 2007；Geltner 2013，2019b；Geltner & Coomans 2013；Rawcliffe 2013a；Rawcliffe & Weeda, eds. 2019；Coomans 2019.

[2] Ingram 2019.

[3] Lloyd, ed. 1978: 262.

melaskholé）水平较高，其肤色或气质相对较冷和较干（在拉丁语中 *complexio* 和 *temperamentum* 都是"平衡混合物"的意思），而中年人、干腌肉、猪、脾脏、秋天的季节、土元素和土星也具有同样的属性，从而将每个微观世界与宇宙的宏观世界联系起来。同样，多血质的人属热性和湿性（拉丁文 *sanguis*：血），儿童、糖、猿猴、心脏、春天、空气和木星也具有同样的属性。虽然对特定的外部因素造成的疾病和伤害有一些本体论的理解，但中世纪的人们认为疾病是高度个性化的，主要是由于内部失衡或体液流动受阻造成的，从而采取放血、烧灼、局部涂抹或摄入药物（对抗制剂）等治疗方法，这些药物可以消除感性病因。人类要么生病，要么健康，要么介于两者之间。完美的健康或许是一种无法实现的理想状态。因此，"病人"和"健康人"都求助于医疗，并可能对医学理论感兴趣，尽管这在精英阶层最容易得到记录[1]。

虽然四体液的概念与希波克拉底及其公元 2 世纪的追随者盖伦关系最为密切，但中世纪的人们对体液的了解主要来自希腊思想的系统化，尤其是将盖伦和亚里士多德并不和谐的思想融合在一起。在 9—11 世纪的伊斯兰世界，一些宗教传统的作者主要用阿拉伯语写作。特别有影响力的是拜火教的阿里·伊本·阿巴斯·马吉乌斯（Alīb. al-'Abbās al-Majūsī，卒于约 990 年）的《医艺大全》（*Kitāb Kāmil as-sinā'a at-tibbīya*），它在 11 世纪末被非洲的康斯坦丁首次译成拉丁文，即《潘特尼》（*Pantegni*）[2]。正如格莱兹在本卷末的章节中所解释的，罗

---

① Siraisi 1990: 78 – 114; van der Lugt 2011; Horden & Hsu, eds. 2013; Kaye 2014: 128 – 40.

② Kwakkel & Newton 2019.

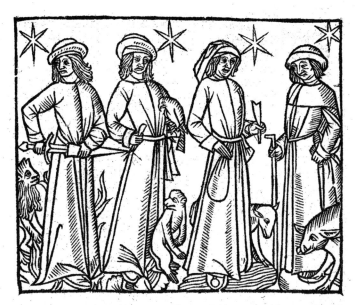

The coloryk ys of the natur of the fyer hoot & dry naturelly ys leyn smal co wortows ful of yre hasty and mo want branles fo wlych large malycyows dece want fo wtyl q weyr they applyd thayr wyttys & as wyn of lyon that ys to say q wen he as weel dronkyn feyghtys & stryffys & wyth good wyl they fo we grap co wlo wr. The sangyn as the natur of the ayr mo wst hoot & fo ye large & plantuo ws attemperyt fo wabyl habondat in natur iopo ws la wghand syngant fleshful reyd and gracyo ws and as wyn of the napp. That ys to say moz in drynkyng and fo mych he ys moz iopo ws fo he dra wys neyr the ladys & nat wrellyhe lo wys go wnys of hye co wlo wr. The fle wmatyk as the natur of watyr coold & mo wst & fo he ys tryst thoghtful sueyr e wy and sleypful wyly ingynyo ws habondas i fle wmys q wen he ys mo wytt ys fat in the wysages as wyn of the mo w ton that ys to say q wen he has weel dronkyn he ys lyli to be moz sayge & wnderstondys to ye errans moz naturelly and lo wys greyn co wlo wr. The melencolyk as the nat wr of the erth dry and coold he ys thryst e wy co wortows negart suspecyo ws malycyo ws and sweyr and as wyn of the fo w that ys to say q wen he ys weyl dronkyng selzys bot to sleyp neturelly and lo wys the go wnys of blak co wlo wr.

图 0.3 四种体液,《牧羊人日历》(The Kalender of Shepherdes),16 世纪初,重印于 H. 奥斯卡·索默(H. Oskar Sommer)1892 年版本。伦敦,惠康图书馆。来源: Wellcome Collection/Public Domain。

马帝国西半部的拉丁语区此前只保留了古代医学理论中最实用的部分。因此，在9—15世纪之间被翻译、教授和传播的"新"理论文本必须被视为独特的中世纪知识构建。这些知识是在中东、北非和欧洲的城镇、学术与贸易中心形成的，将其视为不变的希腊智慧的简单复兴或延续是一个错误。在文艺复兴之前，老掉牙的目的论叙述将中世纪的教师、抄写员、官员和各种医疗人员视为知识的传播者，而不是知识的建构者，这是中世纪医学几个世纪以来被不公正地诋毁的原因之一。值得记住的是，中世纪的体液主义被不断地重新构建，直到19世纪初（直到现在的南亚部分地区），因为它对人们来说是有意义的［我们仍然在英语中谈论体液和着凉 (catch a cold)］。体液论之所以持存，是因为它很灵活。它可以通过发展出有说服力的话语来适应不同知识和信仰群体的需要，这些话语允许医学和宗教行为的理想性融合 —— 尽管存在一些紧张或竞争的时期 —— 同时允许关于身体、灵魂和地方的原有概念继续留存。例如，人们对宗教和医学治疗概念的共生关系进行了广泛研究，这使得人们继续相信邪恶之眼、符咒、恶魔和奇迹[1]。

伊斯兰世界的另一位重要作者是胡奈因·伊本·伊斯哈格（Ḥunayn ibn Isḥāq，卒于873年），他是巴格达的一位基督教医生，在拉丁语中被称为约翰尼修斯（Johannitius），他为盖伦的《医学艺术》（*Tegni*）写了一篇介绍。胡奈因不仅成功地将这本复杂得令人生畏的书变成了一本通俗易懂的医学理论手册（后来在欧洲的大学里使用），而且还系统

---

[1] Nutton 1993; Ziegler 1998; Salmón & Cabré 1998; Olsan 2003; Attewell 2007; Stearns 2011: 91 – 105; Rider 2011; McCleery 2014a; Bhayro & Rider, eds. 2017; Page & Rider, eds. 2019; Yoeli – Tlalim 2019; Gilchrist 2020.

地介绍了"自然的""反自然的"和"非自然的"等概念，这些概念以前从来没有被清楚地论述过①。自然"包括元素、身体内部器官、体液和品质"；"非自然的"是疾病及其原因和后果。六种"非自然的"描述如下：

> 有六种类型的原因与健康和疾病有关。首先是围绕身体周围的空气，[然后是]饮食、运动和休息、睡眠和觉醒、禁食和饱食，以及心灵上的偶发事件。如果在数量、质量、时间、功能和秩序方面使用适当的节制，所有这些都能维护健康，避免意外。但是，如果做了任何与此相反的事情，疾病就会发生并持续下去。②

相较中世纪，六种事物中的每一种的现代研究都存在出入。有很多人关注情绪和食物，这两者本身就是主要的学术研究领域。最近的研究关注了空气——在很大程度上，它吸收了希波克拉底在《气候水土论》（*Airs, Waters and Places*）中较早提出的方法，更广泛地包括气候、地形和生活空间——在有关中世纪的环境史研究中发挥着重要作用。到目前为止，就现代早期而言，有关睡眠、排泄（"禁食和饱食"）的研究比较出色③，尽管对中世纪睡眠的某些方面也有研究④。

性活动和洗澡被纳入"非自然（nonnaturals）"的事实使它们成为健康范畴的一部分⑤。然而，正如桑德拉·卡瓦略（Sandra Cavallo）所

---

① García Ballester 2002.

② Wallis, ed. 2010: 150.

③ Cavallo & Storey 2013；Handley 2016.

④ McLehose 2013，2020；Gordon 2015.

⑤ Proctor 2008；Coomans & Geltner 2013: 63 – 74；Solomon 2013；Atat 2020.

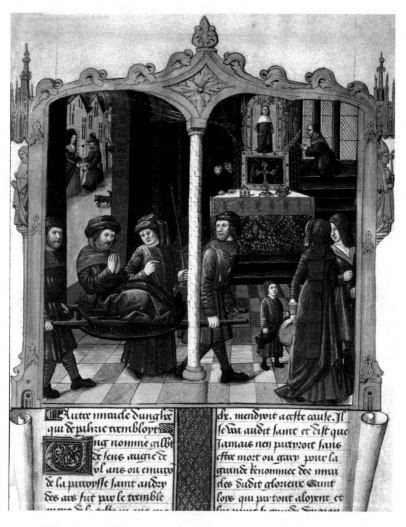

图 0.4　奇迹疗法，《圣洛伊斯之书》（ *Le Livre des faiz monseigneur saint Loys* ），15 世纪。巴黎，法国国家图书馆，MS Français 2829, fol.101。来源：Getty Images。

指出的 [1]，考虑到至少在18世纪之前，这六件事在健康方面发挥了多么重要的作用，而它们得到的持续研究竟如此之少，尤其是在预防医学方面。虽然它们在药疗方案和保守治疗中具有疗效，但非自然物质的应用主要是预防。这一重点意味着饮食和生活方式的调整需要个人、厨师、父母、其他照顾者和家庭助手以及整个社区，包括宗教和政治当局的密切参与。其中一些群体在本卷英文原版封面图片中有所体现，这张图片来自14世纪上半叶的佛罗伦萨手稿。因此，通过这些手段保持健康可以被视为米歇尔·福柯（Michel Foucault）所阐述的"生命政治"概念的一种中世纪形式 [2]。从这个角度来看，健康是一个（自我）约束的问题，包括身体和道德，也就是从低的方面和高的方面一起训练。在中世纪，医学和宗教共享许多适度的生活方式和理想的护理方式，对健康有很大帮助 [3]。这张封面图片不是来自医学手稿，而是来自一本著名的法国《罪恶与美德指南》的意大利语译本，在这里，探望和照顾病人被描述为一种宗教义务。[4]

| 结论

博乐格林·霍尔登（Peregrine Horden）认为 [4]，非自然医学可能是

---

① Cavallo 2017: 1 – 2.

② McCleery 2014b: 210 – 17; Geltner 2019b: 13 – 17.

③ Langum 2016; Cohen-Hanegbi 2017; Ritchey & Strocchia, eds. 2020.

④ Horden 2007.

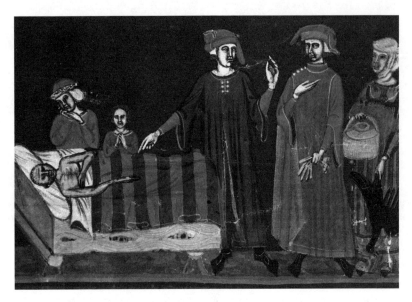

图 0.5　本卷英文原版封面图。

"无医生的医学"，但随着各类医生对医学建议的日益熟悉，他们成为
所在社区的权威人士。可以说，正是通过非自然医学等医学理论的广
泛传播，中世纪社会变得医学化了。反过来，医学也根据当地的习俗
和需求社会化了，这一点可以从本篇开始提到的《健康全书》的丰富
图画中看出。正如我们已经指出的那样，中世纪健康和医学的文化史
是一个仍在进行中的项目，在完全绘制出高度不同的全球文化和社会
意义图景之前，还有大量的工作要做；由于专门学者的背景不同，它
们将永远是一个饱受争论的问题。然而，我们希望至少对于环境、食
物、疾病、动物、健康考古学、个人经验、大脑的运作和医学权威等
方面的思路来说，这卷书在开辟新的研究途径和展示迄今为止过去所
阐释的东西上起着引领作用。

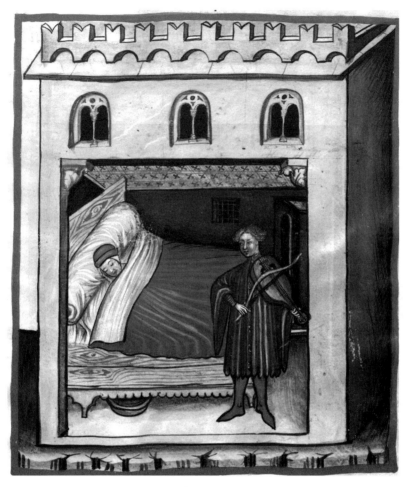

图 0.6 睡眠，《健康全书》，14 世纪末。维也纳，奥地利国家图书馆，维也纳法典系列新作 2644, fol.100。来源：Österreichische Nationalbibliothek, Vienna。

| 鸣谢

我要感谢 2015 年在利兹举行的国际中世纪大会圆桌会议的所有参与者，特别是伊琳娜·梅茨勒和乔爱智（Jo Edge）的洞察力，感谢他们的想法。感谢 IMC 主任阿克塞尔·穆勒（Axel Muller）安排了这次圆桌会议，并对导言部分的初稿提出了意见。

注释

[1] 维也纳手抄本《健康全书》(*Tacuinum sanitatis*) 的数字版本：https://search.onb.ac.at/primo_library/libweb/action/dlDisplay.do？vid=ONBanddocId= ONB_alma 21296213330003338 andfn=permalink。(accessed 29 June 2020)

[2] 例如，关于"病人"概念的讨论，参 McCleery 2009。

[3] 参见 Metzler 2006：10，了解在中世纪健康研究中最早使用的"外在／内在"二元论。关于这些术语在语言学、文化人类学和科学史中的起源和仍在争论的用法，见 Harris 1976 和 Jardine 2004。

[4] 佛罗伦萨，中央国家图书馆，MS Magliabechiano II. VI. 16, fol. 48 v。关于这个文本的更多信息，见 Cosnet 2015。

第一章

环　境

多利·乔根森

（Dolly Jørgensen）

多利·乔根森（Dolly Jørgensen），挪威斯塔万格大学历史教授兼环境史学家，研究中世纪至今环境卫生史、感官史和人与动物的关系。曾任欧洲环境史学会主席（2013—2017年）。著有《在现代恢复失落的物种：渴望和归属的历史》（*Recovering Lost Species in the Modern Age:Histories of Longing and Belonging*, 2019）。

| 引言

"Sanitation（卫生）"一词源自拉丁语的"*sanitas*"，意为"健康"，且具有"清洁"的现代内涵。在英文中，"Sanitation"这个词以各种形式出现在各类现代化便利设施中，从 sanitizer（洗手液）到 sanitary napkins/towels（卫生纸 / 纸巾），再到收集城镇生活垃圾的 sanitation departments（卫生站）。卫生概念的出现有其特定的背景，它是 19 世纪城镇清洁的一项创新[①]。尽管中世纪的确没有"Sanitation"这个词，但"*sanitas*"一词是存在的。中世纪的城市居民也和现代居民一样，把清洁与健康联系在一起，反过来又把污秽与腐败和不健康的生活环境联系在一起。

本章讨论了中世纪城市中针对健康的环境风险观念。研究分为三个部分：识别卫生问题，增加基础设施以改善卫生条件及执行标准。第一部分表明，不健康的城市环境是通过感官知觉来定义的，包括闻上去有毒的气味、看起来潜在的危险和入口恶臭的味道。虽然疾病的体液论在一定程度上影响了人们对疾病传播的认识，但有证据表明，感官在判定清洁与污秽方面发挥了更直接的作用。食品加工（尤其是屠宰）、处理有机物的工艺（如染色和制革）、厕所设计和排泄物处理，

---

① Melosi 2000.

都因其能冒犯感官而作为潜在的有害活动被管制。第二部分概述了在中世纪城市地区标准的卫生基础设施。第三部分调查了执行道路、水路和废物处理场卫生标准的管控机制。重点是地方层面的治理，包括1300年后英格兰和意大利（大多数关于环境卫生的学术著作都是围绕这两个地方）的法规、法院记录和其他行政文件；另外，包括法国、北欧国家、低地国家和中欧在内的其他地方也提供了辅助信息。

利用中世纪的史料来探讨城市环境卫生存在一些固有的局限性。市政府在中世纪晚期成为强大的公民权威部门，并颁布了一些法律文件，在当时为应对环境问题提供了依据。然而，在将它们作为社会和文化史料进行解释时，必须小心谨慎，原因有以下几点。首先，尽管1350年后书面文献的可获得性大大增加，但这些记录仍然是零星的、斑驳杂乱的，只能让我们管窥每个中世纪城市的生活。这种限制使得我们有必要整合来自不同城市的证据，并以物质基础设施和废物处理的考古证据弥补历史文献的不足。

第二，由当局颁布的法规未必代表城镇居民的看法。作为一个司法机构，中世纪的公民议会审理轻罪诉讼、征收罚款并接受对轻罪的资产抵押。在立法领域，议会根据法案发布法令，而法案是由任何希望表达不满或修改惯例的个人或团体提出。因此，这些文件中的声音，要么来自那些抱怨现状的人，要么来自对他们进行抱怨的人。由于这些资料源于诉讼，因此始终有一个问题，即它们所描述的卫生设施缺陷是常态还是例外。我认为它们是例外，这些打击卫生行为不当的法律和罚款所记录的正是广大社区普遍认为不能接受的情况。玛乔丽·麦金托什

（Marjorie McIntosh）的开创性工作支持了这一解释[1]，她发现1370年至1600年英格兰的犯罪报告来自社区成员，而不是自上而下的监管。

20世纪初的中世纪卫生史研究通常被学术界所忽视，然而过去10年，中世纪城镇的卫生状况吸引了相当多学者的关注，他们的工作复兴了这类研究，也对过往的研究做出了一些修正[2]。这类史学研究被框定在城市环境史[3]或公共卫生史[4]的领域内。有关英格兰的历史著述最为丰富[5]，包括对卫生基础设施、政府结构和污染控制的分析[6]。盖伊·盖尔特纳对意大利城市的国家政府职能部门进行了多次深入研究[7]，认为它们是以公共健康的名义整治卫生违法行为。虽然这些工作大多基于文本记录，但一些学术研究已经整合了考古证据来支持文献记录[8]。文学界也不乏学者利用中世纪小说来讨论"污秽"的文化地位[9]。总的来说，当前的历史学术研究正在反驳20世纪末的观点，即中世纪绝大多数城镇的环境是肮脏的[10]。

最近中世纪城市环境史的研究热潮隶属一场更大的运动，城市环境史被确立为一个边界清晰的研究领域，追随着美国学者马丁·梅

---

① McIntosh 1998.

② Thorndike 1928; Sabine 1933, 1934, 1937.

③ Magnusson 2013.

④ Geltner 2012.

⑤ Rawcliffe 2013 a, 2013 b.

⑥ Carr 2008; Jørgensen 2008, 2010 a, 2010 b; Ciecieznski 2013.

⑦ Geltner 2013, 2014, 2019 b.

⑧ Jørgensen 2008; van Oosten 2016.

⑨ Morrison 2008; Bayless 2012.

⑩ 如 Keene 1982; Zupko & Laures 1996。

洛西（Martin Melosi）、乔尔·塔尔（Joel Tarr），以及威廉·克罗侬（William Cronon）的脚步，他们在 20 世纪 90 年代末发表了重要的城市史著作[1]。而英语学术界对中世纪环境的研究课题尤其感兴趣，这使得对中世纪英格兰的研究比其他地方更多。随着城市环境史的发展，我们可以期待欧洲其他地区的研究越来越多，这将增加我们的资料来源，如最近的里格尔（Carr-Rigel）关于中世纪克拉科夫（Krakow）城市环境问题的硕士论文[2]，以及库曼斯（Coomans）关于中世纪晚期低地国家卫生的博士论文[3]。

除了历史学科之外，考古学家多年来一直对中世纪的卫生基础设施感兴趣[4]，包括废物处理措施[5]。在环境考古学和基于考古学的疾病调查新发展的刺激下，一些颇有意义的研究试图指向在中世纪人群中通过不良卫生措施传播的体内和体外寄生虫和疾病[6]。这些研究表明，正如本章将要讨论的那样，虽然中世纪政府和城镇居民可能已经实施了卫生管控，但这并不意味着与清洁度差相关的疾病消失了。生活在靠近动物及其排泄物的地方、食用缺乏冷藏和可能保存不当的食物，以及饮用来自可能受粪便污染但未经物理降解的水源的水，这些都助长了持续的公共卫生问题。但至关重要的是，与环境卫生相关疾病的持续存在，并不意味着在中世纪的城镇中没有环境卫生的观念。

---

[1]　Frioux 2012.

[2]　Carr-Riegel 2016.

[3]　Coomans 2018.

[4]　Addyman 1989; Gläser 2004.

[5]　Keene 1982; Hooper 2006.

[6]　如 King & Henderson 2014; Mitchell 2015 a, 2015 b。

| 对"废物垃圾"的感官感知

人类学家玛丽·道格拉斯（Mary Douglas）将不洁净或污染定义为"错置之物（matter out of place）"[1]。那么，将存在一个问题，即为什么以及如何将某物定义为"错置之物"。对于现代健康科学而言，细菌、病毒、环境污染物和失控的人体细胞（就癌症而言）都是废物垃圾——它们是疾病的媒介。在没有微观知识的情况下，中世纪的人们也形成了什么是"废物垃圾"的观点，但这依赖于一种不同的疾病认识论。在城镇卫生领域，发臭的可见材料被认定是有害的，因为它们可以被感官感知[2]。

在古代和中世纪的欧洲，博学的学者们将感官知觉理解为一种关于物体及其有形甚至无形属性的信息传递形式[3]。感官作为身体接触的渠道，眼睛接收/传递了光线和原始物体的表征，鼻子将蒸汽导入大脑，耳朵感知被撞击的空气，舌头和手通过触碰获得物体的印象。13世纪，英国人巴托罗缪·安格利库斯（Bartholomaeus Anglicus）在百科全书《物性论》（*De proprietatibus rerum*）中指出：体感（body sense，在人体中的重要性从高到低依次为视觉、听觉、嗅觉、味觉和触觉）

---

① Douglas 1969.

② Jørgensen 2013a.

③ Woolgar 2006.

将物体的有形和无形属性传递给大脑的"通感（common sense）"部分①。嗅觉和味觉的情况尤其如此，因为身体感觉到的物体是由四种元素（火、水、土、气）组成的。这些元素影响着四种相关的体液，身体会根据个人体液对它们做出反应。

对城镇空间的感官感知不仅仅是一项学术研究，还影响到居民对他们所遇到的物体和情况的反应。正如埃米莉·考克安（Emily Cockayne）对17世纪英格兰的研究表明②，当他人的行为和事情对感官产生负面影响时，人们会感到不舒服。然后，自然的反应是试图控制或消除这种冒犯。不卫生的状况主要是通过鼻子来感受的。有机废物，特别是来自腐烂的身体部位、腐烂的植物、粪便和尿液所产生的废物，都有很强的气味，而且确实携带了许多潜在的病原体。现代研究表明，人类文化中存在着相当一致的对体液气味的厌恶，这可能与避免疾病的进化反应有关③。因此，虽然对气味的解释肯定是由文化背景决定的④，但将有机废物的气味与疾病联系起来可能是人类一种典型的反应。

对于中世纪的医学家来说，中世纪的瘴气理论（miasmic theory）将疾病归因于空气的腐败，它像雾一样似见非见。亚里士多德哲学认为，气味是一种从物体中散发出来的非物质的质量；而巴托罗缪和他11世纪的前辈非洲的康斯坦丁（Constantine the African）则赞同柏拉

---

① Woolgar 2006.

② Cockayne 2007.

③ Curtis & Birna 2001.

④ 如 Drobnick 2006。

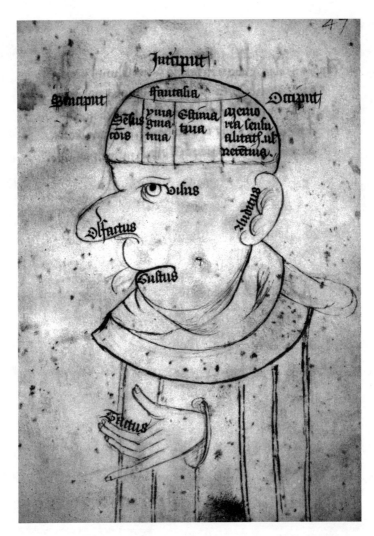

图 1.1　诸感官，奥古斯丁（Augustine），《论灵与魂》（*De spiritu et anima*），13 世纪初。剑桥大学三一学院 MS O.7.16,fol.47。来源：Master and Fellows of Trinity College Cambridge。

图哲学的思想，认为气味是一种烟或蒸汽[1]。"Miasmas（瘴气）"源于希腊语中表示"污染"的词，是一种需要尽可能避免的腐败影响。这些不好的气味有可能被来自草药、熏香或鲜花的好气味所抵消，这促进了封闭花园的建设和香水贸易的增长[2]。瘴气理论已被广泛认可为西方现代卫生措施的根源[3]。英格兰济贫法委员会（England's Poor Law Commission）秘书爱德温·查德威克（Edwin Chadwick）在19世纪40年代发起了一场现代卫生运动，他认为"所有的气味都是疾病"，将自己完全置于一个瘴气的世界中[4]。

"空气腐败"是中世纪后期典型的城市困境[5]。将"恶臭"作为有害空气来源的观点延续到现代早期[6]。中世纪的资料经常将有机物、腐烂物的有害性质描述为"恶臭（*fetida*）""腐烂（*putrida*）"或"有毒（*corrumpitur*）"，强调嗅觉是理解污染的方式。因此，中世纪的医学诗《萨勒诺健康摄生法》（*Salernitan Regimen of Health*）鼓励读者保持空气中没有排泄物的气味："*Aer sit mundus, habitabilis ac luminosus, nec sit infectus, nec olens foetore cloacae*。"这句话可以理解为："让空气纯净、清澈、明亮，/让它既不具有传染性，也不要有下水道的臭味。"[7]

民众投诉的原因往往是有机废物被直接丢弃在地上，并散发出强

---

① Woolgar 2006.

② Woolgar 2006.

③ Melosi 2000.

④ Reinarz 2014.

⑤ Robinson 2020.

⑥ Dobson 1997.

⑦ Ordonaux 1870：56.

烈的气味，而不是被掩埋或以其他方式处理。如在1288年诺维奇莱特法院（Norwich leet Court）审理的一个案件中，一个名叫罗杰·本杰明（Roger Benjamin）的人建立了一个垃圾场，将屠宰垃圾填埋在这里，导致"空气被极度腐败（*aer pessime corrumpitur*）"，因此被罚两先令。同年的另一起案件中也使用了类似的措辞——"空气腐败（*aer corrumpitur*）"，剥皮工人威廉（William the skinner）因将死猫扔进坑中而被罚款[1]。1372年11月，英国国王爱德华三世命令格洛斯特（Gloucester）地方政府严禁城堡门附近出现动物粪堆，因为"被污染的空气是如此腐败，导致治安官和他的家人还有其他路人被恶臭袭击，新鲜空气不占优势，人们的健康状况受到了损害"[2]。

　　尽管1348—1349年席卷欧洲的黑死病极大地影响了欧洲人的生活，但卫生问题在这场瘟疫暴发前后始终存在。瘟疫前一个世纪的记录表明，人们已经认识到废物的气味会使空气腐败。对伦敦[3]和意大利[4]的研究都表明，在瘟疫出现之前，当地已制定了法规，审理了法庭案件，并采取了实际行动来保障卫生条件。即使在瘟疫暴发后，整个时期也都在使用同一话语，因为污染的构成没有明显变化。虽然中世纪的医学小册子，特别是那些关于南欧预防鼠疫的小册子强调了瘴气的作用，但这些小册子没有将废物或其他卫生问题与疾病直接联系起来。一个例外是尸体的恶臭，这是瘟疫监管的主题。1348年，皮斯

---

[1]　Hudson 1892: 23.

[2]　Deputy Keeper of the Records 1914: 243.

[3]　Jørgensen 2014.

[4]　Geltner 2019b.

托亚（Pistoia，译注：意大利城市）的"死亡时期卫生条例（Ordinances for Sanitation in a Time of Mortality）"要求深葬瘟疫受害者的尸体，以"避免死者尸体散发恶臭"①。皮斯托亚的该条例还禁止屠夫在任何类型的酒馆、商店、马厩或"发出腐臭气味"的围栏附近开店。尽管条例没有直接提到废物来自这些地方，但这很可能是为了确保肉的质量。在伦敦，1391年瘟疫的卷土重来促使人们抗议被认为会污染空气的屠宰行为②。虽然这可以理解为瘟疫改变了人们对卫生和气味的思考，但我们必须记住，在瘟疫还未暴发的1343年，伦敦有关部门为了"城市的体面和清洁"，已经指定了供屠夫处理废物的地点③。尽管一些对环境卫生的呼声可能是由疫情所引起，但在瘟疫初现的头一百年里，对传播瘟疫的恐惧似乎并没有使欧洲城市环境卫生措施发生显著改变。

到了16世纪，情况开始发生转变，瘟疫的暴发可能直接推动了环境卫生行动。《乌托邦》（*Utopia*）的作者托马斯·莫尔（Thomas More）从1515年开始担任下水道专员（Commissioner of the Sewers），并在1518年奉命执行了最早的英格兰皇家瘟疫令④。尽管这些命令聚焦在控制人群聚集和减少与死者的接触，但这两项任务之间的联系并非巧合。约翰·哈灵顿（John Harington）在1596年写到，城镇化导致了"感染性疾病"，特别是由于厕所和粪便，因此他对设计和安装冲水马桶很感兴趣⑤。

---

① Osheim 1994.

② Sabine 1933.

③ Sabine 1933:343.

④ Totaro 2005:72.

⑤ Jørgensen 2010c:7.

在潮湿的地方处理废物时会形成死水，这在文本中被描绘成对健康有害的行为。据称，在1376年，博洛尼亚（Bologna）堵塞的下水道散发出"恶臭（fetor）"[1]。1480年，英格兰考文垂（Coventry）发起了一项有关受污染散发恶臭河流的危险性的调查。考文垂修道院院长致信市议会，投诉城镇居民经常把家庭垃圾和马厩粪便扔进河里，以致产生了恶臭，或者是他所说的"难闻的气味（evell eyre）"，使"他、他的家人和所有其他的朋友都深受其苦"[2]。院长认为这种废物处理方式是违法的。市长和议会对院长的投诉做了正式答复，指出议会正在尽其所能查明和惩处像院长所提及的废物处理违法行为。市议会指出，每次处理扰民投诉的民事法庭（Leet court）在该市开会时，都会询问有关向河里投放废物的情况。此外，每个选区的议员每天都会对临近河流的所属地进行搜查。尽管议会努力寻找向河里扔废物的人，但很少能找到具体的犯罪者，所以事实证明，这个臭气熏天的问题难以解决。

屠宰垃圾如果处理不当，也可能会产生特别麻烦的气味[3]。在这方面，伦敦屠夫的案例很有启发意义。1368年，伦敦市长和议员们对在泰晤士河中处理屠宰废物的问题进行了调查，称"由此使水变得腐败并产生恶臭"。正如凯瑟琳·沃克－梅克勒（Kathleen Walker-Meikle）在她关于动物的章节中进一步讨论的那样，陪审团发现圣尼古拉斯屠宰场（St. Nicholas Shambles）的屠夫在泰晤士河中处理屠宰垃圾，因此他们建议将所有动物屠宰转移到城墙外。1371年，这个问题仍在

---

[1] Geltner 2014: 315.

[2] Harris 1907 - 1913: 445.

[3] Sabine 1933; Carr 2008.

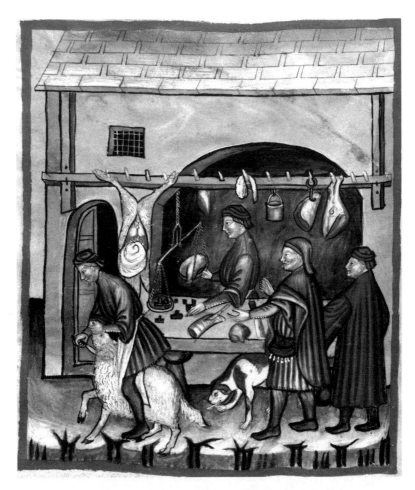

图1.2 羊屠宰,《健康全书》,14 世纪末。维也纳,奥地利国家图书馆,维也纳法典系列新作 2644,fol.72v。

来源:Österreichische Nationalbibliothek, Vienna。

继续，屠夫们仍在河里处理尸体。国王命令伦敦市长拆除"屠夫桥（Butchers' Bridge）"，因为屠夫们经常在这里将动物内脏扔进泰晤士河，这种处理废物的做法造成了"腐败、恶臭和令人厌恶的景象"。国王在一份后续声明中明确表示，废物会产生气味，气味又会导致疾病，因此下令禁止这种屠宰废物处理法。

> 鉴于近来在上述城镇宰杀大型牲畜，其腐败的血液在街道上流淌，其内脏被扔进泰晤士河水中，该城镇的空气已被严重腐败和感染，因此产生了糟糕的恶臭，令民众厌恶，居住在这个城镇的人也因此患上了各种疾病和不适。[1]

在这种情况下，动物血液和内脏，特别是把它们倒进水中时，被指责为通过气味污染空气。值得注意的是，人们并不担心水被污染了——这些水原本用作饮用水或其他饮品，比如啤酒。尽管血腥的尸体和肮脏的内脏也被投诉，但伦敦城市领导人似乎最担忧空气是主要疾病媒介。法国国王查理六世因"空气的腐败和感染以及对人体的伤害"，下令拆除巴黎宫殿附近的肉集[2]，这也证明了当局对空气的关注。

其他使用有机材料的手艺人，包括制革工人、蜡烛制造者和皮革工人也被列为制造恶臭的罪魁祸首[3]。如制革工人在加工过程中使用鸟粪、狗粪、橡树皮和尿液，制造出恶臭的废水[4]。英格兰诺丁汉

---

① Riley 1868: 356.

② de Lespinasse 1886: 275.

③ Leguay 1999: 54.

④ Jørgensen 2010b.

（Nottingham）地方法院指出，该市的专业染匠正在危害城镇卫生：
"他们身上残留的废水滴落在国王大道（King's highway）上，发出
恶臭，染料废水造成了所有路过人们身上的腐败气味。"①

　　粪坑在废物分解过程中会散发出强烈的粪便气味，关于这些气味
的潜在危险的投诉也出现在中世纪的记录中。意大利卢卡（Lucca）和
博洛尼亚（Bologna）的粪坑被描述为"腐臭"和"腥臭"②，这表明气味
是人们主要担忧的。1487年，当马尔默（Malmö）被授予丹麦城镇特
权时（译注：15世纪时，马尔默是丹麦最大的城镇，17世纪它被瑞
典占有），法律规定，粪坑必须挖到地下以免废物溢出，在街道和邻
近地块散发"恶臭"③。伦敦法院的记录显示了投诉的类型。1341年，
伦敦"妨害之诉（London Assize of Nuisance）"调查了寡妇伊莎贝尔
（Isabel）的投诉：邻居亨利（Henry）的粪坑气味通过一个窗户和几个
小的开口飘进了她的房子④。亨利被勒令清除气味滋扰。1355年，有人
投诉伦敦弗利特监狱（Fleet Prison）周围的沟渠老化，影响了囚犯⑤：
来自直接建在沟渠上的粪坑废物和制革废物造成了"空气的污染"，
"令人厌恶的臭味"使得"许多被监禁的人经常受到各种疾病甚至严重
疾病的困扰"。对弗利特河（Fleet River）卫生状况的担忧早在一年前
即1354年就出现了，当时倾倒在弗利特河中的屠宰垃圾也被指责散

---

① Corporation of Nottingham 1882：273，275.

② Geltner 2013，2014.

③ Anders 1986：265.

④ Chew& Kellaway 1973：Misc. Roll DD, no. 365.

⑤ Riley 1868：279－280.

发气味损害囚犯的健康 ①。所有这些证据表明，在中世纪，来自固体和液体有机废料的气味被普遍认为是不健康的。

然而，在中世纪的城镇，不应忽略视觉对于发现不健康起到了重要作用。正如伦敦屠夫和泰晤士河的案例所指出的那样，屠宰场动物内脏的景象也被单独列为一种担忧。类似的气味和视觉的结合也出现在 1372 年英格兰约克（York）的方济各小修士会（Friars Minor）的投诉中 ②。他们主要投诉的是空气问题。修士们在投诉中指出，"教堂里的空气被恶臭所污染，如同在其他房子里一样，在每天供奉主身体的祭坛周围也是如此，苍蝇和其他害虫因此滋生，进入他们的教堂和房子"。他们也提到，教区居民拒绝参加弥撒，是因为"臭味和可怕的景象"。英格兰国王下令采取的补救措施是将废物处理在可以"掩盖"的地方——这是一个既能解决气味又能解决视觉问题的办法。城镇法规通常禁止屠夫产生视觉上的恐怖痕迹。如在克罗地亚的塞尼（Seni），屠夫不能在他们的商店外面悬挂未处理完的肉皮 ③，而在英格兰的考文垂，屠夫们必须把未处理完的肉皮挂在商店里。在英格兰，屠夫必须保证他们的门上没有"血迹和其他污物" ④。

眼睛可以吸收物体特质的透射光学理论（optical theories of intromission）可能在避免看到废物方面起到了一定作用 ⑤。在透射理论

---

① Sharpe 1905: fol. xxviii.

② Deputy Keeper of the Records 1911: 438.

③ Azman et al. 2006.

④ Harris 1907 – 1913: 42 – 3.

⑤ Geltner 2013: 10; Geltner 2014: 315.

中，物体发出的光，通过对原物的复制过程，作为一种相似性或表征，传递给眼睛[①]。在这个理论中，可见的物体与眼睛有实实在在的接触，并能通过这种接触改变灵魂的本质。这导致人们相信，对某一事物的观感可以对观看者产生物理上的影响。然而，即使不援引光学疾病传播，废物的视觉证据也是一个识别潜在的致命气味来自何处的可靠方法。

味觉在识别不洁物方面也发挥了作用，特别是由于味觉与嗅觉密切相关。1374年的一项巴黎法令宣布，如果食物周围有任何废物，就不能食用。据说，巴黎饮水器中的水由于与废物接触，导致其水质产生问题[②]。在其他情况下，血液和屠宰垃圾也是水污染的直接原因。如在14世纪的意大利卢卡，动物血液流入公共场所会被处以罚款，并禁止在井边屠宰动物或在井边清洗动物[③]。这种限制或许与血液可能导致水无法饮用有关。法兰西纳博讷（Narbonne）1315年的一项规定也是如此，该规定要求除非是在傍晚，否则禁止该市的染色工人将发臭的蓝色或红色粉末倒入水中。因为在傍晚倾倒后，水在次日早上还可以饮用[④]。英格兰温彻斯特（Winchester）和维罗纳（Verona）对制革工人产生的废物也是如此限定[⑤]，通过了同样只在夜间处理茜草染料（madder）的规定。食品卫生也可能直接受到废物处理的影响，因此约克市政府禁止在屠夫制备香肠的河边区域清洗鞣制的皮革[⑥]。

---

① Woolgar 2006:21.

② Leguay 1999:44.

③ Geltner 2013.

④ Leguay 1999:58.

⑤ Bailey 1856:97-80; Zupko & Laures 1996:82.

⑥ Sellers 1912-15, 1:15.

| 卫生基础设施

    对可见废料的担忧使中世纪城镇的政府开始监管卫生基础设施的建设。大致在同一时期的城镇记录中，许多不同的地方都有了这些方面的发展。这种一致性很可能是由于14世纪迅速城镇化给各城镇造成类似的人口压力，并且它们共享同一套工具和管理技术。随着中世纪城镇人口的增长，地方政府在维护邻里之间的和谐方面更加得心应手，这反过来又要求政府从法律上界定什么是扰民行为，以及城镇应遵循什么建筑标准。作为执法工具的环卫基础设施数量增多，是城镇政府权力增长的重要体现[①]。

    然而，我们应谨慎评估中世纪建筑规则和妨害法（nuisance law）的新颖性。因为这些规则和妨害法在14世纪才有大量的记录——可能有些规则在中世纪晚期之前就是惯例，只是因为城镇一级的记录变得更加系统和完整，它们才以书面形式被记录下来。如意大利几个城镇在13世纪就有与环境卫生相关的地方法令记录，包括1259年的巴萨诺（Bassano）、1276年的维罗纳、1287年的费拉拉（Ferrara）和1296年的斯波莱托（Spoleto）[②]。在欧洲的另一边，最初于1249年在

---

① Jørgensen 2010 a.

② Zupko & Laures 1996.

贝里克（Berwick）通过的《苏格兰行会条例》（*Scottish Statutes of the Guild*），对将污物或家庭灰烬倾倒在街道、市场或河岸的人征收罚款 ①。然而，随着时间推移，幸存文件的数量显然是不断增多的；到了15世纪，城镇卫生问题被定期记录在案。

许多城镇都制定了厕所建设的基础设施标准。一般的城镇法律规定了公厕、厕所和粪坑的位置，通常是参照屋主的界址线来建造。首次编纂于1188年的德国《马格德堡市民法典》（*Magdeburg civic law code*）规定粪坑必须离界址围栏3英尺远，而且必须是封闭的 ②。丹麦里贝（Ribe）1269年的一项法律，规定厕所必须离墓地至少14英尺，离最近的街道至少10英尺，离最近的邻居至少6英尺 ③。1487年挪威卑尔根（Bergen）的特殊许可规定，厕所必须距离街道和邻近的房地产至少2英尺，且不能有外溢。荷兰莱顿（Leiden）在1463年和1464年通过的条例规定，必须为所有租户提供粪坑，并禁止将粪坑污物排入溢流口或运河 ④。1295年，在博洛尼亚有5人被责令关闭他们的开放式厕所，以免让路过的人看到 ⑤。

一些城镇出现了由城镇所有和运营的厕所，这些厕所通常被策略性地安置在游客众多的市场区域。如1367年，位于"上帝之家（*maison dieu*）"下方乌斯河（Ouse）一座拱桥上的公共厕所是由约克市政府所

① Innes 1868：72.

② Carr-Liegel 2016：49.

③ økland & Høiaas 2000：9.

④ van Oosten 2016：712.

⑤ Geltner 2018.

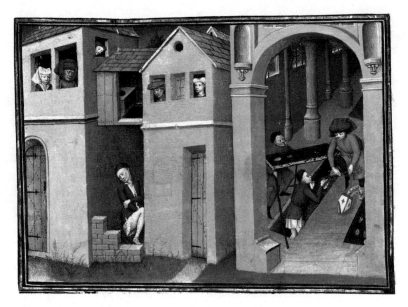

图 1.3　厕所和粪坑，薄伽丘（Boccaccio），《十日谈》（Decameron），
15 世纪中期。巴黎，阿森纳图书馆，MS 5070 réserver fol. 50v。来源：
Bibliothèque Nationale de France。

有和维护。1400 年，乌斯桥（Ouse Bridge）的财务记录证明，该市还
为其支付了每年 13 先令 8 便士的维护费用，此外还须不时对其进行维
修[1]。桥长账目中的几项记录显示，该市每年支付 6 先令 4 便士的油费
用于夜间厕所照明，此举使得潮湿、阴暗的公厕在使用时更加舒适。
1306 年，伦敦的伦敦桥（London Bridge）上也有一个类似的大型公
厕，供桥上的商人和社区居民以及该地区的游客[2]使用。事实上，中
世纪的伦敦至少有 13 个公厕，这些公厕往往是可以容纳许多人同时使

---

[1]　Stell 2003: 122, 208, 257.

[2]　Sabine 1934: 307.

用的复合厕所 ①。

废物收集服务是由公众组织的。通过征税来提供公共服务似乎是一个相对较新的发展，然而，中世纪政府收税是为了建设和维护卫生系统的基础设施 ②。比如，考文垂在1420年就有废物收集服务的记录，当时议会委派威廉·奥特利（William Oteley）每季度向每个居民和店主收取1便士，用于每周一次的街道清洁和废物清理服务 ③。每个区的治安官都必须确保提供每周一次的马车服务。每周六都会有定期的货运马车巡视服务，居民们被告知仅在周五晚上才能丢弃粪便和垃圾，因为马车第二天早上会来。许多城镇都有类似的制度。在约克有一辆粪车，"每个区都设有一个没有栏杆或后门的地方，每个区的粪便都堆放在那里，这样男人们就可以来这里将它推走" ④。诺维奇市镇有两辆公共马车，用于清除"肮脏和污秽的东西（ffilthie & vile matter）" ⑤; 镇子要支付公共治安官（Common Sergeant）约翰（John）几次清洁公共市场的费用，以及支付奥斯汀·班奇（Austyn Bange）从由城市管理的麻风病院里运出粪便的费用 ⑥。废物收集服务的目的是在街道和排水沟里的垃圾开始散发出强烈气味之前将它们收集起来。每周的废物收集服务有利于促进垃圾废物的及时清理。

---

① Sabine 1934: 309.

② Jørgensen 2008.

③ Harris 1907 – 1913: 21.

④ Raine 1940: 165.

⑤ Hudson & Tingey 1908 – 10: 2: 110.

⑥ Hudson & Tingey 1908 – 10: 2: 53, 61.

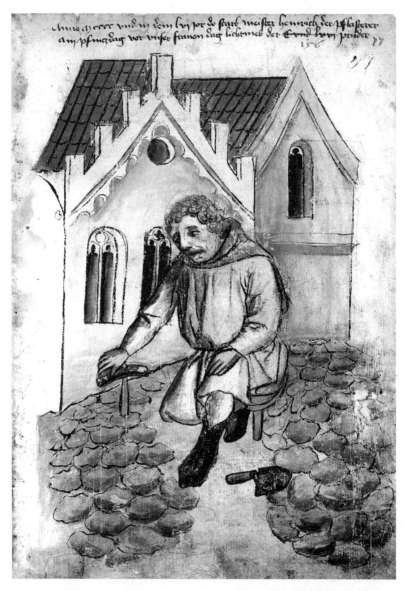

图1.4 一个铺砌工，《纽伦堡家庭账簿》（*Nuremburg Hausbuch*），15世纪中期。纽伦堡城市图书馆，MS Amb. 317.2°，fol.77。来源：Stadtbibliothek Nürnberg。

街道铺设和排水沟也是卫生基础设施 [①]。用石头铺成、中间设有某种排水沟的街道在许多中世纪的城镇很常见。如意大利的锡耶纳（Siena）在1262年就规定要铺设街道和小巷，以避免泥浆积聚在街道上 [②]。中世纪的预算记录显示，专业的铺路工人经常被雇用来维护铺设主干道和市场，如波兰的克拉科夫（Krakow）从1390年起就有付款记录 [③]。人行道和排水沟会减少街道的径流，避免被视为不健康的淤泥和死水的堆积。一些城镇政府似乎雇用了街道清洁工：考文垂支付了市场的清洁费用 [④]，诺维奇在1496年为每个区指定了两个人清洁街道 [⑤]，而伦敦有指定的街道清洁工，称为"耙手（rakiers）" [⑥]。街道清洁工可能来自最底层，在中欧的记录中，受雇的街道清洁工往往是流浪者、贫民和囚犯 [⑦]。

| 市政卫生的执行

建设基础设施以尽量减少发臭的废物，清除危害健康的物质，这

[①] Jørgensen 2008.

[②] Armstrong 1900.

[③] Carr-Riegel 2016 : 24.

[④] Harris 1907 – 1913 : 217.

[⑤] Hudson & Tingey 1908 – 10 : 1 : 288.

[⑥] Sharpe 1909 : fol. cxliv.

[⑦] Havlíček et al. 2017 : 273.

只是中世纪城镇走向卫生的第一步。这些基础设施的使用也必须规范执行。有两种记录可以揭示市政卫生的执行情况：一种是颁布标准并对违法行为处以罚款的法律或法规；另一种是表明执行检查、审理案件和征收罚款的法庭记录。虽然，一些学者认为反复颁布的法规表明了法律制度在维持中世纪城镇清洁方面的系统性失败[①]，但新近研究认为重新颁布卫生法规表明了违反卫生规定是社会所不能接受的[②]。可能大多数法规是针对特定的请愿或妨害写下的，而不像库彻[③]所认为的那样，锡耶纳的法规是作为一种先发制人的一般法律而被制定。正如玛莎·豪威尔（Martha Howell）所说，社会立法将有助于打造一种"清洁、干净、开放、有产权、低风险、和平"的中世纪城镇空间[④]。

城镇卫生法规往往是禁止性的（"不得如何"）公告：不得将废物丢弃在街道上或排水沟里，不得丢弃在临近房产的区域，不得丢弃在河里，厕所不得渗漏。这些公告往往对被禁止的行为附加某种罚款，例如瑞典国王马格努斯四世（Magnus Eriksson）在1353年的瑞典城市法（Swedish city law）中规定：如果将厕所建在离房屋界址线不到3英尺的地方，将被处以6马克（mark）的罚款[⑤]；另有1444年考文垂的一项命令：不得将粪便扫入水沟，否则将被罚款4便士[⑥]。还有一些积极

---

① Zupko & Laures 1996.

② Jørgensen 2008；Rawcliffe 2013；Geltner 2014.

③ Kucher 2005：512.

④ Howell 2000：17.

⑤ Holmsbäck & Wessen 1966.

⑥ Harris 1907－1913：208.

的、可操作的法律，其中涉及多长时间打扫一次街道，把垃圾送到哪里处理，以及如何举报违反卫生规定的人。如在克拉科夫，1373年颁布的一项关于道路清洁的法规要求居民必须清扫街道，清扫范围是家门口至道路中央排水沟[1]。这样的规定是为了确保在居民之间分配清洁街道的劳动，这是中世纪卫生管控的一个共同特征[2]。

在中世纪城镇，卫生职务被指定为特定的工作职位[3]。13世纪末，伦敦每个区都有4个人负责维护人行道，清除街道上的粪便等障碍物，并征收违规罚款[4]。这些人被统称为"清道夫"或"耙手"[5]。在博洛尼亚，从1256年起，方戈（*fango*）公证员成了负责所有与"污物"相关事务的官员[6]。方戈公证员会进行检查，并关注那些遵守和违反有关水道、街道、沟渠、桥梁和人行道的卫生规则的人。1288年，教区代表的宣誓包括这样的报告：

> 这些包括没有清扫、链子和水桶缺失或受损的水井；一直没有围墙的沟渠；在公共道路上抛撒排泄物或动物粪便的人；白天或晚上在该教区或附近烹饪肥肉或油脂的人；在博洛尼亚城镇或农村安居点埋葬尸骨或令他们埋葬的人；将布料留置在不排水的

---

① Carr-Riegel 2016：43.

② Jørgensen 2008.

③ Jørgensen 2010a.

④ Sharpe 1899：fol. 88b.

⑤ Sharpe 1905：fol. clxv.

⑥ Geltner 2014.

沟渠使其软化的人；[……] 以及堵塞沟渠的人；将粪便或尸体扔进公共沟渠的人，或保留盛有腐烂或其他危险物品的水桶、容器的人。①

在考文垂，治安官（sergeant）是 15 世纪执行废物法（waste laws）的主要官员②。治安官的职责是搜寻将垃圾扔进河里或在该市市场十字路口堆放垃圾的人；并检查城镇的大沟渠附近是否设有非法厕所。治安官用城镇的资金组织废物清理，找工人清理沟渠，并在每周日下午和周一巡视城镇街道，核实居民是否在周六进行了每周的街道清扫。

一些法院记录也可以提示一定程度的卫生执法情况。卢卡的"道路法庭（Lucca's Curia viarum）"和伦敦"妨害之诉"都记录了对不卫生行为的罚款，如垃圾处理不当、破坏水道和未经批准建造厕所③。在 1301—1346 年间，主要处理建筑法问题的"妨害之诉"记录了 24 起涉及厕所建造或安置的案件④。这些投诉通常集中在邻居们认为臭气熏天或有泄漏的厕所上。法院官员听取了有关证据，并常常在做出下令维修或拆除厕所的判决前视察现场。"道路法庭"和意大利其他城镇类似办事处，都通过对法院的诉讼程序、听证会的结果和财务数据的记录，详细说明了当时的执法情况，这些都显示出了对维护城镇清洁的一致努力⑤。根特（Ghent）的里鲍登（concinc der ribauden）也同样处理

---

① Geltner 2014: 314.

② Harris 1907–1913: 91.

③ Geltner 2013.

④ Jørgensen 2015: 227.

⑤ Geltner 2019b.

了从垃圾处理到让猪远离街道这些卫生问题[1]。1395年英格兰诺丁汉的法庭记录也明确显示了卫生执法的范围，该记录列举了33名违反卫生规定的罪犯[2]，其中包括将粪便扔进周六市场的3名男子，将粪便扔进沟里的1名妇女，将染色废水倒在街上的一群染工，用动物血和内脏拥堵了一条小路的1名屠夫。诺维奇的民事法庭也对向河里扔垃圾的人征收罚款[3]。

| 结论

　　正如本章所示，中世纪城镇空间的不洁是由人可看到或闻到来定义的。在流行的瘴气疾病理论中，有机物分解产生的强烈气味被认为是危险的。这意味着大块的有机废物，如屠宰场的内脏、厕所的排泄物、动物粪便和制革厂的废液等是卫生管控的常见目标。一般来说，法律和执法者试图把这些垃圾从街道转移到可处理或再利用的封闭场所。欧洲盛行的法律架构将公共空间视为公共物品[4]，因此对街道、市场和水道的卫生管控是一种自然而然的结果。清扫街道成为一种公民

---

① Coomans 2019.

② Corporation of Nottingham 1882 : 268 – 83.

③ Jørgensen 2010 b.

④ Howell 2000.

美德，因为它使公民更健康、城镇更美丽①。违反卫生法规的行为被视为不可接受。在法规的基础上，城镇政府建立并维护公共工程以尽量减少城市污垢，包括铺设的道路、每周运送废物的马车和公共厕所。这意味着中世纪的街道虽然没有堆满垃圾，但城镇居民的健康仍可能受到在今天被认为与卫生条件差相关的疾病影响。人们与排泄物的接触是司空见惯的——日常的城镇生活包括搬运粪便、清洗动物肠管以及使用粪便和尿液作为原料的染色和制革等工业过程。所有这些都是潜在的病原体来源。虽然厕所一般不会渗漏到街上，但可能会将细菌渗漏到地下水源中，这是中世纪居民无从得知的。此外，房屋往往是潮湿的，而且空气流通差，这增加了呼吸道感染的可能性。这些意味着中世纪的卫生观念是远离那些有强烈腐烂气味的东西，并不总是等同于"健康"。在中世纪的环境里，人们能感知到"废物垃圾"会受到管控，但它并不一定是城镇中唯一不健康的东西。

① Kucher 2005.

第二章

食　物

爱奥娜·麦克莱里

（Iona McCleery）

爱奥娜·麦克莱里（Iona McCleery），英国利兹大学中世纪历史副教授，主要研究医学史、圣人崇拜和食物，重点关注中世纪末葡萄牙及其在大西洋和西非的早期帝国。近作涵盖关于饥荒、中世纪殖民主义对健康的影响、神迹和公众参与。联合编辑有《阅读中世纪资料：奇迹集》（*Reading Medieval Sources: Miracle Collections*）。

| 引言

食物史学家已认识到食物与医学之间的密切关联，而关注摄生法的医学史学家也对其进行了研究 ①。然而，在医学史或食物史上，营养学并不像人们所期望的那样得到很好的确立 ②。[1] 在中世纪或现代早期的研究中，食物还未成为一个主流话题，其文化意义往往次于其经济作用 ③。鉴于它在当今公众健康中的重要性，食物曾遭到的忽视令人吃惊。本章将探讨食物对于健康的作用，重点是以鱼为例介绍中世纪的摄生法理论以及消费和供应的实践。本章将考察日常生活中有关理论与实践之间落差的争议。中世纪的人们可能知道医嘱（medical advice），但和今天一样，由于各种原因他们往往不遵医嘱。下面要讨论的一个主要原因是宗教习俗，但同样的，时尚、口味、成本、社会地位和地区差异这些因素也很重要。重点是要记住：在任何时期，人们的饮食仅会部分地与健康相关。

---

① Weiss Adamson 1995; Nicoud 2007; Albala 2002; Proctor 2005.

② Pennell 2013; Lewicka 2014:606; Gentilcore 2016:3 - 4; Pennell & Rich 2016:6.

③ Woolgar 2010:1 - 2; Woolgar 2016:5.

| 争议与理论

有关中世纪食物的历史有许多争议，不过很多争议超出了本章关注的重点——健康。在很大程度上，对食物的研究在食物生产（农业和供求经济学）和食物消费（食谱、烹饪方法、厨师，以及餐饮和美食的文化环境）之间出现了两极分化。相较于消费，对食物生产的关注要多得多，而对消费的研究主要着眼于上层宴饮[1]。就现存的海量食物史研究而言，对健康的探讨主要出现在对饥饿和饥荒的研究中[2]，也出现在对摄生法的研究中。专门为病人和疗养者提供的饮食，以及医院饮食中关于使用糖和香料的辩论，下文会有更多介绍[3]。在其他语境中，中世纪的宴饮之乐和饮食健康的话题有时是截然相反的，此种情况至少延续到约1470年出版的《为享乐与健康正名》（*De honesta voluptate et valetudine*）。本书是第一本印刷版食谱，由巴特洛米奥·萨奇 [Bartolomeo Sacchi，卒于1481年，又名普拉蒂纳（Platina）] 撰写。这是一个杂糅文本，其中拼接了人文主义学术、生活方式建议和米兰

---

[1] Woolgar 2010.

[2] Jordan 1996; Franklin-Lyons 2009; Benito i Monclús, ed. 2013; McCleery 2016; Slavin 2019.

[3] Scully 1992; 1995; Weiss Adamson 1995, 2004; Laurioux 2006a; Albala 2012; Flandrin 2013; Rodrigues & Sá 2015; Pitchon 2016.

公爵（Duke of Milan）的厨师科莫的马蒂诺（Martino of Como）的食谱。此书通常被视为现代烹饪学的开端，但我们也应看到，较早的一些著作同样也关注口味、食欲和"从节食中获得愉悦"①。

最近，一些历史学家将生产和消费的两极相结合，关注城镇当局如何监管食品和饮品的供应、销售和消费，以及如何处理食品和食物垃圾以维护公众的健康②。在某种程度上，这些新方法受惠于考古学家的工作。多年来，他们通过对田野、仓库、供水、排污渠、厕所、贝冢、鱼塘、花园、炉灶和服务区（serving areas）的发掘来研究食物的生产和消费。他们还通过骨学分析和实验室技术（如稳定同位素分析），对罐子残渣、种子、花粉以及人畜骨骼进行生物考古分析，改变了人们对食物消费、烹饪过程、营养不良、肥胖症以及饮食和疾病之间关系的理解③。

与此相关的还有药学方面的研究。据计算，在中世纪，85％的药物成分是植物性的④。其中许多也是食材：醋、酒、橄榄油和大部分的苗圃草药和香料，后者包括糖以及来自长途贸易的物品，如来自印度尼西亚的丁香和肉豆蔻⑤。[2]像菠菜这类我们完全视为食物的东西，主要出现在病人的餐盘中或用于局部治疗（如用香菜、莴苣和

---

① Platina 1998: 101; Laurioux 2006 b: 45 – 52, 327 – 6; Nicoud 2007: 367 – 78.

② Geltner 2012; Rawcliffe 2013 a: 229 – 90; Garcí a Marsilla 2013; Kelleher 2013; Litzenburger 2016.

③ Woolgar, Serjeantson & Waldron, eds. 2006; DeWitte & Slavin 2013; Patrick 2014; Alexander et al. 2015; Toso 2018.

④ Ausécache 2006: 249.

⑤ Freedman 2008; Lev & Amar 2008.

其他叶子制成的乳腺肿瘤洗剂）[1]。我们通常无法知道财务记录中提到的物品是如何使用的，如在葡萄牙卡尔达斯赖尼亚（Caldas da Rainha）的波普罗医院（Hospital do Pópulo）16世纪初的账目记录中，香料可能用于厨房和药房[2]。蜜饯（Comfits）可能被富人看作食物和药物，这是一类在饭后食用的时尚甜品，用以帮助消化和清新口气[3]。

就本章的目的而言，笔者将采纳由波斯医生马吉乌斯（al-Majūsī，卒于约990年）提出的食物和药物的定义：

> 绝对意义上的方药（remedies）是指身体变化在前，但随后又改变身体并将其转化为自身气质的材料；致命的毒药（poisons）是指那些改变身体并在身体无法抵抗的情况下从身体获得力量的材料；药膳（medicinales cibi）是指那些起初改变身体，直到身体从它那里获得力量并将其转化为自身的性质……最后，（纯粹的）食物是被身体改变并且转化成身体自身的东西。[4]

符合这种"药膳"定义的有大蒜和醋等。马吉乌斯还提出了这样的观念：食材被认为具有特性混合的特点：热、冷、干、湿，每种特性的强度最多为4度。药膳往往处于两个极端：黑胡椒和大蒜都是第4度

---

① Scully 2008: 69 – 70; Wallis 2010: 350.

② Rodrigues & Sá 2015.

③ Scully 2005: 129 – 30.

④ Weiss Adamson 1995: 17.

的热和干;莴苣的冷和湿从3度到2度不等①。这有助于我们理解为什么关于水果的说法如此模棱两可。在摄生法的文本中,水果主要被视为一种帮助消化的药物,而不是一种营养品。这并不意味着它不美味,而是意味着它的"易消化性"是有限的②。

问题在于,人们认为水果由于太冷和水分太多,以至于没有营养。消化被视为一种烹饪形式,胃有时会被认为是一个烤箱或火炉。所有食物都要经过三次"烹调":第一次在胃里产生所谓的"乳糜 (chyle)";第二次在肝脏里"烹调"形成血液;第三次"烹调"形成了体液,它把血液和"灵气 (spirit)"送往全身。不容易消化的东西会变成多余物,以呕吐物或粪便的形式排出。如果一个人原本就胃寒,则无法"烹调"冷和湿的食物;或者如通常认为的那样,黏性或脂性的物质可能会被阻滞,造成体内腐败。因此,根据正确的时令次序进食是很重要的:较冷的食物在饭后或夏天吃比较好,虽然这方面的理论因食材和作者而异,但那些因胃寒而导致面色不佳或疾病的人应特别注意他们吃的东西③。许多中世纪的医学论文都描述了饮食失调及胃肠道的状况,多数病例都是由于过度饮食或调节饮食不当引发的④。这些情况都值得更进一步的研究。事实上,我们有可能写一部关于胃的文化史,重点关注它在中世纪的生理、解剖、伤害和病理,同时也考虑

---

① Scully 2008: 62 – 4; Arano, ed. 1996, color plate XVIII, black & white images 181 – 2.

② Arnau de Vilanova 1999: 158 – 9.

③ Arnau de Vilanova 1999: 162, 172; Brabant 2002; Demaitre 2013: 249 – 50; Gentilcore 2016: 18 – 20; Nicoud 2007: 671 – 80; Nicoud 2017.

④ Demaitre 2013: 239 – 81.

到它在中世纪的"政治身体（body politic）"隐喻中的作用。在教士索尔兹伯里的约翰（John of Salisbury，卒于1180年）的政治模型中，肠胃代表了一个国家（state）的财务顾问；如果不加以调控，两者都容易腐败[1]。

再来说说水果。随着医学理论在知识界之外的传播，吃水果变成了一个道德雷区：进食水果不仅有患病甚至死亡的风险，还可能被指控贪吃和缺乏自律。大量证据表明水果在中世纪社会承担着经济和文化角色，如苹果、石榴、无花果、梨和柑橘在文学和宗教艺术中具有深刻的象征意义，并被广泛食用[2]。人们充分认识到，食用过多的水果，尤其是未经烹饪的水果，会改变身体状况而使人生病，并且最终也不会被身体转化吸收而成为多余物[3]。我们这些有幸生活在冰箱和罐头食品世界里的现代人很难体会到，一下子食用大量水果是什么感觉；几乎可以肯定，吃太多水果会导致腹泻，而且由于保存困难和对甜味的渴望，可能存在暴食的诱惑。在本卷作者讨论的两个早期研究的案例中[4]，编年史家称英格兰的约翰王（King John of England，卒于1216年）死于食用过多的桃子。将死亡归咎于贪食，是对他缺乏自我管理的直接批评，其次，这也反映了他对王国管理的糟糕。相比之下，葡萄牙国王杜阿尔特（King Duarte of Portugal，卒于1438年）谈到"人民的健康就是君主的健康"，并在他自己摄

---

① John of Salisbury 1990: 67, 135 - 6.

② Dyer 2006; Montanari 2010.

③ Nicoud 2015: 162.

④ McCleery 2014 c.

生法著作中建议每年进行两次净化（可能是灌肠），因为人们会在四旬节（Lent）吃鱼，秋天吃水果。虽然他也吃这些东西，但他明白如何减轻风险。正如玛丽莲·尼库德（Marilyn Nicoud）所指出的[①]，饮食总被认为具有潜在风险，风险的大小取决于一个人的肤色、年龄和健康状况，以及食用的季节、环境、组合和时间。每个人都有必要管理这种风险，同时也要依据自己的信仰、性别、地点、财富和社会地位来进食。因此，饮食是许多中世纪文化问题的明显标志，在此不一一赘述，尽管所有问题都有益于个人福祉，但其中许多问题与健康鲜有直接关联。

有关中世纪食物的学术研究范围很广，食物种类可能也很多，所以很难将这些相当零散的多学科证据汇集起来。因此，我们决定在本章接下来的部分集中讨论一种食物：鱼。本来我们也可以讨论水果、面包或肉类的。然而，从健康角度来看，对鱼的研究较少，因为在中世纪，鱼总被视作不健康的。它为饮食建议、口味、供需、饮食习惯和宗教戒律之间的复杂联系提供了一个很好的案例研究。以前的研究要么关注特定的水生环境，要么针对大众读者而写[②]。关于吃鱼的文化语境，目前尚未有大量研究[③]。在下面的内容中，我们将把最近对鱼类所做的一些出色研究关联到健康问题上。

---

① Nicoud 2015.

② Hoffman 1996; Kurlansky 1999; Fagan 2006.

③ Albala 1998; Montanari 2012: 72 – 8; Woolgar 2016: 112 – 19.

摄生法文本中的鱼

关于（不）健康食品最重要的思想来源之一是《健康摄生法》（*Regimina sanitatis*），这种医学体裁此前已被提及，最初在13世纪中期，用拉丁语写作，随后被以各地的方言撰写[1]。它的主要作用是把伊斯兰世界长期复杂的饮食研究译介到欧洲并加以融合。高度医疗化的摄生法早先是基于古希腊、古罗马的四元素和四体液概念写成的，如犹太医生以色列的伊沙克·伊斯拉（Ishāq al- Isrā'īlī，卒于955年）和摩西·迈蒙尼德（Moses Maimonides，卒于1204年）的著作，在伊斯兰和犹太背景下被诸如有影响力的波斯医生马吉乌斯规范化了[2]。摄生法（*regimina*）遵循六种非自然法则（见本卷介绍）。因此，这些文本非常强调饮食，但同时也考虑到了非自然间的关系，如饭后不久就睡觉、洗澡或运动被认为是不明智的。个人情况也常需考虑在内。摄生法主要被看成保护健康人免受伤害而写的预防性医学文本，它们与高度个性化的医嘱（*consilia*）类型相关；它们可以为生病的特定人士提供个人指导，这一指导通常采用书信形式[3]。如医生詹蒂

---

① Arnau de Vilanova 1996；Gil Sotres 1998；Weiss Adamson 2004；Nicoud 2007；Bonfield 2017.

② Waines 1999；Lewicka 2014.

③ Agrimi & Crisciani 1994；Nicoud 2007：293 – 338.

莱·达·福利尼奥（Gentile da Foligno，卒于1348年）建议一位来自阿雷佐（Arezzo）黑胆汁质（性属干冷）的人不要吃奶酪、豆类、醋、生蔬菜和大多数水果（无论其性质是冷的或干的）。他能吃热性和湿性的东西，也就是大多数禽类、溏心蛋和各种肉汤。他可以"偶尔吃些烤或煮的岩鱼（Rock fish），并撒上香料粉 [肉桂、丁香、小豆蔻、白胡椒、生姜和藏红花的混合物]"①。岩鱼有很多种，它在2世纪末被盖伦推荐为可消化的鱼②。

在中世纪，医嘱和摄生法的作者即便没有直接否定，对进食鱼类也是持谨慎态度，如上述情况中若包含鱼类，通常会说明其种类和烹饪方法。在13世纪的医生彼得·希思帕努斯（Petrus Hispanus）的摄生法中，作者在《有损大脑的事物》一章中直截了当地指出："吃一顿鱼会产生很多黏液。"③ 根据这个文本，咸肉和鱼都会严重伤害肺部，但某些肉制品包括骨髓、小山羊、小牛肉和野兔，则有可能对某些器官有益。正如凯瑟琳·沃克 - 梅克勒在第4章中讨论的那样，人们从未被鼓励过食用鱼类④。在这类文本中，人们对鱼的看法普遍是矛盾的，因为它们具有冷和水（痰湿）的特质："大多数鱼类都是不佳的营养品，尤其是对那些湿性体质的人和老年人来说"⑤；老年人被认为是天生的黏液质，所以应避免食用更多的湿性食物。对于人们来说，真正的问

---

① Wallis, ed. 2010: 412 - 13.

② Grant, ed. 2000: 178.

③ Petrus Hispanus 1973: 457.

④ Petrus Hispanus 1973: 461, 463, 465, 469.

⑤ Maimonides 1964: 19.

医学文化史：中世纪卷 |

题是鱼含水过多。另一篇关于饮食的短文同样被认为是由彼得·希思帕努斯撰写的，他在文中建议人们根据月令来选择食物和生活方式，"所有烤制的河鱼和湖鱼都应搭配油、醋和小茴香食用，因为这三种东西能消耗鱼中的水分。新鲜的海鱼应搭配酒和香料食用"[1]。

这种对来自湖、河、海不同类型的鱼类划分至少可以追溯到盖伦，这反映了人们关注流动或静止 / 停滞水域的相关健康问题。可能是出于经济原因，到 10 世纪时，一些古老的制鱼方法如复杂的鱼酱汁（garum /liquamen）在西欧地区几近消失[2]。6 世纪初，希腊医生安提姆斯（Anthimus）在给法兰克国王（King of the Franks）的信中写道："我们禁止在任何烹饪中使用鱼露。"[3] 但并没有证据表明国王听取了这一建议，这封信被视为中世纪的第一篇饮食论文。另外，安提姆斯似乎大体上认可淡水鱼类——只要它们是新鲜的，且通常由健康人食用，这样是合理的。但希思帕努斯和锡耶纳的阿尔多布兰迪诺（Aldobrandino of Siena，13 世纪末的皇家医生）的著作表明，犹太－阿拉伯饮食著作之后是如何影响并使食鱼在基督教欧洲问题化的。

尽管地中海鱼和 / 或尼罗河鱼是伊斯兰教的西班牙安达卢斯（Al-Andalus）、中东和北非地区重要的食材，但它们并未被高度重视[4]。在逊尼派（Sunni）的传统中，所有类型的鱼都是适合穆斯林食用

---

① Petrus Hispanus 1973: 415.

② Grant ed. 2000: 174 – 6; Asfora Nadler 2016: 499 – 511.

③ Anthimus 2007: 54 – 5.

④ Miller 2007: 156; Lewicka 2011: 209 – 25.

的食物，但在什叶派（Shī'-ī Muslim）和犹太派（Jewish）的传统中却并非如此，后两者都禁止食用无鳞鱼[1]。如前所述，1204年在开罗去世的西班牙裔犹太医生迈蒙尼德对鱼的评价很差：

　　其中体型大的、咸的、聚集在水质差的水里的鱼，以及那些富含脂肪和黏液多的鱼尤其不好。但体型较小、肉白易碎、味道甜美、来自大海或流动水域的鱼，如鲻鱼（mullet）或沙丁鱼（pilchard），并非坏的营养品；尽管如此，人们还是应节制食用。[2]

　　一般来说，医家似乎首选海鱼，也许是因为海水的流动和咸度使它们能够自然保存，不那么潮湿，也不那么黏稠[3]。但大多数在河流中捕获的鱼仍算是上选，如鲑鱼（salmon）和鳟鱼（trout）。有一些医学家还是偏爱淡水鱼。锡耶纳的阿尔多布兰迪诺提出了一种非常复杂的鱼类学，其依据是它们的生活地点、食物、是否有鳞、大小、能否在盐水和淡水中生活以及如何保存和烹饪[4]。正如我们所看到的，几乎没有作者会推荐大多数北欧人（包括上层食客）食用的鲱鱼（herring）或鳕鱼（stockfish）。即使对基督教作家来说，最合适的鱼也是有鳞的小鱼，这就使得地位非常高的海豚（porpoise）成了不健康的食物，如阿诺·德·维拉诺瓦（Arnau de Vilanova，卒于1311年）在他为阿

---

① Cook 1986: 237 – 45; Laurioux 2002: 119; Freidenreich 2011: 53.

② Maimonides 1964: 19.

③ Le Cornec 2006.

④ Aldobrandino 1911: 174 – 7.

拉贡国王（King of Aragon）写的食谱中经常把海豚描述为"兽性的（*bestial*）"，因为它的肉是"如兽肉（meat-like）"；他还把另一种地位高的鱼——鲟鱼（sturgeon），描述为有板而不是有鳞[1]。

看起来，小鱼是最健康的。在源自达勒姆座堂（Durham Cathedral Priory）的12世纪末的医学手稿中发现了现存最古老的中世纪英格兰烹饪食谱，其中包括一种含有香菜、大蒜和胡椒的用于烹调小鱼的酱（*ad minutos pisciculos*）[2]，但其中没有说明鱼的来源或类型。这个配方非常像6世纪初安提姆斯提到的炸或烤的小鱼酱（*minuti pisciunculi*）。他说这些鱼是小鳟鱼（*trucanti*），对改善食欲不振（*fastidium*）有好处——这正是贾尔斯·加斯珀（Giles Gasper）和费斯·沃利斯（Faith Wallis）认为烹饪食谱被纳入12世纪医学汇编的原因[3]。

那些被认为生活在"泥泞和腐败水域"的鱼，如鳗鱼（eels）和七鳃鳗（lampreys），在摄生法中受到了特别批评[4]。早在6世纪，安提姆斯就已解释过：

> 无论是健康还是生病的人，都不要吃七鳃鳗，因为这种鱼的肉质不好，会让人产生压抑的坏情绪，还伴随着黑血和恶疾。[5]

14世纪，医生梅诺·德·马伊内里（Maino de Maineri，约1368

---

[1] Arnau de Vilanova 1996: 695 - 9.

[2] Gasper & Wallis 2016: 1384.

[3] Anthimus 2007: 66 - 7; Gasper & Wallis 2016: 1374 - 6.

[4] Proctor 2007: 17.

[5] Anthimus 2007: 66 - 7.

第二章 食物　　　　　　　　　　　　　　　069

年去世）在他所著的《健康摄生法》（*Regimen of Health*）中写道：

> 恕我直言，对于那些好七鳃鳗这一口的人来说，它味美但危险。水中的它如同地上的蛇，所以人们担心它可能会有毒液……由于它的黏性，最好是把它活生生地浸死在最好的酒里，随后用最好的香料做成加兰丁［果冻］，就像大领主的厨师们知道的做法一样。我还建议，先用酒和水把它煮两次，要彻底煮熟。[①]

马伊内里还提供了一种用于七鳃鳗和海鳗（moray eels）的酱汁，以及分别用于海豚、鲟鱼、鲑鱼、鳟鱼、螃蟹、牡蛎和其他鱼类的同样复杂的酱汁："对于巨大的烤七鳃鳗和海鳗，取白姜、丁香、高良姜和天堂椒各三打兰（drams），以及在醋中浸泡的烤面包，与鱼油和马鞭草混合并煮沸。"[②] 从这些烹饪食谱中不难看出，马伊内里认为他的病人会不顾他的建议而去吃这些食物。

┃ 鱼的消费和供应

马伊内里关于烹饪七鳃鳗的建议提出了一些与上层的日常生活相

---

① Scully 2005：45.

② Thorndike 1934：188；Scully 1985：196.

关的问题。他提到某些东西即使被认为是不健康的，但却美味诱人；也提到一个人可以通过习惯或时尚而适应某种食物；还提到他对大领主厨师的熟悉程度。这位医生曾在1320年代为苏格兰国王罗伯特（King Robert of Scotland）服务，后又为米兰的维斯孔蒂领主（Visconti rulers of Milan）工作。卡罗琳·普罗克特（Caroline Proctor）的研究表明[1]，罗伯特国王喜欢吃海鳗，并在他家中储备了大量的海鳗和七鳃鳗。我们知道，在许多皇室、主教和贵族家庭中都有像马伊内里这样的医生，负责为他们高贵的病人提供健康生活的建议，并在必要时帮助他们恢复健康。14世纪末的《居里厨经》（Forme of Cury）是中世纪英国最完整的烹饪食谱集，是由"首席大厨（chef mayster）制作……经权威医师和哲人批准"为英王理查二世（King Richard II of England, 1377–1399）编制的，这说明厨师和医生共同为他们的主雇设计了健康的饮食。伍尔加（Christopher Woolgar）讨论了在英国和勃艮第宫廷（Burgundian courts）的医生提供饮食建议的证据[2]。然而，我们并不确定病人是否听从了他们的任何一条饮食建议。根蒂尔科雷（Gentilcore）认为[3]，关于文艺复兴时期的廷臣因不听从建议而危及健康的医疗抨击可能只是一种修辞手法，目的是在印刷时代促销商品。早前也有类似的抨击案例，但我们应持犬儒主义的态度看待它们吗？[4]

所以这也是关于摄生文本最大的争论之一。如果鱼被视为不健康

---

② Woolgar 2007.

③ Gentilcore 2016: 21 – 2.

④ Laurioux 2002: 145; Proctor 2005: 102; Bonfield 2017: 119; Freedman 2008: 57 – 60.

的食物，那么在整个中世纪晚期，人们为什么要如此大量而奢侈地食用鱼，并在烹饪书中进行详尽的描述，还要画进中世纪宴会的插图中呢？在《居里厨经》中，出现了鲑鱼、梭子鱼、黑线鳕、鳗鱼、鲭鱼、丁鲷、鲽鱼、牡蛎、贻贝和海豚的菜肴。比如，一份制作贻贝或牡蛎的食谱是先把食材煮沸，然后将面包、醋、切碎的洋葱、盐、藏红花和"调料粉袋（powdour fort）"（一种事先准备好的、气味更浓的香料混合物，通常是黑胡椒、姜、丁香和肉豆蔻）混合在一起[1]。相比之下，摄生文本中对贝类的描述模糊不清。如果他们提及贝类，通常会将其视为劣等食材，但我们知道，一些上层人物在四旬节[2]乃至一年中的其他时间都会食用贝类[3]。普拉蒂纳的《为享乐与健康正名》一书中囊括了几种用无花果、葡萄干、肉桂、生姜、藏红花和杏仁烤制鳗鱼和鱼馅饼的食谱。但他却在科莫的马蒂诺的食谱中这样评论：它们都是有害的，其中两个可以给敌人吃，"因为里面没什么好东西"[4]。人们不禁要问，他为什么要把这些东西囊括进去，或者说，这个警告是否足以警示食客吃太多会有危险？这是不是暗示只有健康人才能吃这些东西？15世纪，萨沃依公爵（Duke of Savoy）的厨师奇夸特（Chiquart）烹制的菜肴中，唯一一种专门为病人准备的水生食物是小龙虾。事实上，小龙虾被认为是二级的温和干的性质[5]。14世纪的法国皇家厨师塔耶旺（Taillevent）只允许病人喝用杏仁奶、糖和白酒

---

[1] Hieatt & Butler, eds. 1985: 126.

[2] Woolgar 2000: 43.

[3] García Marsilla 2018: 582.

[4] Platina 1998: 372 – 81.

[5] Chiquart 1992: 136.

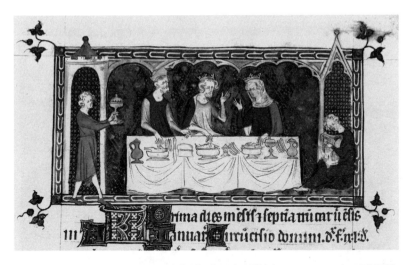

图 2.1　皇家盛宴,《玛丽皇后诗篇》(*Queen Mary Psalter*), 14 世纪早期。伦敦,大英图书馆, MS Royal 2B Ⅶ ,fol.71v(详情)。来源: British Library/Public Domain。

烹制的鲈鱼汤(*couleis*)①。

　　塔耶旺和奇夸特的宫廷烹饪书中没有风险提示。奇夸特提到了 37 种鱼,塔耶旺提到了 60 多种鱼,除了已提及的那些,还包括鲻鱼、鳕鱼、鳗鱼、金枪鱼、比目鱼、大菱鲆、龙虾、鲸鱼、沙丁鱼、海鲂鱼、鳐鱼、鱿鱼和凤尾鱼②。奇夸特的一道交际菜或附加甜点(*entremets*)包括一大条喷火梭子鱼,以油炸、水煮和烤的三种方式沿着鱼身进行烹制,每一段都分别配以橙色、绿色和酢浆草酱汁(这条鱼可能不是用来吃的)。他还提供了一种用欧芹、洋葱和醋制作的鲟鱼酱③。在大

---

① 　Taillevent 1988: 165.

② 　Taillevent 1988; Chiquart 2010.

③ 　Scully, ed. 2010: 109, 138, 184.

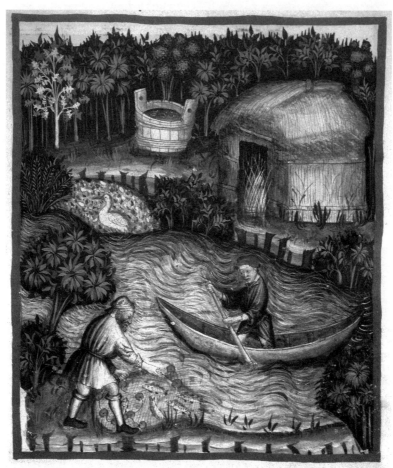

Pifces rocetes. fri.a hui. mi. al. z. Electo petrofi fbtilf cozn eis. 7 pui. uuia. ipingnat co: [tni;] noeuutium fatuit siti: 7 oppilant. Remo noeti cu umo 7 passul. Quid gnant humore flaticum ufteosum fueiunt mag. ez. 7 plomb; iuuenib; estate. cu. regionib; .

图 2.2　新鲜的鱼，《健康全书》，14 世纪末。维也纳，奥地利国家图书馆，维也纳法典系列新作 2644,fol.82。来源：Getty Images。

多数欧洲王国，鲟鱼是国王专供。1321年，首席厨师拉比·格德尔哈（Chief Rabbi Guedelha）奉献给葡萄牙国王迪尼斯（King Dinis of Portugal，卒于1325年）一条在塔古河（River Tagus）上游远处发现的海豚大小的鲟鱼。这算得上一个奇迹，以至于有人起草了一份文件来描述它，并由包括德意志医生海因里希大师（Master Heinrich）在内的众多证人签名。[3] 皇室和修道院都在淡水池塘里放养了大量的鳊鱼、斜齿鳊和梭子鱼，这些都是上好的鱼类①。从图2.2中可以看出，在河流或池塘中捕获的淡水鱼直到烹饪前都会被存放在水桶中以保持活力。人们兢兢业业地管理这些水域。一些英国的庄园记录记载了底层人民的非法捕鱼行为。1314年3月，在约克郡（Yorkshire）的韦克菲尔德（Wakefield）和阿尔弗索普（Alverthorpe），4名男子被罚40便士，"因他们夜间在水域禁区捕鱼，并捕获了水狼 [梭鱼]"②。1333年1月，亨利·戴克（Henry Dyker）因在考尔德河（River Calder）捕鱼而被罚2先令，可能是因为他们在鲑鱼开始洄游的时候，利用了一张伪造的农场许可证来捕鱼③。

然而，从11世纪开始，欧洲人吃得越来越多的不是淡水鱼，而是鳕鱼和鲱鱼等海鱼。人们用风干和盐渍的方式把鳕鱼制成"鳕鱼干（stockfish）"，用风干或熏制的方式来保存鲱鱼。从图2.3中可看出，插画中的海鱼鲜少出现在海水中，而是出现在待售的桶中。伍尔加的研究表明，英国贵族家庭也会食用鲱鱼，且有时数量巨大。

① Serjeantson & Woolgar 2006：125；Woolgar 1999：120－1；Aston, ed. 1988.

② Lister, ed. 1917：36.

③ Walker, ed. 1983：151.

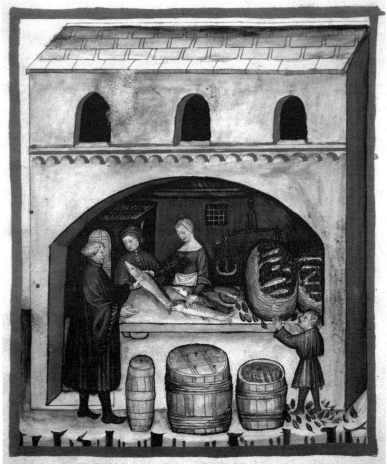

Piſces ſalın. ꝓplo. ea.ꞓ ſic. uıꞓ. Electo. ſalın et lõgınquo. uına. tlᵃ flatıcıs. qın lıquefacıt. et
extecant ſlegma. ı locumtum fatuıt ıꝑtagıe; ꞇ ſcabıe;. Remõ noeı eı uıno rubeo bulıto.
Q̃ꝺ gñant bumo: et aptum ꝛꝺ moꝛfea; nıgram ꝼ ueıunt mag̃. frıs. ꞇ huıs ſcıbꝫ. breme ꞇ frıg̃.
regıonıbꝫ; ꞇ huıs.

图 2.3　咸鱼，《健康全书》，14 世纪末。维也纳，奥地利国家图书馆，维也纳法典系列新作 2644,fol.82v。来
源：Getty Images。

1296—1297年，彭布罗克伯爵夫人琼·德·瓦朗斯（Joan de Valence, Countess of Pembroke）购买了52530条鲱鱼。1431—1432年，牛津伯爵约翰·德维尔（John de Vere, Earl of Oxford）购买了26640条鲱鱼[1]。到了中世纪末，维也纳等离海数百英里的城镇上流人物都在食用这些鱼[2]。尽管如前所述，摄生法文本中几乎没有提到它们，高档烹饪书亦然。奇夸特仅提到鲱鱼四次[3]。塔耶旺（Taillevent）记录过一个新鲜鳕鱼食谱和一个盐渍鳕鱼食谱[4]。

尽管很难对此进行量化评估，海鱼可能在中世纪底层人民的饮食中起到了相当大的作用。被交付给英国收割工人的食物中，与大量的面包、肉和麦芽酒相比，仅有几条鲱鱼，可能是因为面包和肉这类食物更有饱腹感，因此更受工人们欢迎[5]。如下文所述，关于食鱼影响广泛的主要证据来自考古学，以及城镇对捕鱼和鱼贩的监管，而对面包或肉类监管的学术关注要少一些。在许多城镇地区，鱼似乎被看作一种主食，与面包/谷物、肉类、油和酒并列，同时为了税收和维护国民健康而受到严格管制。1391年1月在葡萄牙北部的波尔图（Porto），以超过规定价格"恶意"销售沙丁鱼的行为受到调查，同年3月（四旬节），七鳃鳗被禁止出口[6]。葡萄牙人禁止将网捕鱼当作更

---

① Woolgar 1999: 113, 119.

② Kunst 2017: 11.

③ Chiquart 2010: 109, 195, 283, 285.

④ Taillevent 1988, 196.

⑤ Birrell 2015.

⑥ Basto, ed. 1937: 47, 52 - 3.

受人们欢迎的线捕鱼或将盐渍鱼当作新鲜鱼出售，同时规管妥善处置鱼类废物，并解决有关气味和污染的投诉[1]。在西班牙北部的奥维耶多（Oviedo），16世纪初就有对出售腐烂或其他不适宜售卖的鱼的起诉案[2]。卡罗尔·罗克利夫（Carole Rawcliffe）和克里斯托弗·邦菲尔德（Christopher Bonfield）报告了中世纪末英格兰类似的规定和起诉案[3]。14世纪末，巴黎富豪梅纳吉尔（Ménagier）年轻的妻子在丈夫的指导下在市场上采购了新鲜产品，对于鳗鱼，她的丈夫告诉她："那些头小而尖、皮肤细腻有光泽、有虹彩、闪闪发光、眼睛小、身体胖、肚子白的是新鲜的"，"其他的，有一个大头、棕褐色的肚子和厚厚的棕色皮"的不新鲜，由此可以估计判断出哪些鱼属于不应被售卖的范畴。她的丈夫还指导她如何让鱼干变得新鲜起来，方法是将其打碎并浸泡一夜，以去除盐分并恢复水分[4]。对中世纪末葡萄牙的研究表明，城镇当局担心鱼的供应问题，可能是因为瘟疫对渔民家庭的影响[5]。英格兰东部也受到类似困扰，可能是因为瘟疫和国际战争后劳动力成本较高所致[6]。捕捞和保存高度易腐产品的复杂性导致了激烈的商业化竞争，这需要熟练的劳动力。由此，即使大西洋沿岸渔民人口的微小波动也可能引起对食物市场更广泛的影响。

---

① Gomes 2011: 51 – 7.

② Fernández 2009: 77.

③ Rawcliffe 2013: 251 – 3; Bonfield 2017: 113.

④ Greco & Rose, eds. 2009: 303, 305.

⑤ Pereira 2012: 14 – 15.

⑥ Childs & Kowaleski 2000: 22, 34 – 5; Kowaleski 2016.

直到最近，鱼类饮食史的主要焦点一直是上层食客的虔诚斋戒，而并非大多数人的食物。相比之下，考古学家们挖掘了池塘和围堰，仔细筛查了中世纪厕所的遗存，发现了微小的骨头，并应用了复杂的实验室技术对其进行分析。就稳定同位素的分析而言，人骨中的高碳和氮值通常是因为食用海鱼造成的；较大的鱼骨本身也可以被分析。至少对中世纪的英格兰来说，在公元1000年左右似乎出现了一个"鱼类事件界限（fish event horizon）"；在11世纪之前几乎找不到任何海洋鱼类的遗骸，但此后鱼类的遗骸（特别是鳕鱼）成倍增长，至中世纪末达到高峰，然后又下降。随着时间推移，冰岛和挪威附近的水域被大面积开发，鳕鱼也从越来越远的地方被带到了英格兰[①]。

考古学家提出了这些模式的供求原因：在供应方面，气候变暖、航运的增长、捕鱼和腌制技术的改进促使人们深入大洋追捕鱼群，并设法将它们以可食用的形式带回；在需求方面，在城镇化进程中，大量商业化的人口需要更多的食物。人们非常关注基督教的饮食习惯，在四旬节和降临节期间，以及在其他圣日 —— 至少在英国的周三、五、六 —— 都禁止吃肉，这些时间加起来大约占一年中的一半时间。许多关于捕鱼和航运的图像文化在中世纪的教会环境中得以保存（如图2.4）。所有这些需求可能已经消耗尽了受到污染和工业加工影响的近海和淡水鱼类资源[②]。尽管历史学家们没有对中世纪末鳕鱼大量增

---

① Serjeantson & Woolgar 2006；Barrett et al. 2011；Barrett & Orton 2016；Galloway 2017；Dufeu 2018.

② Hoffman 1996；Woolgar 2000；Barrett, Locker & Roberts 2004；Serjeantson & Woolgar 2006；Barrett et al. 2011；Barrett & Orton eds. 2016.

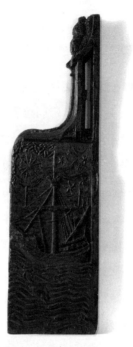

图 2.4 教堂长椅末端，15世纪。起源于圣尼古拉斯大教堂（St. Nicholas），金斯林，英国。来源：Victoria and Albert Museum, London。

加的证据提出异议，但还是就其中一些说法展开过争论。他们指出，淡水鱼一直是高档鱼，因此这类渔业资源很可能受到了更严格的管控，因而没有随时间推移而耗尽，而鲱鱼可能在10世纪之前就已被大量捕捞了。如下文所述，历史学家往往不太相信基督教斋戒期对吃鱼的刺激作用。他们还指出，导致这样的结果是由于始于10世纪的欧洲人口的显著增长而并非更加专业化和更加劳动密集型的捕鱼和腌制方法。虽然这一点备受争议，但我们无法在此进一步探讨[1]。

---

[1] Campbell 2002；Frantzen 2014：232 - 45；Kowaleski 2016；Galloway 2017.

| 吃鱼的宗教信仰与消化能力

在本章最后一节，我们似乎应更详细地讨论基督教信仰如何影响中世纪的吃鱼习惯，从而影响关于（不）健康饮食的观念。鱼和捕鱼在《圣经》中随处可见，从基督教信仰诞生伊始，便是基督徒身份的象征。一些使徒一开始是贫穷的渔夫，后来成为灵魂的捕手，这一观点影响了人们几个世纪（见图2.5）。上面提到的12世纪达勒姆烹饪食谱中的"小鱼"原本属于医学文本的一部分，但在12世纪末或13世纪初的某个阶段却与神学文本结合在一起。人们不禁要问，这是否会像《马可福音》8:7中的"小鱼（*pisciculos*）"一样，在教士那里发生共鸣，毕竟《福音》8:7是《圣经》中关于耶稣给成千上万人提供吃食的描述之一[①]。阿诺·德·维拉诺瓦（是一位因其对神学的兴趣著称的医生，他在14世纪初的论文《论吃肉》（*De esu carnium*）中明确指出，在《马可福音》第8章中，耶稣给众人提供的食物是鱼和面包，而不是肉[②]，这证明了加尔都西会（Carthusian Order）的修士选择完全不吃肉的原因是正确的（肉被视为有医学危险，与他自己摄生法中的建议不符），但他却没有试图解释为什么这些修士也不吃鱼。

---

① *Biblia Vulgata* 1965 : 999.

② Arnau de Vilanova 1999 : 129.

| 第二章 食物   *081*

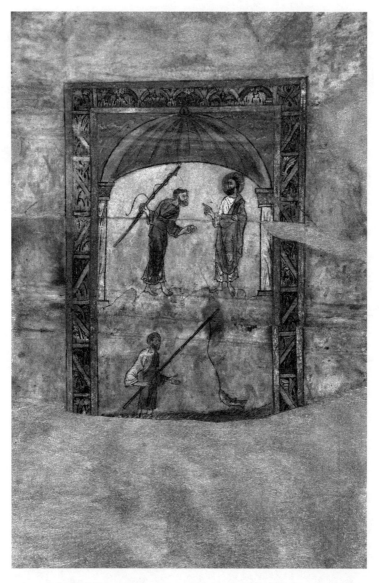

图2.5　一幅《马太福音》17：27的绘画，来历不明的英语福音书，约1000年。保罗盖蒂博物馆，洛杉矶，MS 9，fol.2。来源：Getty Open Content programme。

通常认为，鱼是中世纪人们斋戒期间的主食。斋戒作为一种减少情欲和罪恶诱惑的自律方法，可能始于早期的修行制度，但实际上很少有证据表明斋戒食物除了面包和水外还包括其他食物。尽管费根（Fagan）试图在早期将斋戒与吃鱼联系起来[1]，但它们为什么最终会被联系起来，还未得到充分研究。到了13世纪，基督教神学家阿奎那的托马斯（Thomas of Aquinas，卒于1274年）在他的《神学大全》（*Summa theologiae* II- II,Q 147,A 8）中主张，食肉和饮酒会使人感到温暖，因此有可能诱发情欲。虽然他未曾明确表示过鱼在体液医学的理解中具有冷却特性，但这可能是种暗示。相反，他认为鱼"通常"不如肉讨喜，所以放弃肉"并非总是"更好的选择。他意识到有些鱼是"美味的"[2]。尚不清楚在一年中特定的日子和时期吃鱼的饮食习惯何时开始在修道院内外变得普遍，这仍需要更多的研究。詹姆斯·巴雷特（James Barrett）等认为在英格兰[3]，10世纪的教会改革运动是上述问题的关键，但科瓦列斯基（Kowaleski）和弗兰岑（Frantzen）对此提出异议[4]，认为修道院中鱼类的消费与土地和资源的世俗领主制模式密切相关，修士吃鱼是仿效贵族的炫耀性消费。对于法国和伊比利亚半岛来说，之前描述的"鱼类事件界限"直至后来才在考古记录中显现，且教会对饮食禁忌的规定可能也有所变化[5]，因此只有当

---

[1]　Fagan 2006 : 13 - 23.

[2]　Aquinas 1921 : 70 - 2.

[3]　Barrett et al, 2004.

[4]　Kowaleski 2016; Frantzen 2014.

[5]　Clavel 2001; 143; Morales Muñiz, Roselló Izquierdo & Morales Muñiz 2009 : 151 - 2.

大多数人不再处于长期饥饿状态、更有能力对饮食进行选择时，出于虔诚的食鱼才会变得更加普遍。只有当某类鱼比肉更便宜时，这类鱼才会成为一种被拒绝的食物[1]。我们不应急于假设食鱼在所有中世纪的时间点和地点都具有相同的文化意义，但目前尚未有足够的非英语研究来确定这点。16 世纪，饮食习惯成为天主教徒和新教徒争论的焦点之一，双方中的一些人仍视禁欲为对情欲的有效遏制，而另一些人则认为吃鱼只是出于虔诚，而非愉悦，因此很容易减少食用[2]。如上所述，学者们已经看到 15 世纪英国的鱼类消费下滑，这表明饮食变化有多种原因。目前尚不清楚在欧洲其他仍坚守天主教的地区是否也有类似的下滑。

这里要探讨的问题是，无论是出于快乐还是虔诚，中世纪的人们继续吃一些被认为不健康的食物，这是否影响了他们的饮食方式。到中世纪末，品尝精心制作的、带美味酱汁的鱼肉晚餐本身就标志着贪食。如过去所认为的，以前吃素的西多会（Cistercian）修士吃老式水煮牛肉可能并不是道德滑坡，而是比那些把虔诚当作时尚的上流邻人更有忏悔精神[3]。中世纪的人们似乎喜欢吃加酸酱汁的鱼，或酸馅饼。目前尚不清楚的是，这种进食方式最初是不是为了缓解一些不健康状况：他们中的一些人可能觉得自己不得不吃一些有风险的食物。也就是说，中世纪的人们是否采纳了前文所述的摄生建议，并将其应用到他们的烹饪食谱中？ 如果是这样，这些是什么时候发生的？ 可以确

---

① Montanari 2012：78.

② Gentilcore 2016：99 – 101.

③ Thomason 2015.

定的是，大量的饮食知识很早就通过宗教著作流传开来。在坎特伯雷的托马斯·贝克特大主教（Archbishop Thomas Becket of Canterbury，卒于1170年）所创造的数百个12世纪神迹中，有几个是吃鱼致病的。如约克郡庞特佛雷特修道院（Pontefract Priory）的一名小修士因食用鲑鱼而失明；米德尔顿的罗杰（Roger of Middleton）因食用鳕鱼而使水肿（一种内在水肿病症）加重；普因特尔（Juliana Puintel）则是由于过早地吃了鱼才分娩①。这些神迹比拉丁语摄生法早了几十年，这可能是医学和神学关于节制思想融合的一个早期案例②。

长期以来，研究中世纪烹饪文本的历史学家倾向于将烹饪文本作为上层社会美食的主要证据。对于撰写摄生法的医生是否只是抄袭了厨师们的做法，存在着很大争议。饮食历史学家认识到，烹饪书籍与医学文本共享潜在的饮食戒律，且许多书中都包含专门为病人提供的菜肴（超过20%的奇夸特食谱属于这一类）；大多数是相当清淡的汤，内有鸡肉和糖③。也许这种做法可以解释本卷英文原版封面图片中为什么一个女人给生病的人带了一只鸡，这幅图片来自14世纪上半叶的佛罗伦萨手稿（Florentine manuscript）。[4]然而，一些历史学家如贾尔斯·加斯珀和费斯·沃利斯在不久前认为④，没有证据表明大多数烹饪文本都很关注健康；相较于健康，品味和时尚更为重要。约翰娜·范温特（Johanna van Winter）坚决地支持这一观点⑤。肯·阿尔瓦拉（Ken Albala）对普拉

---

① Robertson, ed. 1876, vol 1, 381 – 2, 184 – 7, vol 2, 92 – 3.

② Cohen-Hanegbi 2017:100 – 33; Nicoud 2017:63.

③ Scully 1992.

④ Wallis 2016.

⑤ van Winter 2007:341 – 54.

蒂纳表示对健康感兴趣的说法颇有微词①。劳里乌 (Laurioux) 的研究经常被用来引证医学对烹饪的影响有限，但他的说法更为微妙②。他了解更广泛的文化背景，比如大多数厨师不怎么识字，以及现存于世的医学和烹饪手稿数量上的不均衡。

历史学家特伦斯·史高丽 (Terence Scully) 则与另一个极端观点联系最为密切，他认为所有的中世纪烹饪都是"实践中的膳食学 (dietetics in action)"③。里亚·詹森－西本 (Ria Jansen-Sieben)、保罗·弗里德曼 (Paul Freedman)、让－路易·弗兰德林 (Jean-Louis Flandrin)、瓦妮莎·阿斯福拉 (Wanessa Asfora) 和梅丽塔·韦斯·亚当森 (Melitta Weiss Adamson) 在很大程度上赞同史高丽的观点④：根据学术性的摄生建议，在加热或烘干鱼类等食物时，应仔细注意糖和香料的使用，可以使它们的风险更低、更健康，从而使菜谱更易消化。烹饪方法也可能与此相关。煮鱼会使其进一步湿润，而烤鱼则会使其变暖变干，在维拉诺瓦看来⑤，鱼只应在冬天烤制。这些学者坚定地认为，烹饪食谱源自医疗保健的语境。

当然，在烹饪书中有许多菜谱示例可能会建议用草药、糖和香料来调和鱼肉，这反映了医生维拉诺瓦、锡耶纳的阿尔多布兰迪诺、马

---

① Albala 2002：247.

② Laurioux 2002：144－52；2006a；2006b；2016.

③ Scully 1992，1995，2008.

④ Jansen-Sieben 1994；Freedman 2008；Flandrin 2013；Asfora 2011；Weiss Adamson 1995，2004：205－29.

⑤ Arnau de Vilanova 1996：458.

伊内里、希思帕努斯和福利尼奥在他们的摄生法中给出的建议。在他们的调理方法中，烹饪书中的鱼类菜肴无一例外地至少配有以下几种调味料：糖、杏仁奶、坚果、藏红花、良姜、肉豆蔻、大蒜、洋葱、酒、醋和粉堡，所有这些调味料都会使鱼的食物性质变得温暖。加斯珀和沃利斯认为醋是冷的[①]，所以它很难使冷鱼变暖。不幸的是，我们无法假设菜谱编纂者在某种程度上了解质量等级系统，一半是因为文本资料从未有过明确的说明，另一半是因为这些文本大多不包含测量或烹饪时间。那么，有可能是因为醋（一级冷，二级干）被认为比新鲜的鱼（三级冷，二级湿）更温暖、更干燥[②]。

同样值得记住的是，在摄生法中，鱼除了冷和湿外，还有其他问题。如前所述，制作鱼肉菜肴的一些配料和工艺可能解决了黏性、脂肪或原产地水域的问题。乔尔·凯耶（Joel Kaye）在他关于13和14世纪平衡（balance）的主要研究中指出[③]，湿、干、冷和热都是相对概念，可能导致矛盾的组合。迈克尔·所罗门（Michael Solomon）也认为[④]，中世纪的食物摄入受制于"卫生相对论"和"激进的个性"，适合某个人情况的食谱可能不适合另一个人。可以说，一些鱼酱主要通过增加色彩来给菜肴增色，如朱草（alkanet）和檀香（sanders）或藏红花等成分会使吸水食物变红或变黄，这有可能只是追求时尚，不过也可能具

---

① Gasper & Wallis 2016: 1380.

② Arano 1996: black & white images 59 – 61.

③ Kaye 2014 : 216 – 8.

④ Solomon 2018.

有平衡体液（humoural resonance）的作用①。最常见的鱼酱之一是用新鲜的绿色草药、香料、醋和面包屑制成的"绿酱（green sauce）"②。正如伍尔加提出的③，这可能是对鱼类来源水域的一种象征性提醒，但它也会使菜肴更易消化，因为这样的菜肴无论是看起来还是吃起来都更赏心悦目。任何前往葡萄牙的游客都会意识到，今天仍在使用的大量食谱会使吸水复原的风干鳕鱼（*bacalhau*）更加美味可口。在这里，加斯珀和沃利斯认为酱汁"是具有治疗作用的，因为它们是美食"④，这无疑是一个正确的观点。马伊内里承认他制作的酱汁更多是与快乐愉悦相关，而不是与健康相关，但他仍把它们列入摄生法，这是因为酱汁降低了食用其他食物的风险⑤。因此，酱汁符合本章开头引用的马吉乌斯提出的"药膳"的概念。

┃ 结论

一个可取的方式是将这些关于食物的不同观点与现代观点进行更多的比较，但此处不可能完全调和它们。奇怪的是，历史学家对中世

---

① Woolgar 2018.

② Hieatt & Butler, eds. 1985：130；Taillevent 1988：223；Chiquart 2010：139，184.

③ Woolgar 2018：10.

④ Gasper & Wallis 2016：1362.

⑤ Thorndike 1934：186.

纪人们遵循医嘱的能力表示怀疑，因为现代人也很难做到这一点。营养学在现代医疗中占据重要地位是有原因的——饮食在疾病与残障方面扮演着重要角色——但医嘱也会看起来自相矛盾，这常常是因为媒体的报道方式有所差异[①]。与此同时，我们购买精致的烹饪书籍或观看电视节目，但我们很少有人会做其中所描述的那些昂贵的且易诱发心脏病的饭菜。这往往是因为，我们和中世纪的人们一样受制于成本和机会[②]。享用这些珍馐是令人向往的，但这并不意味着其食用风险不为人知。未来的历史学家和考古学家无疑会发现，21世纪的饮食证据很难进行解释，特别是因为食物的供应链，以及我们与提供食物的土地和海洋的关系已经变得模糊和神秘了。依靠公共卫生宣传单作为指导，就像只使用中世纪的摄生法一样具有误导性。本章认为，中世纪人们对食物的来源以及食物的保存和运输方式有着敏锐的认知，了解这种基础设施对了解中世纪的健康状况非常重要。

从这一章中还可以清楚地看到，关于食物史我们还有大量的工作要做。仍有许多问题没有得到解答，且并不是所有的问题都可以在健康史中得到追究。也许最重要的是了解各种食谱是如何被阅读和使用的，以及由谁来阅读和使用。大多数手稿都没有使用过的痕迹，当然也有很少痕迹暗示，他们已接近厨房或病床。奇夸特声称他从未使用过食谱[③]，直到他为之工作的公爵要求他写一本食谱（"出于他的考虑和乐趣"）。许多种类的中世纪实用文本都存在这个问题，

----

① Ladher 2016.

② Cooke 2016.

③ Chiquart 2010: 97 - 8.

无论是制药、冶金、烹饪、医疗还是炼金术，但菜谱的性质及其目的的诸多层次尚待仔细研究[①]。除非我们首先质疑为什么有必要在手稿中写下鱼的"绿酱"这样简单的食谱，否则我们无法开始了解厨师或医护人员的饮食健康工作，更不用说读者（无论他们是谁）如何去消化这些书籍。

尽管很可能像史高丽的反对者所认为的那样，烹饪食谱在独立的口头文化中繁荣了几个世纪，但它们在与诞生摄生法相同的宫廷背景下被记录了下来，这一事实肯定需要更全面的剖析。与此同时，即使许多烹饪书籍是由医生复制或收集的，但只有少数医生的医学著作中包含了大量的烹饪食谱。尽管费尔南多·萨尔蒙（Fernando Salmón）认为烹饪食谱应被理解为与医学文本中的实验或其他相似的存在[②]——这种说法有可能是正确的，但将马伊内里视为一个典型作者是错误的。这里的问题在于太多的学者把注意力集中在了少数的文本和图像上，虽然这也是本章内容出于篇幅限制而不得不做的事情。本章（和本卷）还使用了14世纪《健康全书》手稿中的图像，因为它们是日常生活的代表。凯瑟琳·霍尼格（Catherine Hoeniger）对此持怀疑态度，认为它们更多的是"对权力和阶级的宣扬······吃得好又健康是[一种]特权"[③]。这些图像至少表明，供应和销售被视为影响健康的内在因素。玛丽莲·尼库德探讨了饮食学手稿在医学语境之外的传播，她敦促对这一

---

① Lewicka 2011：30 - 35；DiMeo & Pelling, ed. 2013；Govantes-Edwards et al. 2016：179 - 81.

② Salmón 2011.

③ Hoeniger 2006：81.

主题进行进一步研究 ①。

医学史是包罗万象的,正如本卷导言中所解释的那样,健康和福祉可以被纳入日常生活的每一部分,或者它可以狭隘地专注于理论、食谱、医师和程序。食物文化史可以看作是对食谱、宴饮、厨师和厨房的比较狭窄的研究,但最近也发展到可以囊括以往相分离的农业生产、渔业和饥荒的历史。在这两种情况下,考古学在提供新问题和证据方面发挥了关键作用。这样进行研究的结果就是,对食物在医学中的作用的研究还不是十分连贯,它经常被夹在非常不同的议程之间,有时学者和学科之间的争论也很两极分化。不可否认的是,未来的研究充满了希望。本章介绍了在中世纪与食品供应和消费的多种方式相关的健康话题。

| 致谢

我要感谢伍尔加阅读了本章的草稿并提供了有益的评论。2017年11月我在约克郡考古与历史学会(Yorkshire Archaeological & Historical Society)会议上宣读了我关于中世纪食鱼的论文,感谢听众们提出的有益问题。

---

① Nicoud 2007: 529 - 681.

注释

[1]　尽管亚当森、尼库德、史高丽、弗兰德林和劳里乌在这个领域非常活跃，但他们在饮食学方面的工作成果，由于出版成本或印数耗尽，往往难以获得，因此他们的研究对丰富前现代食物和医学的历史学影响相对有限。正如彭内尔（Pennell 2013）和里奇（Pennell & Rich 2016）所解释的，食物是一个非常多样化的研究领域，其中大部分发生在大学以外的博物馆、历史重演（re-enactment）团体和独立学术领域，具有多种方法、学科、机构和国家的视角和来源。

[2]　中世纪的人们用香料来掩盖腐烂食物的味道，这一荒诞的说法至今仍流行。让我们简单地反驳一下：能够买得起东南亚香料的人也有能力购买当地最好的肉和鱼。见 Freedman 2008。

[3]　这位医生可能是麦克沃（McVaugh 1994：17）1310—1316年间在阿拉贡（Aragon）和卡斯蒂利亚（Castile）记录的同一人，他显然是专门负责处理皇室生育问题的。Lisbon, Arquivos Nacionais da Torre do Tombo, Gavetas, gaveta 2, maço 1, document 4.

[4]　然而，这是一只看起来相当成熟的鸟，甚至可能是一只小公鸡。因为太老太硬了，它通常不会推荐给像这样的病人。关于其目的的另一种理论，请参阅梅克勒在关于动物的第4章中癌症和狼疮的内容，其中鸡被用于"狼性"癌症的病例。Florence, Biblioteca Nazionale Centrale,MS Magliabechiano II. VI. 16, fol. 48 v.

第三章

疾　病

贾斯汀·斯特恩斯

（Justin Stearns）

贾斯汀·斯特恩斯（Justin Stearns），美国纽约大学阿布扎比分校阿拉伯交叉研究专业副教授，研究前现代伊斯兰世界的法律、科学、医学和神学间的关系。著有《传染性思想：西地中海地区前现代伊斯兰和基督教思想的传染》（*Infectious Ideas: Contagion in PreModern Islamic and Christian Thought in the Western Mediterranean*, 2011）。

引言

在15世纪初的开罗，著名的穆斯林法学家和学者伊本·哈贾尔（Ibn Ḥajar al-'Asqalānī，卒于回历852年 / 公元1448年），在接连不断的瘟疫流行中失去了三个女儿。法西玛（Fāṭima）和阿利亚（'Āliya）卒于回历819年 / 公元1416年，大女儿赞恩·卡吞（Zayn Khātūn）在孕期卒于回历833年 / 公元1429—1430年①。面对接二连三的打击，他撰写了一本关于鼠疫的长篇论著《关于瘟疫功德的仁慈献礼》（*Badhl al-mā'ūn fī faḍl al-ṭā'ūn*）。在该书中，他引用了医学、法律和神学文献，详细论证了卒于瘟疫的虔诚穆斯林是殉道者，以及瘟疫本身是由精灵（jinn）传播的②。在伊本·哈贾尔家族遭遇死亡打击前的几十年间，在地中海的彼岸，天主教传教士文森特·费雷尔（Vincent Ferrer，1350-1419）凭借大量的布道声名鹊起，他在布道中经常用疾病（尤其是麻风病）的隐喻来论证善良的基督徒与异教徒、犹太人和穆斯林交往的危险性③。在这两种情况下，二人对他们所讨论的疾病的性质并不感兴趣，而是对疾病所拥有的更广泛含义感兴趣。因此，他们为如何书写中世纪疾病文化史的讨论提供了一个良好的开端。

---

① al-'Asqalānī 1990:9.

② Stearns 2011:86 - 9.

③ Daileader 2016; Stearns 2011:54 - 65.

我之所以选择伊本·哈贾尔和费雷尔作为本章的引子和线索还有一层用意。中世纪的历史通常只记录那些在基督教欧洲以拉丁语闻名的穆斯林的声音，如阿维森纳（Ibn Sīnā /Avicenna，980–1037）、阿威罗伊（Averroes）等。另外，用中世纪来构建穆斯林世界及其思想史和社会史是很尴尬的，将这位穆斯林学者纳入中世纪的医学叙述中也是不寻常的。[1]哈贾尔并不被前现代欧洲学者所熟知，他也不是一位医生，而主要是一位宗教学者①。在这一点上，他与费雷尔相似，费雷尔是一位瓦伦西亚（Valencian）多明我会的神父 —— 在他生命的最后20年里，他成了一位相信末日即将来临的巡回布道者②。在通过这两位人物来探讨中世纪的疾病史时，本章不仅会满足人们对文化史的期待，致力于探讨具有更广泛的社会和知识意义的主题，还可以重新规划所讨论的地理范围，将地中海东部和南部沿岸的地区包括进来。地中海世界是从塑造了晚期古代的希腊化罗马帝国中演化而来，因此这是一部关于地中海世界亚伯拉罕诸教信徒的疾病文化史。[2]

｜ 分类

　　尽管"文化"的概念并未明确，但它在这种语境下是有用的，因

---

① Jacques 2009.

② Daileader 2016; Smoller 2014.

为它推动我们思考疾病的意义，不仅仅局限于中世纪学者对与2—3世纪希腊医生盖伦相关医学著作集的学术理解。人类学家对文化概念的危险性进行了辩论，它促进了对人类差异的本质化理解。实际上，文化取代了早期术语（如种族或文明），已然成为一种将地理、语言或表型（phenotype）与一组固定特征联系起来的组织原则①。然而，这个概念仍具有一定价值，尤其是因为它超越了纯粹的知识、经济或政治的范畴，指向了一些更广泛的，具有特定人群特征的社会传播思维模式。就我们在此的目的而言，疾病文化史一方面促使我们反思中世纪社会如何在社会、宗教和医疗话语与实践的交汇处面对疾病；另一方面，鉴于希腊化和亚伯拉罕一神教的地中海范围，它建议将基督教以及穆斯林的学术和社会历史作为一个共同文化空间的组成部分进行更密切的对话（以及犹太教，但出于篇幅和作者的专业知识限制，它在下文中被省略了）。[3]

考虑到地中海文化圈——其沿岸地区与内陆腹地不断进行动态对话——将这片封闭的海洋与各种山脉（如阿特拉斯山脉、比利牛斯山脉、阿尔卑斯山脉）、沙漠地区和高地连接起来，这样做还有一个好处就是将基督教欧洲地方化了②，并允许穆斯林世界考虑其自身权利，而不是简单地作为基督教的传播空间。[4]它还挑战了这样一种趋势，即依照目的论将中世纪视为后来以欧洲为中心的现代性的前身。这种现代性有可能借鉴了欧洲与世界其他地区的互动，但后来却使全球其

---

① Abu-Lughod 1991；Brumann 1999.

② Chakrabarty 2007.

他地区的知识和文化生产黯然失色。[5] 相对而言，它呈现的是一个宗教和语言多样化的世界，通过与罗马、希腊和亚伯拉罕遗产的持续互动而联结在一起。

| 知识谱系

对于中世纪居住在地中海地区的人们来说，疾病是什么？要回答这个问题，最简单的方法是参考一系列权威论述，这些论述代表了不同知识精英群体，包括医生、各专业的宗教学者和文学作品的作者。由于这一时期人群识字率低，这些文献在传达更广泛人群观点方面的作用有限，但它们至少阐述了社会和宗教权威所宣传的观点，且有时还包含了对不识字人群信仰的轶事参考。

从医学角度看，疾病最基本的含义是没有健康。因此，它是一种因身体内部体液不平衡导致的异常状态。一生大部分时间都生活在罗马的盖伦，在他的著作中进一步借鉴了希波克拉底（卒于约公元前380年）的早期著作，详细地阐述了这一观点。盖伦在中世纪的权威性不可低估，但如果后来的学者对他的作品有雷同的解释或未曾质疑他的权威或提出不同看法，那么这就显得太过简单化了。[6] 不过，盖伦丰富的著作和中世纪晚期的选集被证明是一个棱镜，他的前辈们，特别是希波克拉底的作品能通过这个棱镜被折射到中世纪的欧洲。[7] 无论之前在疾病问题上存在什么分歧，现在医生们大致同意，人体包含三个生理系统，分别以大脑、心脏和肝脏为基础，它们的正常工作取决于四种体液的平衡，每种体液都有不同的特性，或热或冷，或干或湿（见本卷导言）。[8] 身体本身可分为两部分：贯通全身的统一性质 —— 盖伦在这里列出了"动脉、静脉、神经、骨骼、软骨、韧带、膜和肉"；以及具有特定功能的个体器官 —— "脑、心、肺、肝、胃、脾、眼和肾"①。在这个框架内，盖伦概述了三种基本类型的疾病：(1)因体液失衡而影响统一性质的疾病；(2)因"异常形态"而影响器官的疾病；(3)因身体统一性或其器官"连续性的消散（dissolution of continuity）"而造成的疾病。这些疾病可以相互结合，然后影响到统一性质或器官②。

如果健康在很大程度上依赖于保持适当的体液平衡，那么人们该如何做到这一点呢？答案就在于正确的饮食或摄生法 —— 它在这里具有一种广泛含义，即维持身体与环境的适当关系。中世纪将盖伦在部分著作中的评论进行系统化，形成了六种非自然因素理论，这使得人们更清楚地了解摄生法的完整含义（见本卷导言）。这种关于疾病生理论的基本观点是：虽然外部因素会影响身体内部的体液平衡，但疾病并不是渗透到身体里并导致其生病的一个外部实体，而是身体内部腐败造成的结果，如吸入腐败空气或摄入太多错误食物。换句话说，疾病不可能独立于患病的身体而存在。每个身体都是不同的体液构成的产物，因此没有两个身体会以完全相同的方式患病，或以相同的方式对六种非自然因

---

① Johnston 2006: 137.

② Johnston 2006: 70 - 2.

素做出反应。[9] 例如，这里简要概述的理论解释了流行病是如何通过所有成员都暴露的共同因素（在瘟疫的情况下，医生们通常认定是腐败空气）来折磨一个团体的，同时也解释了某些人何以因其更有利的体液成分（无论固有的，还是使用药物强化的）而得以生存。

西罗马帝国于4世纪解体后，盖伦主义作为理解疾病的通用医学框架在已经基督教化的地中海地区仍占主导地位。尽管西地中海的拉丁语世界失去了许多接触盖伦作品的机会，但其中一些作品后来通过阿拉伯语翻译被人们读到（见本卷格莱兹）。[10]7世纪，东地中海出现了伊斯兰哈里发国（Islamic caliphate），它将新一批信仰亚伯拉罕的学者引入了希腊哲学体系。盖伦医学及其他医学相关著作的系统化翻译要等到9世纪，并在阿拔斯王朝哈里发（'Abbasid caliphate）及其在巴格达（Baghdad）的精英们的共同赞助下进行 ①，在这个过程中，盖伦医学发挥了重要作用。[11] 盖伦的著作一经译成阿拉伯文，盖伦主义很快就被萨尔·拉班·哈巴里（Sahl b. Rabbān al-Ṭabarī，卒于回历240年/公元855年后）、拉兹（Muḥammad b. Zakariyyā al-Rāẓī，卒于回历311年/公元923年）和伊本·西那（Ibn Sīnā，卒于回历428年/公元1037年，也被称为拉丁人阿维森纳）重组和评论。《医典》（al-Qānūn）是阿维森纳对盖伦医学的精湛综合和发展，它将对克雷莫纳的杰拉德（Gerard of Cremona，卒于1187年）12世纪的翻译产生影响。[12] 从广义上讲，在9世纪的巴格达、11和12世纪的伊比利亚，这两次翻译运动和对医学知识的一致挪用，使得三个亚伯拉罕教派的医学

---

① Gutas 1998.

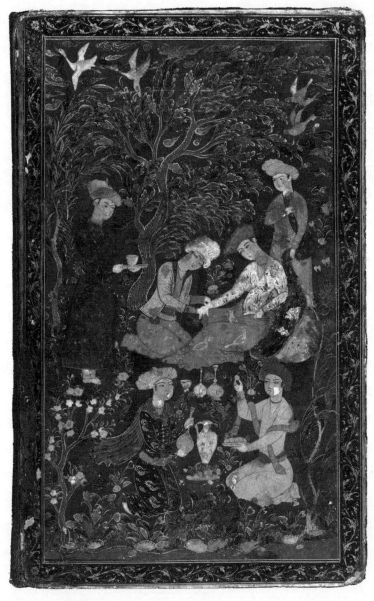

图 3.1　把脉，阿维森纳，《 医典 》。1632 年手稿的装订版。惠康图书馆，伦敦，Or Arabic MS 155。来源：Wellcome Collection/Public Domain。

学者在理解疾病方面基本共享了同一个框架。

︱ 上帝和人类眼中的疾病

亚伯拉罕经文中在介绍疾病问题时常常将其与神圣者（the Divine）相关联。在《希伯来圣经》的《民数记》第12章中，摩西（Moses）的妹妹玛利亚（Mariam）因批评摩西与埃塞俄比亚女人结婚并宣称自己是先知而遭受惩罚，患上了一种疾病，这种病通常被翻译为"麻风病（leprosy）"。[13] 在这里，疾病一方面是对人类道德沦丧的惩罚，另一方面是对拒斥上帝权威的惩罚。因此，疾病也可被置于更广泛的肉体惩罚谱系中，这个谱系可以追溯到夏娃。在《创世记》第3章中，夏娃和她的后代被赶出伊甸园时遭受了分娩之痛。然而，疾病是否一定是上帝对人类的惩罚还并不清楚。上帝往往惩罚那些有罪者的后代。除了夏娃，人们首先想到的大概是诺亚（Noah）的儿子含（Ham）的例子①。《约伯记》可以说包括了最复杂的疾病处治方法，因为约伯与他的朋友们就他被疾病折磨的原因以及对这种折磨的正确反应进行了长时间的争论。该书将约伯被上帝神秘的对手袭击而罹患的"严重炎症"②与其他降临在他身上的灾难混为一谈，这为他的

---

① 与 Shoham-Steiner 2014: 144 - 9对比。

② Job 2:7.

朋友们随后对无辜者受苦的原因进行长期的、悬而未决的思考奠定了基础。然而，约伯的朋友以利法（Eliphaz）敦促他把他的苦难理解为上帝的指示："你看被上帝责备的人是多么快乐，不要拒绝全能者的管教。他伤人，但包扎；他伤人，但用手医治。"①

布罗迪在对《圣经》的米德拉什（Midrashic）释经的研究中，描述了早在2世纪，犹太学者是如何将疾病（这里指麻风病）描述为特定类型罪恶的②。最近，以法莲·肖汉姆－施泰纳（Ephraim Shoham-Steiner）在布罗迪的工作基础上，调查了中世纪欧洲犹太人著作中麻风病与罪恶的持续联系，以及麻风病作为一种隐喻被用来指称异端信仰的情况，这种隐喻的用法也被广泛使用在中世纪基督教的著作中③。然而，这并不意味着中世纪的犹太作家将疾病仅视为惩罚或对罪恶的隐喻。更确切地说，就像《约伯记》一样，疾病提供了一个思考人与神关系的机会。考虑到残疾和疾病，施泰纳注意到：

> 学识渊博的精英们和伦理手册的作者们试图将身体残疾视为一个自我反省的机会，呼吁人们审视自我行为，试图找出一个人的残疾与他（她）可能会受到的惩罚之间的对应关系。身体残疾在个人和社会层面都得到了关注，尽管这种风气将残疾视为一种罪过或上帝意志的表现，但每个具体情况都会影响到手头案例被

---

① Job 5：17 – 18；Berlin, Brettler, Fishbane 2014：1511.

② Brody 1974：116 – 17；Stearns 2011：169.

③ Shoham-Steiner 2014：45 – 71.

人们视为对这一道德原则的表达程度。[①][14]

上帝利用疾病来惩罚或考验虔诚的人，这一可能性一直延续到基督教的《新约》中。然而，在《新约》中，它被耶稣治愈病人的能力所补充。耶稣的神性被他反复治愈的能力证明，特别是治愈麻风病（《路加福音》17），甚至使死人复活。[15]正如施泰纳对较晚期的犹太学者的讨论一样，一些早期的基督教《圣经》评论家认为，疾病不一定是显露在肉体上的内在罪恶，而应该是对虔诚信徒的考验或折磨。奥利根（Origen，卒于253/254年）和4世纪的君士坦丁堡大主教纳西盎的格里高利（Archbishop of Constantinople Gregory of Nazianzos）将约伯的皮肤病先描述为象皮病（elephantiasis），后描述为麻风病。这一变化特别引人注目，因为后来在基督教作者中，相当流行用麻风病来比喻异端信仰[②]。

古代晚期的基督教《圣经》评注家们经常不把疾病与身体痛苦联系在一起，而是将其与隐喻意义上的异端信仰相关联。《新约》本身一直在以比喻的方式解读《希伯来圣经》，主要是为了解释耶稣是如何实现其预言的，以及基督教是如何普及犹太民族的亚伯拉罕之约的。自从4世纪基督教成为罗马帝国官方宗教之后，异端思想在学者们中更加盛行。325年的尼西亚大公会议（Councils of Nicaea）和451年的卡尔西顿会议（Councils of Chalcedon）是正在进行的一系列尝试中的其

---

① Shoham-Steiner 2014: 149.

② Stearns 2011: 41.

中两次，用以界定基督教正统的界限［包括381年的君士坦丁堡会议（Councils of Constantinople）和431年的以弗所会议（The Councils of Ephesus）］。所有这些尝试都是为了定义三位一体（Trinity）的正确理解，此过程导致阿里乌派（Arians）和聂斯托利派（Nestorians）等团体被贴上异端标签。[16]一些评注家——如4世纪的安布罗斯特（Ambrosiaster）和5世纪的圣杰罗姆（St. Jerome，卒于420年）——利用保罗写给哥林多（Corinthians）的《哥林多前书》（1 Corinthians 5:6-8）和《加拉太书》（Galatians 5:9）来警告与异端交往的危险。在这个过程中，他们将异端与疾病和传染病等同起来①。在中世纪，将错误信仰等价于疾病尤其是传染病，不仅针对基督教异端，正如我们在下文看到的圣文森特·费雷尔（Saint Vincent Ferrer）的布道，基督教学者也以类似的方式来描述与犹太人和穆斯林交往的危险性。

如同他们后来的穆斯林同侪如下文将提到的加扎里（al-Ghazālī，卒于回历505年/公元1111年），在面对疾病时，中世纪的基督教学者们努力调和上帝的全能及其治愈任何痛苦的假定能力与人类治疗疾病的努力。在9世纪初的《洛尔什方书》（*Lorsch Book of Remedies*）开头的讨论中也提出了许多这样的问题②。[17]书中，被费舍尔（Fischer）描述为"西方中世纪最早的、相当确定可追溯年代的医学书籍"的未知作者，在医学治疗的长篇讨论之前为医学本身致歉时，提到了中世纪早期的权威如塞维利亚的伊西多尔，以及新旧约《圣经》的大量引

---

① Stearns 2011:170-2.

② Wallis 2010:84-93，另见本卷中的格莱兹。

文①。在这里，疾病的定义既与人类的犯罪倾向相关，也与体液医学相关：

> 使人恢复善行的东西被称为"圣灵（Holy Spirit）的礼物"，这不无道理。因为身体发生疾病有三个原因：因为罪恶，因为[信仰]的考验，以及因为激情的放纵。然而，人类医学只能对最后一种疾病有所帮助，对于其他的疾病，只能靠神圣的怜悯之心。事实上，即使是最后一种疾病，有时若无人救济也不会被治愈。如果我们拿出证据，就会更好地证明这一点。扫罗[Saul，也就是圣保罗（St Paul），在他信主之前]确实因为罪恶而失去了眼睛，但如果无人按手在他头上，他也不会被治愈（《使徒行传》9:8-18）。②

虽然这里没有理由怀疑上帝的无所不在，但该文本强调了人类苦难的不可避免，以及上帝通过人间手段来治愈疾病的事实。虽然这些手段在《约伯记》中可能并不清晰，但这段经文为我们提供了耶稣的例子：当妓女在法利赛人（Pharisee）的家里用香膏涂抹耶稣的头，耶稣拒绝了门徒的批评并解释道，她这样做是为埋葬他的身体做准备。《洛尔什方书》的作者就这一事件指出，耶稣表明"不应拒绝药物和人类的救济手段"③。然而，虽然文中列举了许多早期基督教权威用药的例子，但它也强调上帝使用疾病来治愈信徒的恶习，教导他们不要过于重视

---

① Fischer 2010: 187.

② Wallis 2010: 86.

③ Wallis 2010: 88.

此世。人们可以理直气壮地把上帝和基督教都描述成医治这个世界罪恶的医生。因此，只要不向上帝祈求他规定之外的东西，人们就应尝试去治疗疾病。然而，这段文字承认对疾病的正确理解是一个复杂的问题，因为如果医疗手段不起作用，人们就不应怀疑医生，而应将疾病的力量归于神的旨意或受苦受难人的罪恶。因此，我们看到了神是如何在只有他愿意的时候，才通过一些次要原因来工作的。这段文字的作者在序言结尾强调了信徒探望病人并给予他们安慰的责任，这种服务是由基督自身提供的 ①。纵观《洛尔什方书》整本书，疾病在神与人的关系中扮演着重要角色，既提醒人们关注自己有限的、罪恶的本性以及未来世界的重要性，又激励人们谦卑地为他人的痛苦服务。

在伊斯兰教的经文中，尽管疾病在《古兰经》中很少出现，但疾病扮演的角色与早先的两种亚伯拉罕信仰（即犹太教和基督教）相似。其中一段，亚伯拉罕斥责他的父亲和族群不相信一个全能的上帝，这个上帝通过在他生病时治愈他的方式来显示其能力 ②；除此之外，疾病还作为信仰缺失的标志出现 ③。然而，先知穆罕默德（Prophet Muḥammad，卒于632年）的言论和所见证的行动，即《圣训》（ḥadīth），为疾病的性质、意义和治疗提供了丰富的材料。先知以医学权威的身份出现——他开药方，建议在面对痛苦时忍耐自制，在描述疾病传播时否认传染等。这些资料在回历3世纪/公元9世纪被收集成一系列卷册，后来在逊尼派穆斯林学者中广受认可。（什叶派穆

① Wallis 2010: 92.

② Q 26: 80.

③ Abu Zayd 2002; Perho 2003.

斯林有一套单独的典籍，于回历4世纪/公元10世纪出现）。[18] 在中世纪，一群穆斯林学者汲取这些传统而发展出了一种流派，被称为先知医学（*al-ṭibb al-nabawī*）。与早期学者的观点不同，目前的学术研究认为这种流派仅仅是对具有先知权威的阿拉伯民间传统的重塑，是对先知传统与盖伦主义的创造性和扩展性综合，有时还将其置于与伊斯兰盖伦主义的明确竞争中。[19]

虽然有时穆斯林作者用疾病和传染的比喻来警告他们的读者不要与错误的（精神）人群交往，但与基督教的学术研究相比，这种情况很少发生。在讨论的类型方面，与之前的亚伯拉罕信仰的相似之处在涉及对疾病的理解时更容易找到。加扎里在此提供了一个很好的例子，他在其具有影响力的《宗教科学的复兴》（*Ihyā'ulūm al-dīn*）中，汇集了法学家、苏菲派、神学家和哲学家的早期著作，讨论了信徒对疾病的正确态度等问题①。加扎里在该书第35章中面临的关于疾病的核心问题是，信徒如何在保持对真主的内在依赖的同时相信医学的有效力量②。在这种情况下，疾病既是一种需要医疗照顾的痛苦，也是一个展示自己的精神地位、衡量自己对虔诚祖先的依赖的机会。加扎里在讨论疾病、信徒应该在多大程度上习惯性依靠上帝时，所展现出的矛盾的态度，与信徒个人的精神境界直接相关。信任上帝意味着看到上帝在所有发生之事背后的临在和持存物，包括疾病的传播和疾病本身的折磨。就像这里没有提到的约伯的例子，真正的信徒不会被已发生的

---

① al-Ghazālī 2001: 106 – 40.

② 例见 al-Ghazālī 2001: 120 – 1。

明显的因果关系所干扰；相反，他专注于上帝重要的因果能力。[20] 加扎里在评注著名的先知传统时，阐明了他的意思，即一个人应该蹒跚地骑着骆驼，相信上帝①。

　　现在你可能会说：如果一个信奉真主的人拿起武器来防卫敌人，锁紧门户以防止被盗，给骆驼套上脚镣来防止它跑掉，那么信奉真主意味着什么？我想回答：这样的人是通过知识和情势来信奉真主。就知识而言，如果明白盗贼被击退了，仅仅锁紧门户并不足以将他击退，而是至高无上的真主亲自将他击退。因为有多少门已被紧锁而无济于事？有多少骆驼被拴住，却死了或逃了？……关于情势，一个人满足于至高无上的真主为他和他的家庭所决定的一切，并说：真主啊！如果你在家里行使你的权力，那么，谁拿了什么东西，我就满足于你的判断。真主啊！如果你行使你的权力总管家里的东西，那么，让任何拿走东西的人都朝着你的方向前进吧，我将满足于你的判决。②

几页之后，加扎里将关于如何平衡对真主的依赖和人的作用的见解转向了疾病问题。这里重复了上面的基本观点，真主被描述为一位医生，他为我们开出我们所需要的处方，即使我们自己并不知情：

　　这就像病人在一个有同情心的医生手中，满足于医生为他所

---

① al-Ghazālī 2001: 107.
② al-Ghazālī 2001: 108 – 9.

做的。如果医生为他准备了营养品，他就会很高兴，说："如果他不知道这营养品对我有帮助，并且我能够接受，他就不会把它摆在我面前。"此后，当医生使食物远离他时，他就会高兴地说："如果不是因为食物会伤害我，导致我的死亡，他不会让我远离它。"除非人们对至高无上的真主的恩典有信心，就像病人对精通医学知识的慈父有信心一样，否则对真主的信任永远不会是真正的信任。[1]

我在这里给加扎里的思想如此多的篇幅，并不是说要把穆斯林的学术研究缩减到他的作品上，尽管他的重要性和影响力是公认的[2]。然而，加扎里对疾病含义复杂性的关注，表明了疾病在中世纪伊斯兰学术界具有更广泛意义。《宗教科学的复兴》将一些宗教论述——神学、法学、苏菲主义等——汇集在一起，为读者提供了一个新的伊斯兰思想综合体，它也让人们看到了疾病对当时的穆斯林可能具有的多种意义。四个世纪后的15世纪初，伊本·哈贾尔写了一篇长篇论文（《关于瘟疫功德的仁慈献礼》），他的性格和所受的学术训练与加扎里截然不同，但他与早期许多学者一样，专门讨论了瘟疫问题。瘟疫除了作为一种可怕的疾病——在半个多世纪里一波又一波地蹂躏着他的祖国埃及的人民——它究竟有着什么更深层次的意义呢？

---

[1] al-Ghazālī 2001: 112.

[2] Garden 2014.

中世纪埃及瘟疫论著中的精灵、殉道和理性

由于伊本·哈贾尔在伊斯兰学术领域的地位及其著作在后来的影响，关于穆斯林世界的瘟疫的现代学术研究对他写于 15 世纪的瘟疫论文给予了相当大的关注。在米切尔·多尔斯（Michael Dols）的奠基之作《中东的黑死病》（*The Black Death in the Middle East*）中 ①，他将其称为同类的典型案例 —— 作为"正统伊斯兰（orthodox Islam）"的代表 —— 并在讨论知识分子对瘟疫的反应时广泛引用它。[21]虽然我对多尔斯就伊本·哈贾尔论文代表性的描述有异议，但毫无疑问，它对后世的影响是巨大的，而且它为观察地中海穆斯林地区疾病的更广泛意义提供了一个宝贵的窗口 ②。

伊本·哈贾尔的《关于瘟疫功德的仁慈献礼》内容全面，虽然他首先是苏菲派（Shāfi'ī）律法学者和先知传统专家 [他对布哈里（Bukhārī）的评论至今仍很受欢迎]，但他广泛借鉴了大量的流派，包括阿拉伯地区对盖伦医学的接受。[22]该书 5 章中的第 1 章讨论了瘟疫的性质、起源和本质问题。哈贾尔在这里展示了他将在全书中使用的方法，首先是引用相关的先知传统，必要时也包括其他来源。读者很快就会

---

① *The Black Death in the Middle East*, 1977: 110 - 21.

② Stearns 2011: 85 - 89.

发现，与大多数其他疾病不同，黑死病有着悠久的历史，它最初是上帝在摩西或大卫时代降下的对犹太人的惩罚，然后在638—640年间，穆斯林社区在向黎凡特扩张时在以马忤斯（'Amwās, Emmaus）首次遭遇了黑死病。[23] 这是一种特殊的亚类流行病，其症状多种多样，在此，哈贾尔所引用的早期宗教学者阿西尔（al-Athīr，卒于回历630年/公元1232年）将其描述为"一种腐蚀空气的流行病"，纳瓦维（al-Nawawī，卒于回历676年/公元1277年）列举其症状如下：

> 一个非常令人痛苦的脓包（bathar）和肿胀（waram），涉及炎症（lahīb）。它使周围的区域变成黑色、绿色或紫红色，像流动的血液（durra），并带来心悸（khafaqān al-qalb）和呕吐。它经常出现在腹股沟和腋窝，以及手、手指和身体的其他部位。①

为了避免人们认为自己只借鉴了释经学文献，哈贾尔在这些描述之后立即用一个较长的章节介绍伊本·西那和其他专家医师是如何理解瘟疫的：

> [他们说] 鼠疫（plague）是一种有毒物质，会在身体的软组织和关节处引起致命的肿胀，它通常发生在腋下、耳朵后面或鼻子旁边。它是由容易腐烂和腐败的变质血液引起的，作为一种有毒物质，腐蚀了器官和周围区域。它对心脏有负面影响，导致呕

---

① al-'Asqalānī, 1990: 97.

吐、恶心、昏厥和心悸。由于它的邪恶，它折磨着身体中那些天生脆弱的部分，受影响最严重的是主要器官。很少有人能在黑色的瘟疫中存活下来，而红色和黄色的瘟疫则不那么危险。伊本·西那说：黑死病在流行期间和流行的国家中大量出现。正因为如此，"流行的（epidemic）"一词被应用于"瘟疫（plague）"，反之亦然。伊本·西那还说：关于流行病，它是对空气本质的腐蚀。空气是精神的物质，是精神的依托。因此，人类和动物如果不呼吸空气就无法生存，以至于当动物被剥夺了吸入空气的权利，它就会死亡。[1][24]

哈贾尔列出了一系列关于黑死病的定义，并注意将黑死病与其他流行病区分开来，然后他提出了黑死病在病因和意义上都与其他疾病不同的论点。同时，他强调了个人经验和对经验性证据给予正确解释的重要性。[25]

哈贾尔根据一个著名的先知传统，认为黑死病是精灵刺伤人类的结果，他反对伊本·西那和其他医生的观点，即黑死病是由空气或瘴气的腐败引起的。恰恰是精灵的参与将黑死病与其他流行病区分开来，并且根据先知的传统，将其与真主创造的所有其他疾病区分开来。然而，哈贾尔赶紧解释说，精灵的作用是在盖伦的框架内发生的，因为黑死病的症状是精灵在人类内部刺伤的结果。他不认为黑死病是由空气腐败引起的，这既出于经验，也是与体液医学的对话：

---

[1]　al-'Asqalānī, 1990: 98 - 9.

如果黑死病是由空气引起的，那么它就会影响到人类和动物。我们发现，黑死病袭击了许多人和动物，而在他们旁边那些性情相似的同类没有被袭击。人们看到，它带走了一个村子里所有的人，而没有以任何方式进入邻村的房子，又或者它进入一个特定的房子，却只击倒了一些人。人们还看到，当空气腐败时，它比空气平衡时更不突出。最后，空气的腐败会导致体液的改变，从而导致大量的疾病，而这会导致无病之人或仅患轻度疾病的人死亡。①

哈贾尔继续论证瘟疫的单一性，他引用了一个先知传统，说穆斯林社区将因被刺穿（t'an）或因瘟疫（tā'ūn）而死亡，这两种情况都将导致信徒殉教②。[26] 可以肯定的是，死于黑死病并不能保证殉教者的地位，就像参与圣战一样，真实意图至关重要。穆斯林在与上帝的敌人作战时作为伪善者（hypocrite）死去，只能在今世获得殉教者的地位，而不能在来世获得同等地位。同样，在逃离黑死病时死去的信徒也不会在来世得到真主的赏赐③。在面对瘟疫时，保持正确的意图和忍耐是非常重要的，如果一个人知道上帝已经决定了他的健康和死亡，并完全依赖他，那么即使他死于非黑死病的其他病因，他仍然会被赋予殉教者的身份④。[27] 不出所料，伊本·哈贾尔强烈建议不要逃离黑死病，

---

① al-'Asqalānī, 1990: 105.

② al-'Asqalānī 1990: 109.

③ 比较 al-'Asqalānī 1990: 189、194、196 和 200。

④ al-'Asqalānī 1990: 200.

然而他似乎对离开受黑死病影响的国家持开放态度，如果人们相信离开不会改变真主的旨意的话。[28] 他谈到第二任哈里发欧麦尔（Caliph 'Umar）的著名事件时，他的本意就清楚了。欧麦尔在到达叙利亚南部的萨尔格后，被告知（以马忤斯的）瘟疫已经暴发，在与同伴们商议后，他决定返回麦地那。欧麦尔这样做是正确的，就像一个人选择不进入着火的房屋。然而，这件事足以让伊本·哈贾尔感到困惑，他不得不花一些时间来讨论它，特别是考虑到欧麦尔在临终前悔过自己并没有向着瘟疫前进①。

在上述背景下，哈贾尔通过讨论疾病是否可以传播，着重强调相信真主是万物（包括疾病）之源的重要性。瘟疫显然是不会传染的，他已经用精灵是致病因素的解释说明了这一点，但其他疾病呢？麻风病需要关注，因为先知认识麻风病人并与之交往，而且对他们说了很多话，包括一些看似矛盾的事情②。伊本·哈贾尔解释说，真主有可能使与麻风病人交往成为疾病传播的原因，但最好将那些警告不要接近麻风病人的先知传统理解为是为了保护穆斯林，因为他们对真主的信任可能会误认为疾病可以自我传播而减弱③。

哈贾尔对瘟疫的讨论特别有用，虽然他花了大量时间论证瘟疫与其他疾病不同，但他的整体讨论凸显了疾病作为一个类别的性质以及对其共同体的意义。疾病首先是一个重新致力于与神明建立适当关系的机会。但这也是一个社会问题，一个需要回答的问题，既涉及穆斯

---

① al-'Asqalānī 1990: 283 - 7.

② Stearns 2011: 31 - 5.

③ al-'Asqalānī 1990: 296 - 7.

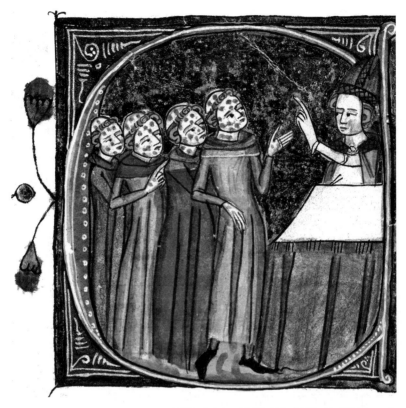

图 3.2　主教指导患有麻风病的神职人员，詹姆斯·勒·帕默（James le Palmer），《共同之善》（*Omne bonum*），14 世纪末。伦敦，大英图书馆，MS Royal 6.E.Ⅵ, vol 2,fol.301（局部）。来源：British Library/Public Domain。

林对他人的责任，也涉及个人所能得到的医疗机会[①]。在这里，哈贾尔明确借鉴了早期的医学权威，赞扬了伊本·西那的建议，即给病人放血，必要时使用拔火罐，并使用各种冷物质来强化心脏。他抱怨自己

---

① 　al-'Asqalānī 1990：303.

时代的医学权威对伊本·西那的著作一无所知，拒绝将放血作为治疗瘟疫的方法。他考虑到瘟疫是由精灵在内部刺穿人类造成的，使他们的组织发炎，直至到达心脏并杀死他们，所以放血是必要的治疗方法。哈贾尔继续攻击当时的医学权威，他不同意著名的塔吉·丁·苏布基（Tāj al-Din al-Subkī，卒于回历771年／公元1370年）的观点，即如果有两位值得信赖的医生证明瘟疫可以传播，他们的证词应该被接受。相反，伊本·哈贾尔强调，证明空气不可能是瘟疫的致病因素的经验证据也证明了瘟疫不会从一个人传染给另一个人①。

哈贾尔对瘟疫的看法虽然很有影响力，但并不是唯一的看法，甚至不是穆斯林世界唯一流行的看法。在黑死病流行后数十年间撰写的关于安达卢西亚黑死病（Andalusi plague）的论文有很多，这些论文支持传染病的概念，而且很重要的是，这些论文选择忽略了先知关于（死于）黑死病算是信徒殉道的传统。[29] 库尔德学者伊德里斯·比德里西（Idrīs al-Bidlīsī，卒于1520年）在奥斯曼帝国时期写的一篇关于黑死病论文中也提出了类似的观点，他大约是在哈贾尔之后两代的学者。[30] 因此，虽然哈贾尔对瘟疫的看法不应作为中世纪地中海地区所有穆斯林对疾病看法的代表，但他如何选择让疾病变得有意义，表明了他和他的追随者们所共享的更广泛的文化方面的考量。穆斯林法学家、医生、神学家和神秘主义者将疾病视为身体的折磨，这是对穆斯林社会结构的挑战，是对正确信仰的考验，也是证明自己对真主的依赖的机会。在此过程中，他们根据自己的信仰和倾向，借鉴了经书和经验。

---

① al-'Asqalānī 1990: 340 - 2.

在这一点上，他们在很大程度上与他们的基督教邻居相似，尽管他们的论证是由不同的（可能是相关的）经书和神学文本形成的。[31] 我在这里强调这种相似性是因为，当我谈到费雷尔在15世纪的瓦伦西亚布道中对麻风病的处置时，我不想暗示他对疾病的讨论是对哈贾尔的反驳，倒不如说这是地中海地区对疾病意义共同沉思的又一个例子。

| 异端、腐化的信仰和基督的药物

费雷尔是一位来自瓦伦西亚的多明我会神父，在14世纪末和15世纪初拉丁基督教会的大分裂（Great Schism）中发挥了重要作用。他是当时最有影响力的传教士，以对犹太人的强烈情感和保护基督徒免受伤害而闻名 ①。费雷尔的布道非常有名，与他有关的神迹数量也很好地证明了这一点，因此他在1455年被迅速地封为圣文森特·费雷尔 ②。我之前曾经对费雷尔的布道进行过研究，他把犹太人和穆斯林的身体描述为有病的和有传染性的，认为这对他们身边的基督徒是危险的。在这里，我想重点讨论他是如何在耶稣基督作为医生被派来治愈基督教团体罪过这一更广泛的隐喻中来描述疾病的。费雷尔通过隐喻的视角来解析疾病是非常显而易见的。因为根据基督教释经学，要将《希

---

① Daileader 2016: 101 - 36.

② Smoller 2014.

伯来圣经》解释为预言基督的到来，因此要用比喻的方式来解读它，而耶稣自己在福音书中对比喻的喜爱和保罗在他的书信中对隐喻的喜爱更加强了这种倾向。同样，让人们注意到隐喻在中世纪基督教著作中的核心吸引力，也不是什么新鲜事。[32] 正如奥古斯丁（Augustine，卒于430年）——他自己经常把罪比喻为疾病——曾用一段惊人的话指出："我更喜欢将圣徒视为教会的牙齿，他们啃咬着人们的异端，把人们带入教会的身体，这时他们坚硬的心已经软化了，就像被咬和被嚼一样地变软了。"① 然而，如果忽略了疾病在中世纪的隐喻，就会扭曲疾病的全部文化意义，特别是考虑到费雷尔的布道被瓦伦西亚、卡斯蒂利亚以及比利牛斯山脉以外的地区成千上万的人听到。隐喻所起的作用，让我们了解了更广泛的不识字的公众对疾病的概念。

对费雷尔来说，疾病既是苦难，也是医学。1411或1412年，在卡斯蒂利亚发布的一系列布道中，我们发现他触及了许多他认为是疾病的方式。他向他的听众保证，上帝并不喜欢把疾病或痛苦降临到他们身上，而他之所以这样做是为了引导他们脱离罪恶。与《洛尔什方书》的作者加扎里相似，费雷尔认为信徒应将疾病视为转向上帝并与他沟通的机会："以这种方式，如果你偏离了通往天堂的道路，上帝就会用他的鞭子催促你，使你转向他。"② 可以肯定，并非所有人都注意到了上帝的努力。费雷尔认为，如犹太人就需要无休止的苦难，"因为他们从来不想做什么好事"，他们无视摩西的努力，不得不被埃及人逼出埃及。摩西本人在面对麻风病例时，将鸟的血与水混合，涂在

---

① Augustine of Hippo 1996: 63; Stearns 2011: 65.

② Cátedra García 1994: 380.

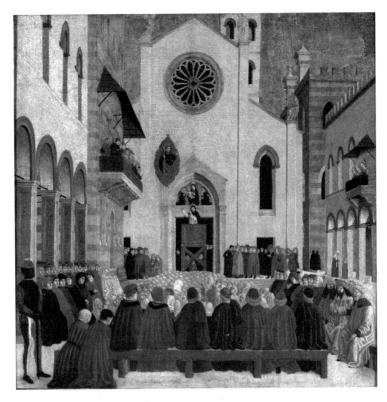

图 3.3　圣文森特·费雷尔的布道，这是由巴托洛梅奥·德利·埃里
（Bartolomeo degli Erri）和他的兄弟阿格诺罗（Agnolo），15世纪末制
作的摩德纳圣多明我会祭坛作品的一部分，现存于牛津大学阿什莫林博物馆。
来源：Getty Images。

麻风病人的皮肤上，使他痊愈。[33]费雷尔在这一时刻看到了洗礼圣
事的治愈能力的预示——他在讲道中反复提到这一主题——因为在
《约翰一书》（I John）5:6中预言耶稣将带着水和血来①。对受罪孽感
染的世界的补救措施在于多明我会和方济各会等修道会的宣讲，这种

---

① Cátedra García 1994: 383.

宣讲已在保罗的宣讲中得到预示，他以耶稣基督的名义治愈了所有的疾病。同样，耶稣在"登山宝训"中提到了修道会的传教，并说："你们是地上的盐。"（《马太福音》5:13）[34]

可以肯定的是，费雷尔对提出一个自治的有关疾病隐喻的讨论不感兴趣。他在这些布道中的要点在于劝告他的听众要有虔诚的信仰和行动，避免犯罪，警告他们与穆斯林和犹太人交往的危险性，并思考敌基督的到来和末日问题。他在这个框架内，在他的一篇瓦伦西亚布道中广泛地将麻风病引申为一种灵魂疾病 [①]：如同麻风病人通过清洗身体被上帝以一种方式治愈，犹太人、土耳其人和穆斯林也通过洗礼净化了他们的罪孽；如同耶稣在《马太福音》第8章中通过伸出他的手治愈了麻风病人，真正的忏悔也净化了心灵；如同耶稣将10个接近他的麻风病人送到祭司那里，灵魂也通过忏悔得到了净化；正如摩西将自己的手放在身体旁边使自己长了麻风病，所以所有的罪都来自肉体；正如摩西的妹妹玛利亚因谋害自己兄弟被赶出共同体而患上了麻风病，所以如果不想自己变成麻风病人，就应该远离罪人的陪伴。[35]

费雷尔通常将精神上的痛苦与身体上的痛苦区分开来，尽管在他对隐喻的广泛使用中，这种区别有时会变得模糊不清。在关于《马太福音》第8章第2节的讲道中（"有一个麻风病人来找他"），他指出，如果一个人希望治好他/她的病，他/她需要承认他们的罪，并接受忏悔的药物 [②]。由于麻风病在体内形成肿瘤，（这就好比）骄傲使罪人膨

---

① Ferrer 1932 – 88: Vol. 3, 210 – 17.

② Ferrer 1932 – 88: vol. 5, 16 – 20.

医学文化史：中世纪卷 |

胀，需要悔改；由于情欲驱使罪人将他的罪传播给他人，（故而）麻风病具有传染性，会从一个人传播到另一个人（这就是他们被扔到城外的原因）；由于罪人的仁爱之心已经丧失 —— 仁爱之心是任何一个基督徒的基本特征 —— 所以一个人通过另一个人激化的体液腐败而成为麻风病人。[36] 对这种类型的精神麻风病人的治疗包括忏悔、告解和行善，可以通过自律、对基督的奉献以及洗礼和领圣体的圣事来补充治疗。[37]

与前文哈贾尔的例子类似，我们不应该把费雷尔对疾病的比喻性讨论理解为所有中世纪欧洲学术的代表，因为此类学术与地中海南岸和东岸的伊斯兰学术一样丰富。然而，它凸显了疾病在更广泛的亚伯拉罕地中海地区的另一个层面，并提醒我们：即使疾病实际上并不存在，它也引人深思；疾病除了在医生和求医者的世界中占据明确角色，也在精英和大众话语中扮演重要角色。

| 结论

试图对中世纪和地中海地区的文化史做出任何（客观）陈述都有一些无可奈何的幻想成分，而且笔者相信这样做会使这一时期变得平淡无奇或遗漏一些重要的东西。在本章中，我主张通过地中海周边的基督教和穆斯林学术的共同框架来理解中世纪的疾病研究。然而熟悉的缺失和遗漏立即就出现了：那印度呢？ 非洲呢？ 中国呢？ 疾病对犹太教或异教思想的意义？考古学、建筑和艺术史为我们提供的证据呢？遗漏很多，然而，承认这些遗漏，即使只是仪式性的，也能让我回到本章的中心论点。

在中世纪，疾病对穆斯林和基督徒都是一种身体和精神上的挑战。它既是一种需要解决的健康缺失，也是信徒被迫重新考虑他与上帝和同伴关系的困境。在理解疾病的过程中，基督教和穆斯林学者借鉴了一种共同的、相互交织的遗产，其根源在于盖伦主义和与亚伯拉罕启示有关的更广泛的文本。自然，他们在如何做到这一点，在不同的时间和背景下强调哪些文本、隐喻或理论方面有所不同，但这些不同的尝试在其内部逻辑和一致性方面是可以相互理解的。因此，费雷尔对穆斯林需要认识到宿主的自愈能力以及耶稣受难后复活的奇迹的描述，如果哈贾尔有机会读到这些内容的话，会对他造成极大的冒犯。但哈贾尔与费雷尔一样，在生病的时候需要把自己交给上帝，并在上帝利用疾病来惩罚和指导人类的神圣历史中双管齐下地看待疾病的重要性。他们都是亚伯拉罕的后裔，都在致力于应对患病身体的痛苦问题并为更广大的共同体提供指导和保证。

▎ 致谢

我要感谢路易莎·伯纳姆（Louisa Burnham）和纳亨·范西（Nahyan Fancy）对本章初稿的评论，只希望我能够充分处理他们的所有建议。此外，我还要感谢爱奥娜·麦克莱里对后来的草稿进行了仔细阅读，并在本章的整个编排过程中进行了编辑工作。

注释

[1]　关于讨论中世纪对描述19世纪以前的欧洲是否有用，参 Le Goff 2015。

[2]　关于将早期穆斯林共同体的历史纳入罗马晚期的尝试，参 Fowden 1993，2014。此前，布朗（Brown [1971] 1989：189−203）已经提出了大致的观点。当然，罗马帝国的影响和基督教在地中海的存在是不同的。对于这种地区差异的例子，参 Shaw 2003。

[3]　像所有的范畴一样，地中海圈（Mediterranean）就其自身而言自然是有问题的。在酝酿这一章时，我看到了 Langermann & Morrison 2016 的导言，其中编辑在承认硬性定义地中海圈所涉及的问题同时，也强调了该地区在打破既定二元结构方面的建设性特征。

[4]　关于最近全面介绍阿拉伯文拉丁文译本的影响程度，以及文艺复兴时期关于阿拉伯文文本原始贡献的人文主义辩论，参 Hasse 2016。Felix Klein-Franke 1980 关于同一主题的旧作仍然很有价值。

[5]　在科学史领域，这种趋势在托比·霍夫（Toby Huff）等人的学术研究中体现得淋漓尽致，他的两本书都有关欧洲的特殊性，参 Huff 2003，2010。霍夫对欧洲中世纪科学和医学的理解，在很大程度上借鉴了中世纪学者爱德华·格兰特（Edward Grant）的工作，后者与他一样认为欧洲及其建制具有特殊性。奇怪的是，霍夫和格兰特的目的论观点在有影响力的展览 *1001 Inventions*（1001项发明）中得到了印证，该展览鼓吹阿拉伯作品对欧洲学者的影响，以至于在中世纪的穆斯林思想家和20世纪的技术之间划

出了一条直接的界限，在这个过程中忽略了拉丁作家在挪用阿拉伯和希腊思想之后穆斯林世界的所有知识和文化成果。关于对此展览的批判性评价，参Brentjes, Edis, Richter-Bernburg, eds. 2016。

[6]　关于盖伦在中世纪及以后的接受情况，参 Nutton 2008。关于反对将中世纪地中海地区的医学简化为盖伦主义的一个令人信服的论点，参Fancy 2013：71。

[7]　关于把盖伦的作品辑录为可管理的规模，参 Nutton 2008：362。关于盖伦的工作使他的前辈在古代晚期黯然失色，并提供了解释他们的权威手段，参 Nutton 2013 中提供的叙述。

[8]　关于盖伦对身体的理解的概述，参 Nutton 2013：236－52。

[9]　关于病因学观点的出现是我们对疾病理解的现代特点，参Stearns 2011：3－4。

[10]　盖伦的作品在多大程度上不被用拉丁语工作的学者所接受，可以从 12 世纪的翻译家克雷莫纳的杰拉德（Gerard of Cremona）在托莱多，将众多哲学文本从阿拉伯语翻译成拉丁语时对它们的重视程度来衡量，参Burnett 2001：279－80。

[11]　关于胡奈因·伊本·伊斯哈格将盖伦翻译成叙利亚语的重要性和背景，参 Watt 2014。

[12]　关于这种接受，也可参见 Forcada 2011：121－61，作者在那里追溯了伊斯兰对盖伦主义的接受中医学与哲学的密切关系。

[13]　摩西的兄弟亚伦以同样的方式批评了摩西，却没有受到惩罚。关于麻风病在《希伯来圣经》中的作用的简要概述，包括大多数当代学者认为希伯来语 sara'at 是指一种独特的皮肤病，参 Stearns 2011：169－70。

[14]　由于篇幅所限，我无法对最近关于中世纪残疾问题的文献进行充分的讨论，但关于中世纪的穆斯林世界，参 Richardson 2012。

[15]　关于耶稣及其众使徒认为《希伯来圣经》中的麻风病就是他们生前所目睹的疾病，参 Miller & Nesbitt 2014：20–21。本书相当重要的论点，即中世纪基督教思想家绝大部分将麻风病视为一种祝福，对麻风病的负面看法是日耳曼人影响的结果。对此应该谨慎对待，因为卢克·德梅特（Luke Demaitre）关于中世纪晚期欧洲麻风病的出色研究（Demaitre 2007）很难证实这一点。另参 Demaitre 2015 对 Miller & Nesbitt 的书的批评性评论。

[16]　西方基督论的辩论一直持续到 9 世纪，参 Cavadini 1993。

[17]　关于这部保存在德国洛尔什修道院的作品的作者身份和确切日期的困扰，参 Fischer 2010。我认为 Fischer 2010：180–84 反对以前关于该文本作者身份的建议的相关论点令人信服。

[18]　关于先知传统的正统化，参 Brown 2007。关于先知有关传染病的声明，参 Stearns 2011，我在那里讨论了穆斯林学者如何处理先知关于传染病和疾病传播的各种声明中的紧张关系。关于什叶派先知医学作品的例子，参 Ispahany & Newman 2000，关于传统主义在早期伊玛目什叶派思想中的重要性的总体调查，参 Haider 2014：150–3。

[19]　关于现在已经过时的先知医学的特征，参 Ullman 1978：22 和 Bürgel [1968] 2016，他们的这一描述依赖于 Ibn Khaldun 1958，vol 3：150–1。这似乎是学者们将伊本·卡尔敦（Ibn Khaldun）的观点作为整个学术典范的指示的许多场合之一。与 Perho 1995、Pormann & Save-Smith 2007：71–750 以及 Stearns 2011：73–9 相比。关于作为盖伦主义明确竞争对手的先知医学，参 Bürgel [1968] 2016：423–32。

[20]　因此，加扎里的论点与《洛尔什方书》作者的论点不同，因为（至少在这里）他拒绝了次要因果关系，而选择了对现实的偶然性理解，即上帝在每个时刻创造一切，任何明显的因果关系只存在于人的头脑中。

[21]　多尔斯反复使用"正统伊斯兰"一词——这似乎意味着哈贾尔

的观点代表了大多数逊尼派穆斯林学者的共识——是令人遗憾的，因为它不准确，也因为它扭曲了伊斯兰学术的动态，而这种动态是以广泛的意见分歧为前提的。关于我对多尔斯描述的穆斯林学者对瘟疫的立场的批评，参 Stearns 2011：160-7，关于对伊斯兰研究中的"正统"一词的有力批评，参 Wilson 2007。关于最近对如何定义伊斯兰教的深思熟虑和广泛讨论，参 Ahmed 2016，特别是关于正统性问题的讨论270-8。

[22] 编者对早期穆斯林关于瘟疫的著作的介绍和概述特别有用，参 al-ʿAsqalani 1990。

[23] 哈贾尔讨论了真主在不同时期用瘟疫惩罚犹太人的各种可能性和理由，以及参照 Q7:134，瘟疫是针对法老的可能性，参 al-ʿAsqalani 1990：82-88。关于以马忤斯瘟疫的简要概述，参 Stearns 2016。

[24] 本节最后一段引文并非取自伊本·西那，他在《古兰经》中关于"瘟疫"的部分并没有提到空气的腐败是导致瘟疫的一般原因，尽管这一观点在他之前和之后的学者的著作中都得到了充分的证明，如拉兹（al-Rāzī，卒于回历311年 / 公元923年）、伊本·路加（Ibn Lūqā，卒于回历308年 / 公元920年）和伊本·纳菲斯（Ibn al-Nafīs'，卒于回历687年 / 公元1288年）。在接下来的几页中，哈贾尔讨论了各种黑死病的分类法，包括将黑死病与麻风病相比较，以及继伊本·纳菲斯《穆贾兹·菲·伊·提卜》（*Mūjaz fī-l-tibb*）之后，流行病的地面和天上的原因（al-ʿAsqalani 1990：100-1）。关于反对伊本·纳菲斯是《穆贾兹》（*Mūjaz*）的作者的有力论据，参 Fancy 2013：117-20。此处以及所有对哈贾尔文本的进一步翻译都是我自己做的。

[25] 参 al-ʿAsqalani 1990：101，作者指出："在所有这些方面，人们应该依靠经验（al-tajārib）。"

[26] 一如既往，哈贾尔讨论了该传统的各种版本，然后转向如何正确理解它，因为显然不是所有的穆斯林都以这两种方式死亡。关于第1/7世

纪穆斯林社区的历史和神学环境，可以解释死于瘟疫如何与殉教联系起来，参 van Ess 2001。

[27]　可以肯定的是，还有许多其他问题需要处理，比如瘟疫如何既是对不信教者的惩罚，又是对信教者的祝福。哈贾尔解决了所有这些问题。关于这个具体案例，参 al-'Asqalani 1990：213-18。

[28]　哈贾尔后来引用了加扎里的话，为离开受瘟疫影响的土地在任何情况下都无济于事提供了额外的体液方面的理由："空气不是在遇到身体的外部时才造成损害，而是通过不间断的吸入，到达肺部和心脏并影响它们。在影响内部之前，它不会出现在外部。而离开它所发生的国家的人，通常不会摆脱以前流行的瘟疫，尽管他可能想象自己已经摆脱了。"（al-'Asqalani 1990：303）

[29]　参 Stearns 2011：79-85 和相关的脚注，其中我引用了之前对伊本－哈提马赫（Ibn Khātimah，卒于回历770年／公元1369年）和伊本－哈提卜（Ibn al-Khatīb，卒于回历776年／公元1374年）论文的讨论。

[30]　我在 Stearns 2017 中讨论了这篇论文。比德里西对这一类型的最原始贡献可能在于他在讨论瘟疫时将 *barzakh*（物质世界和精神世界之间的图像中介世界）纳入其中。

[31]　我之前在 Stearns 2009 中比较了基督徒和穆斯林对瘟疫的反应。

[32]　关于中世纪晚期欧洲基督教学者如何阅读《圣经》的概述，参 Ocker 2002，关于隐喻在医学著作中的作用的详细考虑，参 Ziegler 1998。

[33]　指的是《利未记》14：2-7。费雷尔多少改变了这段话的意思，因为在这些经文中，上帝指示摩西如何在仪式上使已经治愈的麻风病人重新融入社会，而不是治愈他们。

[34]　结合卡尔特拉·加西亚（Cátedra García）编辑的参考资料（1994：382，582），以及对基督教到来后世界历史的延伸讨论（同上：638-

9）。参这里引用的最后两页，关于圣母玛利亚如何向基督求情，不要毁灭世界，并给修士团一个机会，把它从罪恶中拯救出来。关于圣多明我是"地球之盐"的说法，参 Ferrer 1932–88：vol 3，23。关于传道的精神价值，参他对《路加福音》16：21（被编辑误认为是《诗篇》67：24）的讨论，其中传道人被描述为基督的狗，他们用舌头治病（Ferrer 1932–88：vol 1，159）。

[35] 在另一篇布道中，费雷尔概述了医学艺术，列举了医生推荐的10种不同类型的治疗方法，然后他对所有这些方法进行了隐喻性的解释（Ferrer 1932–82：vol 4，116–20），并与费雷尔描述耶稣作为医生发挥作用的各种方式相比（Ferrer 1973：vol 1，72）。

[36] 目前还不清楚他在这里所指的究竟是医学意义上的什么。关于中世纪欧洲医学中麻风病病因学的概述，参 Demaitre 2007：184–95。

[37] 关于主人治病的能力，参 Ferrer 1932–88：vol 2，163–5和Ferrer 1973：vol 2，163。

第四章

动　物

凯瑟琳·沃克－梅克勒

（Kathleen Walker-Meikle）

凯瑟琳·沃克－梅克勒（Kathleen Walker-Meikle），英国伦敦国王学院博士后研究人员，在手稿研究、中世纪医学和数字人文学科的研究项目中有广泛的合作经验。主要研究动物历史，特别是动物咬伤、毒理学和宠物，目前正在研究动物皮肤和皮肤病。著有《中世纪宠物》（*Medieval Pets*, 2012）。

| 引言

　　本章将从动物的视角来研究医学文化史。在过去几十年里，关于动物的历史研究成倍增长。通过研究动物在人类社会中所扮演的角色来为审视人类文化提供新的视角，这被称为"动物转向（animal turn）"——目前仍处于学科边缘或学科之间[①]。它包括文化史[②]、考古学[③]、环境史、思想史和动物作为商品的历史研究，涵盖了从动物考古研究到进化史等不同的领域。

　　在中世纪研究领域，动物一直处于医学史的边缘，很少成为学术研究的焦点。尽管它们在兽医史上得到了应有的重视，但关于它们在医学史中的地位的研究却很少。[1] 本章希望通过简要地回溯动物和人类在中世纪医学史上的多种交集 —— 动物作为医学隐喻、动物作为不健康和伤害的来源、动物作为营养品和药品，以及动物和人类治疗的异同，以飨读者，提供启发。

---

① Ritvo 2007：118 - 22.

② Resl 2009.

③ O'Connor 2013.

动物经常作为疾病、身体部位或疾病体征的隐喻出现。从瘰疬肿胀的淋巴结与怀孕母猪之间的相似性，到视网膜与蜘蛛网的相似性，或皮肤病变与蚁群或鱼鳞的相似性，类似的类比随处可见。医学文献中经常使用叮咬、啃食或吞噬等动词来描述疾病迹象的破坏性。如拉丁语动词"*corrodere*（蚕食）"可用来描述组织被侵蚀的效果，体液、溃疡和伤口的破坏程度，或药物、毒物、腐蚀剂的腐蚀或破坏作用。14世纪末，约翰·特里维萨（John Trevisa）在翻译英国人巴托罗缪·安格利库斯以中古英语写于13世纪初的《物性论》的过程中，他用动词"*gnauen*"和"*frēten*"来翻译"*corrodere*"，以描述疾病对身体的咬噬作用。兹举一例："posteme [swelling] cometh of pure colera, and gnawith and fretith the membre that hit is inne, and hatte among phisicians *herpes* and *estiomemus*, as it were gnawinge and fretinge itself."（译文：肿胀是来自黄胆汁，它会咬噬和蚕食内里的膜，医生所谓的疱疹和蚀疮，就好像是肿胀在咬噬和蚕食自己一样。）[1]

癌症和狼疮

癌症（cancer）在拉丁语中的意思是螃蟹，系罗马医生塞尔苏斯

---

[1] Trevisa 1975：416.

(Celsus) 从希波克拉底的希腊术语"*karkinos*"转译而来，并用作医学术语。到了中世纪晚期，将癌症比作"饥饿野兽"的说法已被广为接受。帕尔马的罗兰德 [Roland of Parma，13世纪初，著有对罗格里乌斯（Rogerius）的评论《罗兰迪纳》（*Rolandina*）] 评论说，癌像螃蟹一样"一边吃肉一边向后爬行"[1]。对法国外科医生亨利·德·蒙德维尔（Henry de Mondeville，卒于1316年）而言，癌（恶性肿瘤）具有甲壳类动物的所有特征。它呈圆形，紧紧粘在一起，周围有长而弯曲的静脉，就像螃蟹一样。它会啃咬并向各个方向移动，与螃蟹的动作类似。螃蟹的隐喻甚至可以延伸到癌症的治疗中，如在约1400年，纪尧姆·布歇（Guillaume Boucher）建议一位患有乳腺癌的女性患者将布浸泡在煮熟淡水龙虾的水中，然后放在病变的乳房上[2]。外科医生盖伊·德·乔利亚克（Guy de Chauliac，约1300—1368年）则认为乳腺癌具有"饿兽性"，他将溃疡性癌症描述为"狼性狂怒（wolfish fury）"，并且需要喂养这种野兽般的疾病。肿瘤必须有食物"喂饱"，以避免它吃掉病人的肉：

> 有人用一块猩红色的布，或用母鸡肉来安抚它的奸诈和狼性狂怒。因此，人们说，它之所以被称为"狼"，是因为它每天都要吃一只鸡，如果没有吃到，就会吃人。[3]

---

[1] Demaitre 1998: 621 – 24.

[2] Pouchelle 1990: 176.

[3] Pouchelle 1990: 168.

在古代，狼疮（*lupus*）的归类与癌有所不同。首次提到这种被称为"狼"的疾病是在 10 世纪，列日主教（Bishop of Liège）埃拉克利乌斯（Eraclius）的宣誓书中证明自己的狼疮病在都尔的玛尔定（Martin of Tours）圣地被治愈了。后来，13 世纪的一位编年史家声称，这位主教被治愈的乃是一种"人们称之为狼"的疾病，这种疾病以"像狼一样"的势头吞噬了主教的肉体。医生们对此束手无策，不过他们经常把鸡剖开，用来涂抹患处，但直到这位主教参观了圣殿才得以痊愈。12 世纪萨勒诺（Salernitan）的外科医生罗杰里乌斯·弗鲁加尔迪（Rogerius Frugardi）撰写了一本《外科实践》（*Practica Chirurgiae*），"狼疮"一词在其中被用来描述侵蚀性的面部病灶和下肢病灶。病灶出现在脸上表示"别碰我（*noli me tangere*）"，而出现在大腿上则表示一种癌症。他的学生，帕尔马的罗兰德把下半身的病灶称为"小母狼（*lupula*）"[①]。12 世纪的神学家布洛瓦的彼得（Peter of Blois）在提到巴勒莫（Palermo）的一位大主教是如何死于一种人们称之为"狼"的疾病时，说这是疱疹蚀疮（*herpes estiomenus*，古典术语，指一种侵蚀性皮肤病，"*herpes*"一词源自希腊语，意思是"像蛇一样蜿蜒"，因为这种疾病看起来像在皮肤上爬行，而"*estiomenus*"一词意为"吃"）。13 世纪中叶，吉尔伯特·安格利库斯（Gilbertus Anglicus）在他的《医学纲要》（*Compendium medicinae*）中也提出了类似的说法，认为狼疮（lupus）是疱疹蚀疮。"疱疹"逐渐成为医学文献中的首选词，蛇的类比也取代了狼的类比。[②]

---

① Benedek 2007：2.

② Demaitre 2013：92 – 4.

麻风病

不同类型的麻风病可以根据是哪一种体液过量来区分，每种麻风病都对应一个最能描述其特征的动物比喻。非洲的康斯坦丁在11世纪晚期的《医艺大全》（*Pantegni*）[他编译自10世纪阿里·伊本·阿巴斯·马吉乌斯，拉丁语称哈利·阿巴斯（Haly Abbas）的医学百科全书]中确立了四种麻风病的基本类型，并都有其对应的动物隐喻[①]。到了蒙彼利埃（Montpellier）的医学教授伯纳德·德·戈登（Bernard de Gordon，活跃于1270—1330年）时期，已基本形成了象皮病（*elephantia*）、狮面症（*leonine*）、泰勒斯蛇病（*tyria*）和秃头症（*alopecia*）四种麻风病亚型[②]。

象皮病被归因于大象，是由黑色胆汁过量引起的。病人皮肤会变黑变厚，并伴有结节。"*elephantia*"这个词本身是有争议的，因为它在古希腊医学中有着悠久的历史，而且令人困惑的是，它既可作为麻风病的同义词，也可作为一种导致四肢肿胀的独立疾病（现在仍被称为象皮病）。在阿维森纳（伊本·西那）1037年的《医典》中，象皮病是一种腿部疾病，是麻风病的表现阶段之一。在非洲的康斯坦丁的《临终的圣餐》[*Viaticum*，11世纪末，改编自伊本·贾扎尔（Ibn al-Jazzar，卒于约979年）的《为旅行者提供食物，为久坐者提供营养》

---

① Rawcliffe 2006: 75.

② Demaitre 2007: 176 – 8.

（*Kitab Zād al-musāfir wa-qūt al-ḥāḍir*）] 中，象皮病是麻风病的四种类型之一 [1]。13 世纪初的医生吉尔伯特在其《医学纲要》中提出，象皮病是由黑胆汁质的血液造成的：

> 它的名字来自大象，就像大象在体型、力量和丑陋方面超越其他动物一样，这种疾病在病因和治疗方面都比其他疾病更庞杂、更困难。同样地，由于大象是一种有斑点的动物，斑疹（*maculosum*）出现在象皮病中（但这是所有麻风病的共同特征）。[2]

狮面症的名字来自狮子，黄色胆汁被认为是它的病因。狮面症的症状是眉毛脱落和前额隆起，并伴有皮肤和尿液发黄。象皮病和狮面症这两种亚型的象征性术语，有着悠久的历史。古希腊医生阿莱泰乌斯（Aretaeus）在详述前者时讨论了大象粗糙的皮肤，以及后者额头上的皱纹如何类似狮子或愤怒的人。阿维森纳同样说，狮面症使病人的脸看起来很可怕（并补充说，这种样子在狮子身上很常见）。对 12 世纪末的吉尔斯·德·科尔贝（Gilles de Corbeil）来说，狮子的凶猛就是对这种可怕疾病的比喻 [3]。

第三种亚型是泰勒斯蛇病，病人具有蛇的特征。它是以生活在耶利哥（Jericho）周边剧毒的泰勒斯蛇（tyrus snake）命名的 [4]。患有泰勒

---

[1] Demaitre 2007: 86 – 9.

[2] Grant 1974: 753; Gilbertus Anglicus 1510: fols 339 – 40.

[3] Demaitre 2007: 91 – 3.

[4] Rubin 2014: 234 – 53.

斯蛇病（由黏液质过多引起）的病人脸色非常苍白，皮肤上有白色鳞片，尿液颜色很淡。对这种亚型的描述往往强调病人像蛇一样蜕皮。13世纪的外科医生罗杰·德·巴伦（Roger de Baron）在他的《实践医学》(*Practica*) 中认为这种疾病的特点是像蛇一样，"通过摩擦来摆脱污秽，因此患这种麻风病的人总想抓挠自己"[1]。

最后，由血液过多引起的秃头症被归咎于狐狸。这是亚型中危害最小的一种，患者会出现脱发、面色发红和眼睛发红。

这些动物隐喻可能解释了为什么食用某些动物肉被认为是麻风病的病因之一。萨勒诺的一位作者认为，吃狮子肉可能会患上麻风病。阿维森纳和其他作者认为驴肉（以及其他"坏食物"，如扁豆）可能会引起麻风病。驴肉被看作一种黑胆汁质的肉（即拥有像黑胆汁一样的干冷特质）。同样，蛞蝓也被当作该病的可能病因，因为它会产生"黑胆汁质的血液"。在公元2世纪的希腊医生盖伦看来，黏液质的肉类（以爬虫类为食的动物）是麻风病的主要原因。中世纪的作者们在确认应避免食用的肉类时意见并不一致，因为各种动物都被他们所怀疑，包括同时吃鱼和牛奶、吃野兔、吃过量的牛肉，以及吃不常吃的动物如狐狸或熊[2]。

感官和体液

动物隐喻也可以延伸到感官和体液。在13世纪的多明我会作家托

---

① Pouchelle 1990：174.

② Demaitre 2007：164—6.

马斯·德·坎廷普雷（Thomas de Cantimpré）看来，某些动物在五感之一上超越了人类：鹰和猞猁的视觉敏锐，秃鹫的嗅觉敏锐，猿猴的味觉敏锐，蜘蛛的触觉敏锐，而鼹鼠和野猪在听觉上都优于人类[①]。这些类比并不是确定的。对一些人来说，与动物相比，人的触觉是最完美的。老普林尼（Pliny the Elder，23—79）在1世纪提出，人类拥有味觉和触觉，老鹰有视觉，秃鹫有嗅觉，鼹鼠有听觉[②]。

此外，动物和人可以用不同的方式感知感觉。在视觉方面，动物的眼睛转向地面，而人的眼睛高高在上，以便望向天堂。最可怕的毒蛇之一巴西利斯克（basilisk），只需与它对视，受害者就会死亡，它的嘶嘶声也同样致命（尽管它的天敌黄鼠狼对此免疫）。人类的夜视能力无法与猫头鹰和秃鹰等动物的能力相媲美，猫科动物则在黑暗中可视，这要归功于它们的眼睛发出的光。黄昏时模糊而短暂的光亮被称为"狗狼之间（*inter canem et lupum*）"，在此时辨别野兽很困难。在嗅觉方面，除秃鹰外，其他动物如熊、大象和狐狸也被认为具有灵敏的嗅觉。在动物寓言的传统中，豹子有一种能吸引其他动物的奇妙气味，象征着"基督"[③]。[2]

到中世纪末，四种动物与四种体液联系起来了。这种看法似乎起源于14世纪的《罗马人故事集》（*Gesta Romanorum*），按照书中的讲述，大洪水过后，诺亚为培育野生葡萄树，将四种动物（狮子、羊羔、猪和猿猴）的血浇在葡萄树根部。动物的血液让酿造出的葡萄酒

---

① Thomas de Cantimpré 1973：106.

② Woolgar 2006：27.

③ Woolgar 2006：148 – 150.

更加甜美，结果诺亚喝醉了。这个故事的起源非常模糊。尽管《罗马人故事集》的来源不明，古代晚期的希伯来语素材集《坦库玛米大示》(*Midrash Tanhuma*) 中也出现了一个有相同动物的类似故事。《神像小书》(*Libellus de imaginibus deorum*，约1400年) 指出，古人在描绘酒神巴克斯 (Bacchus) 时，在葡萄树下会伴有一只猪和一只猿，这就强调了这些动物与醉酒的关联。《牧羊人日历》(*Calendrier des Bergers*) [由古约·马尔尚 (Guyot Marchand) 于1493年出版，十年后被译成英文，名为 *Kalender of Shepherdes*，见图0.3]，它将体液的构成与每种醉酒类型联系在一起，而每种醉酒类型是与动物相关的。因此，黄胆汁质的人有"狮子醉"，"当他喝醉时，他想跳舞、吵闹和打架"。多血质的人有"猩猩醉，他喝得越多就越开心，并追求女士"。黏液质的人有"绵羊醉……当他喝醉时，他好像更聪明，比以前更专注于他的事业"。黑胆汁质的人有"猪醉"，"当他喝醉时，他只想睡觉或做梦"[①]。

在现藏于博德雷恩图书馆 (Bodleian Library) 的一份15世纪末的手稿中 [以及巴黎15世纪90年代的早期印刷品《祈祷书》(*Book of Hours*) 中]，有一幅关于"行星之人 (Planet man)"的绘图，绘图的四个角附有四种体液的化身（见图4.1）。代表各自体液的动物与马尔尚文本中的内容相一致，但这些书比他的作品早了几年，因此它们一定来源于其他地方。值得注意的是，醉酒根本未被提及。在这幅画的设计中，每种肤色及其对应动物的相关分类如下（还有一些分类将星座和元素与每种肤色相联系，并且将每个行星与一个内脏相对应）：

---

① Janson 1952: 239 – 50.

黄胆汁质的人有火和狮子，他有危险的坏脸色。

多血质的人有空气和猴子，他坦率而快乐。

黏液质的人有水和羊，他简单而甜美，有强烈的实践倾向。

黑胆汁人有土和猪，他很沉重，不关心荣誉。

动物作为不健康和伤害的来源

城市卫生与动物

在中世纪城镇中随处可见活的或死的动物，所以必须由当局管控以确保公众的健康。城镇里之所以有大量的动物，其原因是多样的。为确保新鲜肉类的供应，动物必须被赶到城镇就地宰杀，这样才能保证肉品新鲜。用于运输和载货的力畜会被安置在马厩里，也会沿着小路和道路移动。城市居民广泛从事小规模畜牧业，许多动物在城镇游荡，一些动物会被当作警卫或宠物饲养。在中世纪城镇环境的发掘中，动物考古遗迹比比皆是，这是了解动物和人类如何生活在共同空间的宝贵资料[1]。

臭气（miasma，瘴气）可能对人类健康产生不利影响的观念，在减少有害动物气味对城镇人口的影响方面发挥了重要作用。正如乔根森在本卷前面的章节所指出的，街道上的动物粪便被认为是一个必须

---

① Sykes 2009：347 – 61；Choyke & Jaritz, eds. 2017；O' Connor 2013.

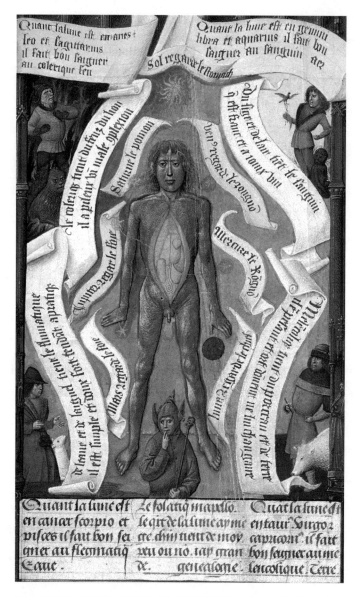

图4.1 行星之人，《祈祷书》，15 世纪末。牛津，博德雷恩图书馆，MSDouce 311, fol. 1v。来源：Bodleian Library。

解决的问题，因为它既有损健康，也阻碍了人们在街道上通行[①]。14世纪，牛津的一项法令指出，粪便与屠宰的气味一样会影响人们的健康：

> 城墙内的街道、道路和巷子里有许多污物、粪便和动物内脏，空气中弥漫着令人厌恶的气味，以至于某些大人物和其他来城镇的人们，以及那里的学者和乡民都常常被严重的疾病所困扰，甚至有人死亡。[②]

在中世纪，动物是在城里被屠宰的。如乔根森之前所讨论的，法令和其他规定在试图管控动物在哪里进行屠宰，以及皮毛、内脏、血液和其他废物应如何丢弃。动物集市和肉店的位置可能由法令规定，如在乔根森之前简要提及的一个例子中，伦敦圣尼古拉斯屠宰场的屠夫被投诉散发恶臭以及在人行道上丢弃内脏。1342—1343年，他们在弗利特河（Fleet River）边得到了一小块土地，当局鼓励他们去码头处理动物内脏。然而，几年后，耶路撒冷的圣约翰医院（Hospital of St. John of Jerusalem）院长抱怨说，该码头隶属医院，由处理动物残骸"产生的恶臭……如此糟糕，以至于损害了健康"。对屠夫的投诉在城镇法规中随处可见，当局试图以各种方式来规范屠宰行为，从立法规定如何处置废物，到命令不得在街道内而应在街道后屠宰动物[③]。

---

① Ciecieznski 2013: 91 - 104.

② Ciecieznski, 2013: 95.

③ Carr 2008: 450 - 61.

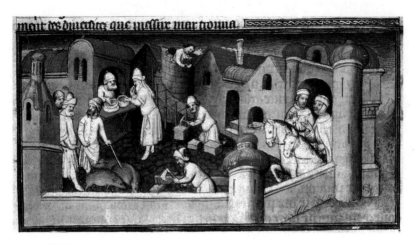

图 4.2　城镇的猪，马可·波罗（Marco Polo），《马可·波罗游记》（Le livre des merveilles），15 世纪初。巴黎，法国国家图书馆，MS français 2810, fol.7。来源: Getty Images。

　　许多城镇中心试图管控活的动物尤其是猪在城内乱窜，它们被认为对物品、财产和人构成了危胁。有些法规禁止猪在街上游荡，有些则允许它们在一周中的某一天离开猪圈，方便它们的主人能够清洁猪舍，而清理猪舍时对猪粪的处理也有规定。隶属多户人家的城镇猪也可能被猪倌集体带出去放牧。一些城镇则完全禁止在城墙内养猪，只允许被宰杀的猪进入。通常情况下，对于隶属圣安东尼医院兄弟会（Hospital Brothers of St. Anthony）的猪来说，禁止猪随意游荡的禁令是一个例外。长期以来，人们把猪与圣安东尼（St. Antony）联系在一起，与各种传统相结合，包括用猪油来治疗丹毒［又名圣安东尼之火（St. Antony's fire）］，以及圣人与猪倌、治疗猪的关联。中世纪晚期的圣人肖像画描绘了他与一头猪在一起，猪的脖子上经常挂着一个铃铛——被认为不适宜宰杀的猪会被兄弟会的监督员在其脖子上挂上一个铃铛。圣安东尼医院兄弟会的猪被允许在街上自由游荡，并佩戴可辨认的铃铛。居民们认为喂养这些动物是有功德的，它们是家庭收入的来源。然而，这种特权也可能会被滥用。1311年，伦敦市政府要求房屋租户罗杰·德·温切斯特（Roger de Wynchester）停止给他找到的任何（流浪）猪佩戴铃铛，因为只有那些正式归属于修道会的猪才应戴上铃铛[①]。

侵袭人体的动物：毒液和毒药

有毒动物的咬伤，特别是蛇、蝎子、蜘蛛和疯狗，被认为是一种特殊的伤害，可能会导致病人出现严重的躯体和精神症状，包括精神错乱和谵妄。在有关动物咬伤的医学文献中，有毒动物得到了较多的关注[②]。几乎所有的文献资料都集中在被动物咬破或刺穿皮肤表面。非有毒动物的咬伤在文献中很少被关注，诸如猩猩、猫、非猛犬、鳄鱼和黄鼠狼等动物的咬伤仅会被简要地讨论，这类咬伤的症状（咬伤部位的疼痛感）一般被认为是轻微的。鸟类几乎从未出现在咬人动物的类别里，咬人的动物只限于四足动物、水生动物和爬行动物。

阿维森纳的《医典》是拉丁世界关于毒蛇议题的主要来源，同时也是古典先例[③]。在13世纪大阿尔伯特（Albertus Magnus）对亚里士多德《动物学》（*De animalibus*）里程碑式的评注性著作中，几乎所有关

① Jørgensen 2013b: 429 – 51.

② Walker-Meikle 2017: 151 – 8.

③ Avicenna 1556: 911 – 40.

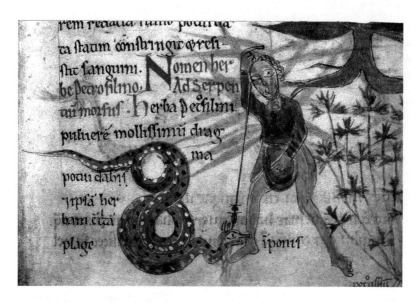

图 4.3　毒蛇咬伤，伪阿普列乌斯（Pseudo-Apuleius Platonicus），《草药指南》（*De medicaminibus herbarum*），12 世纪末。伦敦，大英图书馆，MS Harley 5294, fol. 42（详情）。来源: British Library/Public Domain。

于蛇类咬伤的信息都源自阿维森纳。他将蛇分为三类，从最致命的到最不毒的，并列出了可能改变蛇毒毒性的条件（性别、年龄、地理位置、情绪状态和天气）以及蛇毒的热性质，然后详细介绍了61种有毒的"爬行生物"。在描述这些动物和被它们咬伤的迹象时，随处可见类比手法。如角蝰（asp）嘴里伸出的牙齿被比作野猪的牙齿。角蝰的咬伤就像被针刺到或被钉子钉入咬伤的地方。被法利图苏斯（*falitusus*）或普雷斯特（*prester*）咬伤的病人和水肿病人类似。蟒蛇（*serps*）像"贪婪的火焰一样"吞噬肉和骨骼，被眼镜蛇（*spectaficus*）咬伤后，肉会像油一样液化 [1]。

---

[1]　Albertus Magnus 1999:1708 – 38.

在下一章中，大阿尔伯特讨论了害虫（蜜蜂、蚊子、蟾蜍、苍蝇等），其中一些也被认为是有毒的。被鲁特拉蜘蛛（rutela spider）咬伤的病人会排泄出一种类似蜘蛛网的水样物质（有时还能在尿液中发现类似蜘蛛的东西）。萤火虫是冷的，所以它可以像冰一样扑灭火。蝎子的毒液当时被认为是冷的（相对于毒蛇的热毒液），被咬伤时的疼痛好像针刺。被蝎子蜇伤的病人可能会认为他们是被"用来压碎盐的铁杵"碾伤的。如果蝎子充满"强烈的恶意"，病人就会觉得伤处像被火灼烧过一样[1]。

尽管有这些令人震惊的现象，许多作者仍强调，大多数毒蛇、蜘蛛和蝎子没有固定的领地。医学教授戈登说，泰勒斯蛇、蜥蜴（dragon）、角蝰和巴西利斯克并不居住在蒙彼利埃周围，且当地的大多数蛇都不是很毒[但人们必须警惕蝎子，它们在阿维尼翁（Avignon）等地区很常见]。同样，法国外科医生蒙德维尔指出，许多剧毒蛇从未在法国出现过，当地的蜘蛛则相当无害，一些无毒的蜥蜴可能会咬人，而蛇咬人的主要原因是人们把草丛中的蛇从洞穴中拖出来，塞进麻袋或以其他方式骚扰它们[2]。

在狼蛛案例中，可以发现忧郁症和被蜘蛛咬伤之间有一种奇妙的关联。医生马拉的威廉（William of Marra）曾提及毒蛛病（Tarantulism），他为教宗乌尔班五世（Pope Urban V）写了一篇关于毒药的概述论文题为《教宗锯齿》（*Sertum papale*）（教宗加冕，约

---

① Albertus Magnus 1999: 1739 – 64.

② Walker-Meikle 2013 – 2014: 85 – 104.

1362年）。当时有种说法，被狼蛛咬伤可以通过弹奏音乐来治疗，因为它的毒液会导致忧郁（黑胆汁过多），而音乐可以产生欢乐，防止毒液渗入病人的重要器官。马拉的威廉则反对这种"通俗（vulgar）"的解释，他认为，原因是狼蛛在咬伤受害者时自己在唱歌，而受害者可以通过聆听类似的音乐来治疗。这段记载可能是关于意大利南部毒蛛病最早的资料之一，这种疾病是一种歇斯底里的类型，病人会无法控制地手舞足蹈，这是由狼蛛咬伤引起的。[3]

动物也可能是毒药的来源，不管是经由进食还是触摸的方式。对马拉的威廉而言，各种动物都是有毒的（与咬人的有毒动物相反）。动物本身可能是有毒的（如西班牙苍蝇或海兔），可能是身体某些部分有毒（吃猫脑可以使人失去理智），或是动物的副产品变质有毒，如凝固的牛奶或搁了三四天的冻鱼（关于鱼作为一种有问题的食物，见本卷第二章）。马拉的威廉甚至把吃烤肉噎住的行为也列为有毒（这种情况，首要建议是让病人呕吐）。如果一只活的绿青蛙爬进了病人的嘴里，就含一口温水漱口，来把青蛙赶走。[4]

狂犬病与想象力

疯狗被认为是最致命的毒兽之一，因为它的唾液有毒。在古代，恐水症（狂犬病，hydrophobia）是最著名的病症。狂犬病的其他症状大多来自病人自己的想象，这些想象在古代晚期开始出现，后被阿拉伯的医学作家发展和扩大，并在后来的西方医学传统中产生了巨大影响。

对阿维森纳和其他阿拉伯语作家有重大影响的7世纪医学作家埃

伊那的保罗（Paul of Aegina）认为这种疾病是忧郁症的一种形式。毒液有黑胆汁的特性，因此，像许多忧郁症患者一样，狂犬病人会害怕某些事物。病人可能会说，他们在水中看到了咬他们的狗的影像[1]。

拉兹（Rhazes）提到了狂犬病人会出现犬类行为和吠叫的情况。他除了提出狂犬病的治疗方法外，还描述了狂犬病人的行为[2]。他的一个病人在晚上像狗一样吠叫，然后很快就死了。另一个病人看到水就发抖，一旦远离水就不抖了。还有一个病人尽管很渴，但还是拒绝喝水，因为他声称水里有狗猫的内脏[3]。

阿维森纳对中世纪的疾病学术研究产生了巨大影响。他称狂犬病人的心理症状包括忧郁的想法、噩梦以及对光线和开放空间的恐惧。在疾病的最后阶段，病人会幻视狗，在水中看到狗的内脏，并相信他们的尿液中满是小狗形状的肉块[4]。

关于这些作者在中世纪医学传统中的影响，从蒙彼利埃的医学作者戈登在他的《医学百合》（Lilium medicinae）中改编他读到的拉兹和阿维森纳的内容可见一斑。按照阿维森纳的说法，病人会做噩梦、打嗝、感觉全身刺痛；一旦他们拒绝喝水，失去理智，几乎肯定会死亡。对于病人为什么厌恶水并声称在水中看到狗的内脏和粪便，按照拉兹的解释，是由于人天然地、理性地就会厌恶这些东西，即使病人认为他们看到这些东西的唯一原因是他们的想象力被腐蚀了。最后，关于

---

[1]　Paul of Aegina 1846：163.

[2]　Muhammad ibn Zakariyyā al-Rāzī, 841 - 926.

[3]　Rhazes 1544：194 - 6.

[4]　Avicenna 1556：923.

其他病人在尿液中看到小狗形状肉块的奇特景象，戈登解释说，这是由于（疯狗的）毒液是冷的，它以这样一种方式凝固血液，看起来像肉块的东西实际上是凝固的血液[①]。

14世纪初，法国外科医生蒙德维尔在他的《手术》（*Chirugia*）中也采取了类似的方法，写了大量关于动物咬伤的文章。他的主要资料来自摩西·迈蒙尼德在12世纪末一篇关于毒药及其治疗的有影响力的论文，这篇论文在14世纪初被译成拉丁文。[5] 蒙德维尔说，只有病人才能看得到的东西是他们想象力的产物。因此，被疯狗咬伤的人不应检查自己的尿液，因为他可能看到小狗形状的组织碎片；流血时，他们不应观察自己的血液，因为他们会想象自己看到了狗的内脏碎片。在蒙德维尔看来，对水的恐惧是病人的想象力内部腐败的结果。他声称，当狂犬病人看到水时，他们的想象力会发生偏离，他们认为看到了自己体内的水。当问及他们为什么害怕水时，病人回答说，水里充满了狗的肠子和粪便，因此，他们头脑中仅存的一点理智就足以让他们对自己疯狂的想象力产物感到恐惧[②]。

阿维森纳的伟大评注家詹蒂莱·达·福利尼奥对被咬病人的想象力产生这些现象的可能性提出质疑说：

> 有人反对在狂犬病人尿液中出现了狗样的微小组织或颗粒，认为当人们被蝎子蜇伤或蛇咬伤时并不会出现这种情况，并且物

---

①   Bernard de Gordon 1486: 14 r.

②   Henri de Mondeville 1893: 456 – 7.

质、剂型和地点都不利于产生这样的微小组织或颗粒。但另一方面，有人指出，狗的本性比蛇或蝎子更近似我们，且犬类毒液的作用速度较慢，更有机会产生这种效果。那么，一个问题出现了：如果病人咬了另一个人，在第二种情况下尿液会出现人形还是犬形的微小组织或颗粒？[6]

然而，其他作者坚持认为，精神错乱病人的想象力可以使他们看到这些犬类物质。巴杜安·彼得罗·德·阿巴诺（Paduan Pietro d'Abano，约1257—1316年）阅读了相同的阿拉伯语资料，描述了病人一看到水，就会想象水里有狗，即使渴得要死，也会因为害怕想象中的狗而逃跑（一旦发生这种情况，病人就没有希望了）。随着疾病发展，病人变得疯狂（*rabidus*），并排出小狗形状（*in modum catulorum*）的精子和痰液。这是由于病人的想象力将狗的形状封印在潮湿的物质上 ①。

14世纪中叶，马拉的威廉在讨论形形色色的毒药时写了大量关于狂犬病的文章。尽管有更忧郁的动物（更冷和更干燥）如狼和熊，但狗更容易患狂犬病，这是因为狗的生活方式多变：吃不同的东西，有时在室内的火边睡觉，有时卧在寒冷的室外。此外，狗可能会因主人的行为而变得非常悲伤或愤怒。无论是不友善的言语还是殴打，狗可能因此变得更加忧郁，更易患上狂犬病。狂犬病人用牙齿攻击他人，是因为他们有了犬类的天性。威廉声称，备受折磨的病人常常不喜欢

---

① Pietro d' Abano 1476: ch. 65: 9.

水，因为水会让他们想起咬他们的狗。这是由于病人眼里的蒸汽在水中照出来，正因为蒸汽也感染了狂犬病，所以病人认为他在其中看到了那条狗。他解释说，在病人的尿液中看到小块的肉或脂肪是由于狗的精神（spiritus）和病人的想象力造成的。威廉用孕妇的想象力作为例子来证明这一点，孕妇的胎儿会受到她头脑中专注的东西的影响。[7]

寄生虫

无论是过热的头部产生的虱子还是从溃疡中产生的肠道蠕虫，许多人类寄生虫被认为是自发产生的。许多作者声称，这些寄生虫是由高温和潮湿共同造成的腐败产生的。蠕虫和苍蝇被认为生于泥土，这是一种公认的自然现象，就像大阿尔伯特所描述的，跳蚤是"从温暖和湿润的灰尘中产生的，特别是当动物的毛发和从动物体内呼出的气体混合在一起时"。同样，"刚毛（Seta）是一种长约一腕尺的害虫……它是偶然产生的，来自马的毛发"，而"木蠹（woodborer）……是从腐败木材的体液中产生的"①。从腐烂尸体或活体中产生的寄生虫，其寄生性与之等同。正如里尔的阿兰（Alan of Lille）在12世纪所说，它们与罪恶以及尸体是"虫子食物"的概念有着密切的联系：

　　人啊，你要记得你是精液，你既然是污秽的容器，就要成为

---

① Albertus Magnus 1999: 1752, 1759, 1763.

虫子的食物。人死后，虫子从舌头生出来，代表舌头的罪；线虫从胃里生出来，表示贪食的罪；蝎子从脊柱生出来，标明淫乱的罪；蟾蜍从脑里生出来，显示骄傲的罪。[①]

滋养或治愈身体的动物

健康摄生法

正如麦克莱里在本卷导言中所指出的，健康摄生类型的饮食文本在中世纪晚期极为流行。读者可以通过尝试调节非天然物来达到健康平衡（见本卷导言）。每种食物都有两种性质（热或冷，干或湿），并可与各自的体液相联系。因此，可以吃"好"的动物，也应避免吃"坏"的动物。13世纪末的《萨勒诺健康摄生法》是一首格律诗，主要通过饮食建议来劝告读者保持身体平衡。它的建议与其他健康摄生法相似。好的食物包括睾丸、猪肠（要避免其他动物的肠子）、猪肉（加酒，不加酒比羊肉还难吃）、大脑（鸡的大脑最好）、骨髓、小牛肉、各种家禽（如鹌鹑、鹧鸪、鸽子）都被认为是有营养的。要避免吃的动物包括鹿肉、山羊、牛肉和兔肉，因为这些动物的性质被认为是忧郁的，对身体有害。鳗鱼对嗓子不好。从山羊到骆驼，各种动物的奶都受到赞

---

① Pouchelle 1990: 169 - 71.

扬，驴奶被认为是最好的。奶酪是冷的，会导致便秘，健康人则可以奶酪就面包一起吃，但如果健康状况不佳就不要吃（奶酪适合在荤菜之后吃，就像在吃鱼肉之后吃坚果一样）。动物的内脏如心和胃，被认为是难以消化的。应避免放血后直接喝牛奶 [①]。

药用动物

动物制品在中世纪的药物学中发挥了重要作用。进口和新鲜的动物制品都被用于医疗食谱。鸡蛋、牛奶、血、肉、胆汁和各种动物油脂经常被使用。动物排泄物也被用作原料，但绝大部分都是外用。两种最引人注目的进口原料是海狸香（castoreum）和龙涎香（ambergris）。海狸香来自海狸囊（不是它的睾丸，尽管中世纪有民间传说是）的分泌物，是许多复方制剂的主要成分。海狸因其肉、皮毛和珍贵的海狸香而被猎杀。龙涎香是抹香鲸（它们被冲上海滩后才被发现）肠道中形成的一种物质，是另一种珍贵的产品。在特定食谱中使用动物可能有基于其性质（热、冷、湿或干的混合）或实验性的（基于实践的）的理论背景 [②]。在实验性方面，13 世纪末的医学家多明我会的修士波兰的尼古拉（Nicholas of Poland）大加赞赏蛇、蜥蜴和青蛙的优点，他建议他的病人食用这些动物 [③]。

由中世纪的药剂师广泛制造和供应的、最受欢迎的复方药物之

---

① Wallis 2010: 485 – 510.

② Ventura 2010: 303 – 62.

③ Eamon & Keil 1987: 180 – 96.

一是底野迦（theriac），它的成分和加工方式都与动物有关。这种药物被视为治疗各种疾病——从蛇和爬虫的咬伤到排出死胎，以及肾炎和肠道疾病——的灵丹妙药。其成分清单非常长，包括蛹、海狸香、沥青、罂粟、毒蛇或泰勒斯蛇的碎肉。泰勒斯蛇是来自耶利哥（Jericho）的毒蛇，它也是"蛇型（Snake-like）"麻风病名字的来源，如前文所示。

活的动物也可用来缓解疾病。一个可以追溯到老普林尼的悠久传统认为，一只小狗压在肚子上可以缓解疼痛，这归功于它的体温。宠物因其缓解忧虑的能力而受到关注。13世纪的编年史家杜伦的理查（Richard of Durham）描述了该教区的一位主教饲养宠物猴子"以减轻他的忧虑"。在13世纪的《特里斯坦罗曼史》（*Tristan Romance*）中，特里斯坦（Tristan）送给他的爱人伊索尔德（Isolde）一只神奇的带铃铛的哈巴狗，它可以消除孤独（伊索尔德很快就取下了铃铛，她不想忘记他们之间的爱情，但她还是留下了这只小狗）[1]。

动物医学与人类医学的相似之处

兽医学

这一时期的兽医学绝大部分都聚焦在马身上，尽管也有关于猎犬

---

[1] Walker-Meikle 2012: 90 - 1.

和鹰的护理文本。中世纪的兽医学（马医学）与人类医学有许多相似之处，特别是兽医学的许多作家采用了盖伦的体液理论。因此，在治疗马匹时，放血成为一种基本疗法。以类似的方式，医学占星术（medical astrology）——认为行星和恒星会影响身体——被改编成兽医学文本 ①。作家劳伦提乌斯·鲁修斯（Laurentius Rusius, 1288–1347）在他的《马匹护理》（*Hippiatrica sive marescalia*）中，很可能首次将"黄道十二宫人"的医学理论应用于马身上。天空被分为12个部分，每个部分都由12个星座中的一个星座所统治。当月亮位于某个特定星座时，不得对该星座所支配的马的身体部位进行手术或任何医疗。例如，计划给马放血时，如果月亮在白羊座，就不应给马头放血；如果月亮在处女座，就不应给马肩放血；同理，如果月亮在巨蟹座，就不应给马肩的周围部位放血。这直接应用于病人与十二星座的对应关系，月亮在双鱼座时用蹄子指代脚，在天秤座时用臀部指代大腿 ②。"星座马"有两个传统图像。第一种出现在鲁修斯作品的方言手稿中，它描绘了马处于显眼的太阳下，12条月亮的线条指向黄道十二宫，星座被放置在对应影响马身体的部位。第二种见于曼纽埃尔·迪埃斯（Manuel Díes）15世纪初的《马之书》（*Libre de cavalls*）（见图4.4），将马置于一个圆圈中，除了显眼的月亮、太阳，以及每个身体部位对应的黄道带指示外，所有行星都被画在圆圈中，这些行星同样影响着马的健康 ③。[8]

---

① ② Laurentius Rusius 1867: 432 – 4.

③ lancas 2012.

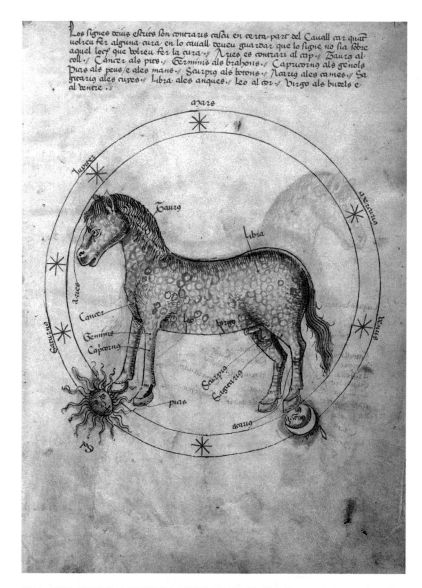

图4.4　星座马，迪埃斯，《马之书》，15世纪末。拜内克古籍善本图书馆，耶鲁大学，Beinecke MS 454 fol.1。来源:
Beinecke Rare Book and Manuscript Library, Yale University。

圣洁的治疗

在圣徒传记和圣人崇拜的研究中，动物和人类的治疗也有相似之处。如诺里奇的威廉（William of Norwich）的《神迹》（*Miracles*，编纂于1170年代），其中包括治愈一匹马、一头母猪、一只雀鹰和一头叫格罗斯（Goscelin le Gros）的牛。资料中的许多动物都是归属精英阶层的马和鹰，但也有绵羊、牛和猪等牲畜，还有一些不寻常的动物，如一位妇女请求托马斯·坎蒂卢普（St Thomas Cantilupe，卒于1282年）治疗她被人踩过的宠物睡鼠。资料中通常不提确切的疾病，只是说动物生病了，但偶尔也会提到肿胀、断肢和其他痛苦。主人可通过祈祷、书面或口头的符咒来召唤圣人，但或许有必要到神殿去拜访一趟。现存的置于15世纪埃克塞特主教莱西（Bishop Edmund Lacy of Exeter）墓前的蜡像包括人和动物的部分身体（如马腿）。人们甚至可能将动物送入神龛来治疗或达到预防目的。奥尔良公爵路易（Louis Duke of Orléans, 1372–1407）将他的整群猎犬送到圣梅斯梅尔（Saint-Mesmer），以保护它们免受狂犬病的侵害。当这些狗到达圣地时，人们唱起了弥撒，并向圣人献上蜡和钱 [①]。

用于解剖学研究和试验的动物

为与人体解剖学相比较，我们研究了用于教学目的的动物解剖

---

① Aitchison 2009: 875 – 92.

学文本。其中一篇文章因其内容和影响而备受关注。《猪的解剖学》（*Anatomia porci*）或《科福解剖》（*Anatomia Cophonis*）写于 11 世纪末或 12 世纪初的意大利南部（很可能在萨勒诺）。它有时被列入作为大学核心课程的医学论文集《阿蒂切拉》（*Articella*）。这篇短文详细介绍了猪的解剖过程，并坚持认为这种动物的内部结构与人体解剖学最为相似。它指导读者如何解剖猪，从而利用猪的身体构造了解人体 [①]。

人类的医疗为确保成功甚至可以先在动物身上进行试验。12 世纪初诺金特的吉伯特（Guibert of Nogent）记述了耶路撒冷国王鲍德温一世（King Baldwin I of Jerusalem，卒于 1118 年）被长矛刺伤的情况。他的医生对用膏药覆盖伤口的主意持怀疑态度，并计划对一名有类似伤口的萨拉森囚犯进行手术来确定最佳治疗方案。鲍德温拒绝了，医生提议以熊来代替囚犯，并对国王说：

> 如果你已经决定，没有人的生命可以被用在你自身的福祉上，那么至少要下令把一头熊 —— 这种除了表演外毫无用处的动物 —— 带过来，把它的前爪吊起来，然后用铁刃刺伤，这样我可以检查它内脏的受损情况，测量刀刃进入了多深，从而确定你的伤口深度。[②]

结果，一头熊被送到了医生那里，医生进行了试验，并证实了他

---

① O'Neill 1970: 115 – 24.

② Mitchell 2004: 161 – 2.

的猜测，即不先清除脓液就覆盖伤口会有危害。

| 结论

从横冲直撞的猪、神志不清的狂犬病人、海狸香到疾病的隐喻，以及对人体的伤害攻击，本章试图对动物在中世纪医学中具有的意义和地位进行多方面概述。显然，医学史中的动物研究在未来有很大的发展潜力。在动物和城镇卫生以及动物考古方面已经开展了大量的工作，但在动物医学影像学和医学文献中的动物象征意义方面还可以做更多的工作（在讨论医学隐喻时简要地提到了这一点）。药理学有一个特别丰富的脉络，因为在其资料中动物比比皆是。目前学术研究[1]可通过进一步研究更多资料和动物产品本身（包括化合物和混合物）来扩展。采用比较的方法，观察盖伦主义对兽医学的巨大影响，将有助于打破"人类"和"动物"医学之间的学科界限。作为营养品的动物在关于食物的学术研究中得到了展示，但或许可通过对动物类别的详细研究来探讨这一主题。总而言之，以跨学科为中心的这个研究领域非常广阔。因此，关于医学中的动物还有很多东西要写。

---

[1]　如 Ventura 2005, 2010 ; Buquet 2016。

| 致谢

本章的部分内容得到了惠康信托基金会的支持（项目号：WT 090591 MA）。

注释

[1]　如见 Pouchelle 1990：160–78，其中讨论了蒙德维尔的动物隐喻，或 Ventura 2005 关于食谱中的动物成分。最近关于兽医学的部分学术研究见 Shehada 2012、Curth 2013 和 McCabe 2007。

[2]　如见 Aberdeen University Library，MS 24 fol 9 r。资源获取网站：www.abdn.ac.uk/ bestiary/ms 24/f 9 r（2017 年 10 月 1 日访问）。

[3]　Bibliotheca Apostolica Vaticana, MS Barbarini Lat. 306, pp. 145–7.

[4]　动物（尤其是蛇）爬进身体，是一个长期话题，见 Ermacora 2015 和 Bibliotheca Apostolica Vaticana, MS Barbarini Lat. 306 p. 97。

[5]　蒙德维尔使用了乔瓦尼·达·卡普亚（Giovanni da Capua）1305 年的译本，见 Bos 2009：xv。

[6]　Bibliotheca Apostolica Vaticana, MS Vat Lat 2418, fols 210 v–211：*Gentilis Commentarium super Tractatu Mesues de Venenis, qui est VIa IIIIti.* Question: *Utrum in urina morsi a cane, possint apparere canes.*

[7]　Bibliotheca Apostolica Vaticana, MS Barbarini Lat 306, pp. 124–35.

[8] 第一个传统图像被发现在 Pierpont Morgan Library, MS M735；London,British Library, MS Add 15097；以及 Naples, Bib Gerolamini, MS Cf.2.7。第二个图像，参见图4.4(作为一个例子)。关于不完整的手稿清单，见 Cifuentes & Ferragud 1999：93–127, n. 18。

第五章

物　品

杰玛·沃森

（Gemma L. Watson）

罗伯塔·吉尔克里斯特

（Roberta Gilchrist）

杰玛·沃森（Gemma L. Watson），英国牛津大学高级研究经理，曾在雷丁大学担任中世纪考古学博士后研究助理。主要研究物质文化、巫术和信仰的考古学、考古学和文献史的关系，以及物与人的关系，重点研究早期都铎王朝的英格兰。联合编辑有《中世纪考古学》（*Medieval Archaeology*, 2016）。

罗伯塔·吉尔克里斯特（Roberta Gilchrist），英国雷丁大学考古学教授、研究院院长。已发表大量关于墓葬、宗教团体和巫术的考古学论文，特别关注性别和信仰。近作有《神圣遗产：修道院考古学、身份、信仰》（*Sacred Heritage: Monastic Archaeology, Identities, Beliefs*, 2020）。

| 引言

　　中世纪的治疗包含了科学、宗教和民间传说中的各种方法，由多样化的从业者们执行，如：内科医生（通常是修士和牧师）、外科医生、药剂师、见习修女（lay-sisters）、接骨医生（bone-setters）、牙医（tooth-drawers）、占星家、女巫、助产士、药师和水蛭。医学史学家以前关注的是符合我们今天对西医认知的治疗，而经常将其他疗法视为"巫术般的乱语（magic gibberish）"。这使得传统的、以民间为基础的疗法在医学史和考古研究中被忽略了①。因为仅通过文献难以了解治疗的方方面面，所以中世纪医学的狭义定义变得更加复杂了。关于各种医学传统的文本虽然被保存下来了，但大多数情况下，我们不知道它们如何使用，以及被谁使用。普通治疗师（healer）的疗法尚且不清晰，因为他们通过口授和实践来学习技艺，巫师和其他有奇效的治疗师的疗法就更模糊了②。中世纪治疗师使用过的物品可能是填补一些历史知识空白和探索治疗师机构及其工具的一个重要资料来源③。本章讨论了文物分析对中世纪医学文化史的贡献，更具体地说，研究考古资料可提供的信息是描绘中世纪英国医学文化的证据。

---

① Rawcliffe 2011：391；Shaw & Sykes 2018.

② Horden 2008：418.

③ Hartnell 2017a, 2017b.

考古学方法揭示了中世纪医师广泛采用的疗法。通过对物质文化、墓葬证据、建筑和环境数据的背景分析，考古学可以对医学文化史做出重大贡献，对从业者机构、病人的具体经验提供深入的见解。这对于研究文本无法触及的社会和空间背景（如在家庭中使用的疗法）尤为重要。同时考古学也挑战了关于机构式照顾、中世纪对肉体和灵魂理解的主流观念 ①。

| 考古学与医学文化史

文化史试图了解过去人们是如何理解他们的生活、自然世界、社会关系和身体的。玛丽·菲塞尔将其定义为"从边缘区创造意义"，尽管她告诫我们不要迷信边缘区 —— 文化史必须超越离奇的和怪异的内容②。它也关乎如何建立和重置范畴、关乎理解和分析文化范畴如何作为持续的谈判集合而发挥作用。文化史关乎意义 —— 作为一个病人、一个治疗师、一个内科医生或一个外科医生意味着什么？但我们如何才能开始重现中世纪的治疗经验？在中世纪，生病是什么样子？中世纪的人们如何理解疾病？作为一个治疗师是什么样子？历史学家通过分析文献资料中记载的时代思想来寻找意义。为了更好地了解

---

① Gilchrist 2020.

② Fissell 2008: 364 - 5.

人们过去的实际经历和他们对自己生活世界的理解，医学文化史将借助于解析更多资料以及与其他学科（如考古学）的结合，从而了解以上内容[①]。

在"文化考古学"中，并没有反映文化史或文化地理的分支学科。这在一定程度上反映了考古学家对待"文化史"的方式。这种方式根据物质文化的类型将过去的社会分为不同的民族和文化群体，在20世纪70年代开始兴起的学科理论化之前，这种分类主导着考古学。相反，"社会考古学"从20世纪80年代开始发展，与其他学科的文化转向有相似之处，其涉及的主题包括权力关系、种族、性别和身份、年龄和生命历程、宗教和信仰体系。身体史（history of the body）是文化史和考古学相辅相成的一个领域，这两个领域之间的合作特别裨益于那些研究中世纪治疗和医学的人。

文化史学家们批评了研究者研究身体史的主流方法，并呼吁将身体作为一个文化遗址进行更深入的思考[②]。身体的考古学理论化最初受到现象学方法的影响，即身体的考古学假定社会对身体的理解是通过与物质文化的关联而产生和再现的。身体被看作是一个生活经验的遗址、一个社会性的遗址和一个具身代理（embodied agency）的遗址[③]。"身体世界（body worlds）"的概念得到发展，研究者将其视为思考身体在人类生活的中心地位的一种工具。身体世界包括特定地点和时间

---

① McCleery 2013：86.

② Fissell 2008：371；Hartnell 2018.

③ Joyce 2005.

的全部身体经验、实践和表征，是我们如何理解世界的核心[1]。中世纪考古学家在分析墓葬证据和物质文化时受到了这些方法的影响。中世纪对身体的概念和理解已经在性别、人格、巫术和生命历程方面有许多探索[2]。从考古学的角度来看，可以直接了解到在身体上进行的实践，因此这为理解治疗的具体经验提供了丰富的可能性。

考古学通过对与治疗相关的物质文化的分析，有望对医学文化史做出重大贡献。医学文化史的主导主题之一是对修辞形式的关注。文化史学家研究文本叙事，分析文本如何和为什么被构建、使用的语言以及内容背后的含义[3]。中世纪的治疗既有实践性也有叙述性的组成部分，在使用工具和材料的同时也使用了语言[4]。因此，我们需要一种更基于实践的方法来平衡这种对叙事的关注，这一方法可以通过对物质文化的研究来发展。考古学对物质性的关注尤其着重于中世纪的治疗研究，以及对植物、石头和动物功效的信仰——无论出于科学还是巫术，它们都能缓解各种痛苦[5]。大多情况下，考古学是我们获取这类治疗方法的唯一途径。事实上，以实践为基础的疗法可能构成了医学知识的主体。中世纪大多数人是文盲，所以这些疗法应是通过口头习得和传播的。

在分析考古资料时，空间背景（spatial context）是至关重要的，

---

① Robb & Harris 2013.

② 如 Gilchrist 2008；2012；Graves 2008；Standley 2013；Gowland & Penny-Mason 2018。

③ Fissell 2008.

④ Jones & Olsan 2019.

⑤ Gilchrist 2020.

因为它将提供潜在的信息，证明治疗的类型——谁在接受治疗，以及由谁来治疗。因为没有明确的考古类型学来辨别治疗物品，许多物品是多用途的，对其治疗功能的认识主要依赖于考古学背景。如许多用于身体美容的物品有多种用途；外科手术器械有大量其他实用目的，除非是从医院或修道院医务室等有把握的"医疗"环境中挖掘出来的物品，否则它们不太可能被确认为医疗用品；祷告的物品只有在墓葬中或家中被发现时，才会被确认用于"民间治疗"[1]。研究治疗最常见的考古背景是墓葬、医院、修道院和家庭建筑①。这些不同的背景让人们了解到治疗师所在的机构：家庭治疗主要由妇女进行，而有学识的男性治疗师会对宗教机构的居民进行治疗。大多数情况下，考古学家研究的是废弃物，而不是物质文化的使用环境。但偶有一个独特的考古发现提供了研究治疗场所的机会，如在沉没的都铎（Tudor）战舰"玛丽·玫瑰号（*Mary Rose*，1545年）"上发现的外科医生的箱子，关于这一点，请见下文。墓葬通过与尸体直接接触的物品为研究治疗的具体经验提供了机会。应注意，在基督教死者身上放置物品并不常见，绝大多数墓葬都是把死者简单地包埋在裹尸布里。然而，考古证据证实，在中世纪的教堂和修道院中，少数人被埋葬时放置了物品（占中世纪英格兰出土墓葬的2%—3%②）。有人认为，这些物品中许多都与身体治疗和转变相关③。

---

① Huggon 2018.

② Gilchrist & Sloane 2005.

③ Gilchrist 2008; Gilchrist 2012.

| 机构环境：医院和修道院

宗教机构是确定中世纪医疗实践最常见的考古背景。这些机构被认为侧重于治疗灵魂而不是身体 —— 通过圣餐药物治疗灵魂比缓解身体病情更重要[1]。有两种主要类型的宗教机构负责照顾病弱者。首先，有一些医院是为了照顾那些遭受身体、心灵和偶尔精神折磨的穷人和老人而建立的。在清洁温暖的环境中进行的身体治疗主要限于卧床休息和充足的饮食。这符合《萨勒诺健康摄生法》的医学理念，即通过饮食和自我节制来适度管理身体以达到平衡。这也为患病的穷人提供了他们在这些机构之外无法广泛获取的食物、药物和舒适环境[2]。其次，有些修道院在医务室为修士和修女提供专业护理，有时还为生病的穷人和朝圣者提供单独护理。修道院的医务室形成了一个独立社区，体现主楼群功能的建筑，有自己的大厅、小教堂和附属建筑；较大的修道院医务室有时会被回廊环绕，类似于一个小型医院 [如诺福克郡 (Norfolk) 塞特福德克鲁尼亚克修道院 (Thetford Cluniac Priory) 的医务室回廊][3]。

医务人员的职责首先是照料病人的灵魂，他们也接受过医学培

---

① Horden 2007.

② Gilchrist 1992 : 101 ; Gilchrist 1995 : 32 ; Rawcliffe 2002 b: 58 ; Horden 2007.

③ Miller & Saxby 2007 : 122 - 9.

训，但通常是内部培训，对体液理论有一定了解。《巴恩韦尔条例》（Barnwell Observances）概述了医务室接纳的三种病人：因工作过度或纵欲过度而疲惫不堪的人；发烧、身体疼痛或痉挛的人；突发疾病如中风和心脏病发作的人。第一种病人被规定在医务室休息一段时间即可；第二种病人需要内科医生、洗澡和药物；而第三种只需要照料他们即将离去的灵魂[①]。修士们也会轮流到医务室接受放血，并在那里休息三天恢复体力。中世纪的宗教团体实行定期放血，健康男女把定期放血作为一种预防措施[②]。一些年老的修士一旦不能够完全参与修道院生活，就会永久地退到医务室。他们会在中世纪医院所特有的更温暖、更清洁的环境中卧床休息，并从中受益[③]。

　　新的考古证据正在挑战既往关于中世纪医院和修道院医务室提供治疗和护理的假设。这些机构的医疗考古方式是多样的，包括建筑、墓葬、物品和环境数据。对提供护理的宗教机构的建筑进行研究，可以揭示出许多关于治疗的组织和发展情况，这些仅从文献资料中是难以确定的[④]。然而，正是对相关墓地人群的研究，为研究中世纪的治疗提供了最大的考古学来源[⑤]。生物考古学可以提供许多关于个人健康的信息，包括他们所患疾病和虚弱类型，以及偶尔给他们提供的护理。

---

① Clark 1897.

② Yearl 2007: 176.

③ Gilchrist 2005: 165 – 6.

④ 如 Cardwell 1995; Durham 1992; Price & Ponsford 1998; Roffey 2012; Smith 1979; Thomas et al. 1997; Harward et al. 2019。

⑤ 如 Cessford 2015; Connell et al. 2012; Magilton et al. 2008; Roffey & Tucker 2012; Willows 2017。

一个人的健康状况可以通过寻找其骨骼上的某些标志来确定。我们也可通过人体骨骼的结构变化看出一些慢性疾病，如结核病、麻风病和关节炎[①]。通过观察牙齿可以发现不良的饮食习惯，如牙釉质缺陷反映了儿童期成长过程中的饮食问题[②]。身高能良好地反映生长时期的饮食质量和数量[③]。龋齿、弥漫性特发性骨肥厚（idiopathic skeletal Hyperostosis，DISH；一种导致脊柱韧带钙化和椎体融合的疾病），可能表明饮食过量，导致健康受损和肥胖问题[④]。

稳定同位素分析使得考古学家能够通过观察骨胶原的化学组分，从骨架上重建饮食[⑤]。有时可通过研究人体骨骼来弄清生活和工作条件。如鼻窦炎可由多种因素（包括过敏、空气污染和吸入烟雾）引起，标志为骨骼骨质增生；而肋骨上的病变可由空气质量差引起，是肺部疾病的征象[⑥]。伦敦圣玛丽医院（St. Mary Spital）发掘出的群葬坑为中世纪伦敦时常发生的饥荒和流行病的破坏力提供了有力证据。圣玛丽医院的大规模墓葬时间与严重的饥荒爆发时间相一致，这次饥荒被认为是由1257年印度尼西亚大规模火山爆发造成的气候波动导致的。骨骼学分析显示，墓主人历经了一长段压力期，这反映了饥荒和相关传染病的反复发生[⑦]。

----

① Roberts & Manchester 2005 ; Roberts 2009 .

② Hillson 1996 .

③ Roberts 2009 .

④ Hillson 1996 ; Rogers & Waldron 2001 ; Patrick 2014 .

⑤ Müldner 2009 .

⑥ Roberts 2007, 2009 .

⑦ Connell et al. 2012 .

从医院墓地埋葬的少数骨架上，人们发现了专业的手术治疗痕迹。如在圣玛丽医院的墓地里，有三人被施以手术，其中包括一名36—45岁的男性。他的骨骼出现了一些病理变化，表明他患有慢性肺病，他手臂有外伤，肋骨骨折，头骨多处受伤。他的颅顶曾被带刃的工具或武器大力袭击过，留下了一个近似三角形的洞。这个洞好像被人为扩大了，用来进行检查和／或清洗。这表明圣玛丽医院提供了手术治疗，其手术足以使该男子在创伤中幸存[1]。考古学家在温彻斯特的圣玛丽·马格达利医院（St. Mary Magdalen）遗址发掘时，发现了一位麻风病患者在死前某个时间被截去了左下肢。这个人几乎没有与截肢相关的感染证据，这表明他得到了某种程度的医疗护理[2]。在奇切斯特（Chichester）的圣詹姆斯和圣玛丽·马格达利医院（hospital of St. James and St. Mary Magdalen）出土的一具人体骨架上也发现了小腿截肢的证据[3]。这些中世纪医院施行手术的例证挑战了以往关于居民可获得的护理的设想：尽管教会反对流血和解剖人体，但中世纪医院有时会在需要时提供专业的手术治疗。手术可能由来访的内／外科医生，如在诺里奇大教堂（Norwich Cathedral）、威斯敏斯特教堂（Westminster Abbey）和伊利大教堂（Ely Cathedral）记录的医生进行操作[4]。

为医院和医务室的居民提供的专门药品中，一些药品的制备需要专业的技能和知识。在英国的一些修道院和医院遗址中发现了蒸馏的

① Connell et al. 2012.

② Roffey & Tucker 2012：175.

③ Magilton et al. 2008：258 − 9；Connell et al. 2012.

④ Gilchrist 2005：166；Rawcliffe 2002 b, 46；Harvey 1993；Holton-Krayenbuhl 1997, 168.

证据[①]。在庞特佛雷特（Pontefract）圣约翰修道院（St. John's Priory）的挖掘过程中，在宿舍区尽头的一小块区域发现了蒸馏器（alembic）和其他蒸馏容器、小便斗（urinals），以及用于化学和医疗的器皿[②]。这些设备可用于将酒蒸馏成水，具有广泛的医疗价值，包括缓解牙痛、排毒和治疗癌症[③]。最近，位于圣玛丽医院的一座小建筑被确认为蒸馏厂，依据是覆盖在其地板上的泥炭燃烧炉，这是蒸馏师常用的工业手法。同时在该建筑中发现了砷、铅、铜和铁的残留证据，并从附近的坑中挖掘出了玻璃和陶瓷蒸馏器。对器皿内的残留物进行测试，结果显示存在汞、铅、铁、砷和铜；其中一个沉积物可能来自碎骨，因为其还含有钙和磷[④]。在中世纪，汞被大量用于药物，碳酸铅被用于治疗结膜炎[⑤]。

环境数据也为宗教机构筹备和使用的一些药方提供了证据。如在伦弗鲁郡（Renfrewshire）佩兹利修道院（Paisley Abbey）挖掘出的一个15世纪的排水管中，发现了可能生长在修道院药园中的药用植物的遗迹[⑥]。这些植物药物被用来帮助缓解躯体的病痛，而非治疗灵魂。在位于苏格兰边界的杰德堡方济各修道院（Jedburgh Observantine Friary）发现了可能被用来治疗鞭虫的委陵菜（Tormentil）花粉。除此

---

① Booth 2017; Moorhouse 1972, 1993; Tyson 2000; Gilchrist 2020.

② Moorhouse 1972.

③ Moorhouse 1972; Prioreschi 2003: 353.

④ Harward et al. 2019.

⑤ Connell et al. 2012.

⑥ Dickson 1996.

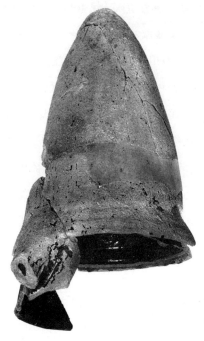

图 5.1　蒸馏容器（陶瓷蒸馏器，14 世纪，高 290
毫米），来自伦敦圣玛丽医院。来源：Museum of
London Archaeology。

之外，还发现了常春藤和紫罗兰的花粉。在中世纪，常春藤的浆果被
当作强有力的清肠剂，它的叶子会被碾碎制成膏药来治疗伤口和溃疡。
紫罗兰被用作润肤剂、祛痰剂和通便剂[1]。用于生产和消费的专业医疗
文物和环境的证据挑战了既往关于中世纪医院主要治疗灵魂的假设。
考古学证据证实，中世纪医院也运用专业知识和技能来提供治疗以医
治病躯。

---

① Dixon 2000.

| 医疗物品

医院和修道院遗址出土了大量文物，但很难辨别出专门用于医疗的物品。中世纪医院遗址中经常发现的刀具和剪刀的组合是一个很好的例子。如在约克郡布朗普顿桥（Brompton Bridge）边的圣吉尔斯医院（hospital of St. Giles）挖掘出34把刀和刀片碎片[1]。这些工具可能用于医疗，如抽血、准备药材和切割敷料。然而，很难给这些多用途工具派定一个专门功能，因为它们还可能用于家庭和手工业活动。事实上，在中世纪英格兰，还没有确定的专业医疗工具[2]。

然而，英国海域中一个独特的考古发现，即来自都铎王朝的军舰"玛丽·玫瑰号"的理发师－外科医生（barber-surgeon）木箱，它提供了一个就地研究专业医疗护理的难得机会。在木箱中发现了大量的专业医疗用品，在理发师－外科医生的舱室周围也找到了这些物品。这些物品包括外科手术器械、药物罐、绷带和注射器。大多数手术器械是由铁和钢制成的，因此只有少数几件以可识别的状态保存了下来。许多由非铁材料如陶瓷和木材制成的物品，还有两个锡制注射器也得以幸存。都铎时期的战船上也找到了很多保存下来的容器。研究人员

---

[1] Cardwell 1995 : 194 - 6.

[2] Egan 2007 : 65.

对仍然黏附在容器、烧瓶、注射器和绷带上的残留物，以及散落在箱子里的疑似泄漏物进行了取样。这些样本包括无机粉末和凝结物、有机和无机材料混合物，以及各种有机树脂和脂类。一个罐子里有花椒，另一些罐子里有蜂蜡、黄油或牛油，松树或云杉树脂、乳香的残留物。科学分析表明，分散在有机基质中的多种金属化合物被人们使用，包括汞、锡、锌、铅和铜。从文艺复兴时期的外科文献中可知，这些成分用于各种各样的治疗药物、软膏和敷料，如松脂是一种天然防腐剂和止血剂（帮助血液凝固）。自古典希腊到20世纪初，铅膏被用来治疗严重的瘀伤和挫伤①。

考古学中很少发现手术器械，这使得"玛丽·玫瑰号"的发现更为重要。文献证据提供了在考古记录中可能发现的外科工具的类型信息。根据盖伊·德·乔利亚克的说法，外科医生的基本装备包括刀、剃刀和用于切口的柳叶刀、灼烧器（cautery）、抓取工具、探查针、针头、插管和一个用于开腹的工具②。在"玛丽·玫瑰号"的理发师－外科医生手术箱里发现了手术器械的木柄，包括针头、牙科器械、探查针、钩子、截肢刀和弓锯、灼烧器和凿子的专用手柄。一个凝结在箱子手柄上的金属物体部件被解释为环锯（trepan）头。这个管状部件的边缘原有锯齿③。

另一个罕见的考古发现是一个疑似理发师－外科医生的骨架和他的工具包，这位理发师－外科医生可能死于意外。人们在威尔特郡埃

① Derham 2002；Castle et al. 2005.

② Siraisi 1990：155.

③ Castle et al. 2005：208 – 12.

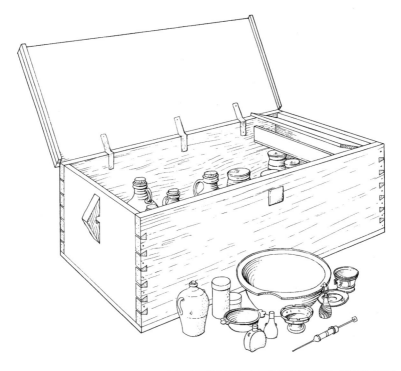

图 5.2　都铎王朝军舰"玛丽·玫瑰号"上发现的理发师－外科医生的箱子
及其内容物和船舱内其他器械的图纸。来源：Mary Rose Trust。

夫伯里（Avebury）的一块倒塌的沙森石下发现了一具男性遗骸。因为
发现了与其尸体相关的物品，所以他被认为是中世纪的理发师－外科
医生：硬币显示该墓葬的年代约为1320—1350年，而一把剪刀和一
把疑似柳叶刀或探查针则表明了他的职业①。

　　北欧的修道院医院遗址发掘出了丰富的专业医疗物质文化组合，
包括手术器械。如从瑞典厄斯特哥特兰（Östergötland, Sweden）的阿

————————

　　① Gilchrist & Sloane 2005: 73.

尔瓦斯特拉修道院（Alvastra Abbey）出土的物品包括解剖刀、烧灼器、手术钩、玻璃和陶瓷药器、刮刀、探查针、手术钳，以及用于清洁瘘管和伤口的刮勺[1]。在冰岛的奥古斯丁修道院（Augustinian monastery）和斯克里杜克劳斯图尔农场（Skriðuklaustur）医院，出土了18把柳叶刀、解剖刀和针（可能用于手术）。这里还发现了一个药水瓶和一个陶瓶，被认为用于药物治疗[2]。在英国还没有发现类似的丰富组合，这也许表明了两个地区对医疗的态度存在地区差异。

小便斗即尿壶（jordan）是中世纪最著名的医疗工具，成为中世纪医生的象征。它或许是我们在考古记录中能找到的、关于专业医疗物品最直接的证据。医生用玻璃制的小便斗来检验尿液样本的浓度、颜色、透明度和气味，它们代表着特定的疾病或健康状态，也是中世纪医生诊断和判断预后的主要手段之一。这项技术与占星术密切相关，占星术影响着诊断和推荐的疗法[3]。通常情况下，在考古记录中，绿玻璃小便斗的圆形底座和颈部是该容器仅有的幸存部分，这是因为它们比瓶身更厚更结实，而瓶身在制作时会被吹得很薄，这样可以更容易观察到里面的内容物[4]。从伦敦圣玛丽医院出土的两个玻璃小便斗的碎片可以追溯至14世纪。它们原来的形状被解释为梨形，侧面倾斜，一直延伸至宽边缘[5]。不只在医院和修道院遗址，在家庭环境中也发现了

---

① Bergqvist 2014.

② Kristjánsdóttir 2010: 52.

③ Rawcliffe 2006.

④ Charleston 1975: 213.

⑤ Gilchrist 1995: 36; Thomas et al. 1997: 111.

小便斗，这表明训练有素的医生也在富裕的商业环境中工作。如在南安普敦（Southampton）高街 C 区（High Street C excavation）的发掘中发现了三块绿色玻璃小便斗碎片，它们可以追溯至 14 到 16 世纪[1]；在同样位于南安普敦的上号角 III 街（Upper Bugle Street III）发掘出的大型玻璃组合中也有许多小便斗碎片，这些碎片源自 15 世纪后期的花园和地窖隧道[2]。

在考古记录中，用于储存和配制药品的器皿比专用医疗物品更难辨别，因为很多器皿有多种功能，这使得环境背景对于解释其功能至关重要。陶瓷器皿被用于制备和储存基本药品，如泻药、利尿剂、镇静剂和兴奋剂[3]。陶瓷坛（Albarellos），即药品罐，是最易辨别的、用于医疗的容器类型。陶瓷坛是从地中海地区进口的专业器皿，里面装着供给药房的外来药品。在英国的一些修道院和医院遗址中发现了这样的器皿，其中包括从萨里郡（Surrey）圣玛丽·默顿修道院（St. Mary Merton Priory）的医务室出土的一个可能保存药品的西班牙锡釉器[4]。其他被报道的器皿，来自西洛锡安（West Lothian）的林利斯戈（Linlithgow）的加尔默罗修道会（Carmelite friary）[5]，圣玛丽·克勒肯维尔修女院（nunnery of St. Mary Clerkenwell）[6] 和肯特（Kent）的

---

[1] Platt & Coleman-Smith 1975: 216 - 26.

[2] Watson 2013.

[3] Gilchrist 1995: 34.

[4] Miller & Saxby 2007.

[5] Stones 1989.

[6] Sloane 2012: 238.

奥斯普林奇圣玛丽医院 (hospital of St. Mary of Ospringe)[1]。萨默塞特 (Somerset) 格拉斯顿伯里修道院 (Glastonbury Abbey) 一块15世纪的药罐碎片通过化学分析被证实来自托斯卡纳 (Tuscany)[2]。

圣玛丽医院出土的第一期 (1235—1280年) 陶瓷组合中5.5%是长柄勺和小瓦罐 (一种带有三只支撑足和一个把手的容器，可用来直接加热)，这种容器在中世纪伦敦并不常见。其中一些小瓦罐有烧焦的痕迹，可能是用来配制药物的。那些没有燃烧痕迹的，可能是用来混合的[3]。在法夫 (Fife) 的圣尼古拉斯，壶 (jugs) 在陶器组合中居多，与作为城市遗址特征的烹饪罐 (cooking pots) 形成对比。这是否表示医院陶器与当代城市陶器相比具有特殊功能？医院陶器组合所独有的特殊形式，在当地器物——苏格兰东海岸白砂器 (Scottish East Coast White Gritty Ware) 中也有出现，这可能是为了满足医院的特殊需要。其中包括一个平底敞口碗，内部施绿釉，外部有烟熏痕迹，以及一个可能带有一施釉管状壶嘴的小蹲式壶[4]。有时也可通过附着的残留物来辨别医疗器皿，如从苏格兰边界的苏特拉医院 (Soutra Hospital) 挖掘出的一个罐子，据报道，上面仍附着有机残留物，包括大麻、罂粟、玫瑰、雪松和松树，这些植物都是已知的、用于治疗的药物[5]。一些特殊和个性化的器皿可能是用于照顾病人的，如圣玛丽医院的一个可翻

---

① Smith 1979.

② Blake 2015：270.

③ Thomas et al. 1997：111.

④ Gilchrist 1992：110；Gilchrist 1995：36.

⑤ Moffat et al. 1986－9：79.

转的白蜡木双碗（见图5.3）。这只碗可以翻转过来再次使用，这可能是专门为虚弱的人进食设计的，底部提供稳固的支撑①。在挖掘温彻斯特的圣玛丽·马格达利医院的过程中，在一个面部严重变形的麻风病人坟墓中发现了两块陶器碎片。这些陶器被解释为私人的食物碗，这也许表明有辅助喂食或专用的器皿②。在"玛丽·玫瑰号"理发师－外科医生手术箱里发现了一个枫木喂食瓶，尺寸为145毫米 × 66毫米，应该是用来给重病人和面部受伤的人喂食用的。其他可能具有专业医疗功能的器皿是放血时用来接血的碗，如1397—1398年为达勒姆（Durham）医务人员购买的12个放血用的陶碗③。在"玛丽·玫瑰号"理发师－外科医生的箱子里发现了一个可能是锡制的放血碗。这是一个小而浅的碗，中间有一个圆顶，有两个相对的三叶形把手。在箱子内发现的两个锡碟子，也有可能是在放血时使用的④。

从医院遗址中发现的石臼（Stone mortars）可能是用来磨碎药用植物的。在布里斯托尔（Bristol）的圣巴塞洛缪医院（St. Bartholomew）挖掘出了一个14世纪砂岩制成的臼的边缘，在奥斯普林奇圣玛丽医院发现了4个臼碎片，包括一个波白克大理石（Purbeck marble）碎片和一个在19世纪墙体上二次利用的碎片⑤。从西萨塞克斯（West Sussex）阿伦德尔（Arundel）的多明我修道会 [之前被认作圣

---

① Egan 2007: 68.

② Roffey & Tucker 2012: 176.

③ Gilchrist 1992: 110.

④ Castle et al. 2005: 200 - 3.

⑤ Price & Ponsford 1998: 166 - 7; Smith 1979: 153 - 4.

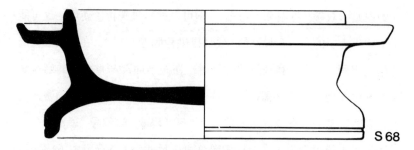

图5.3 出土于伦敦圣玛丽医院的可翻转白蜡木双碗的图纸（直径170毫米，高56毫米）。来源：Museum of London Archaeology。

三一医院（hospital of the Holy Trinity）] 挖掘出了一个石灰岩药师臼，可以追溯到15世纪。有人认为，与砂岩制成的灰泥形成鲜明对比，石灰石可能是石臼的首选材料，因为它避免了石英颗粒混入药物化合物的风险[1]。在"玛丽·玫瑰号"理发师－外科医生的物品中，有一个铜合金臼和保温锅（chafing dish）。臼有四个外环或把手，两个是圆的，两个是方的，其中一个上面还有个环，表明如需要加热正在准备的原料，可以把它悬挂在保温锅上[2]。

材料

在中世纪，一些材料被认为具有治疗或神秘的特性。中世纪医师

[1] Dunning 1969.

[2] Castle et al. 2005：202 － 5.

如何使用这些材料，有时可通过查看其使用的考古背景来确定。水银，也被称为"汞（quick silver）"，被认为具有寒冷、潮湿、复杂的特性。它因再生和净化的特性，以及腐蚀受感染的肉和消除难看瑕疵的能力而受到重视[①]。在丹麦中世纪墓地挖掘出的骨骼中发现了高浓度汞：79％的麻风病患者和40％的梅毒患者的骨骼中存在汞，这被认为是用含汞药物治疗疾病的结果。此外，埋葬在丹麦奥姆西多会（Cistercian abbey of Øm）里的大量修士骨骼显示出了更高的含汞量，这可能是由于在那里的医院备有和使用含汞药物造成的[②]。在中世纪晚期埋葬在德文郡（Devon）的埃克塞特大教堂（Exeter Cathedral）绿地的一名20岁左右的年轻女性骨架上也发现了水银滴。她的骨架显示，她有脊柱侧弯，且可能患有粟粒性肺结核。在她的右髋骨上发现了水银液滴，它们使骨头变黑（见图5.4）。这些液滴可能来自悬挂在她腰间的药瓶，这个药瓶后来可能碎裂了[③]。

铜被认为可以减少急性疼痛、肿胀和感染。甚至在今天，磁性铜手镯也被用来治疗关节炎。此外，现代医学表明，铜对某些细菌是有毒的[④]。埋葬在中世纪墓地的人骨架上发现了由铜合金制成的治疗物品。如在约克菲什门（Fishergate）的圣安德鲁吉尔伯特修道院（St. Andrew's Gilbertine Priory）的一具成年男子骨架上发现了铜合金支撑板。该男子的右膝有严重的旋转性骨折，关节两侧有两块铜合金板支

---

① Rawcliffe 2006: 224.

② Rasmussen et al. 2008.

③ Kingdom 2019.

④ Gordon 2014: 66.

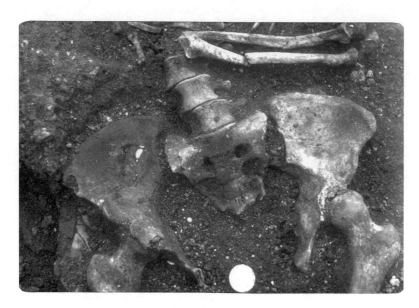

图5.4 埋葬在埃克塞特大教堂绿地的年轻女性骨架上发现的水银滴。来源：
Royal Albert Memorial Museum and Art Gallery, Exeter。

撑。这些板子是马蹄形的，长约100毫米，有几排穿孔，可能是用来捆扎或缝合的。铜板的腐蚀物上粘有皮革。铜板把他的胫骨染成了绿色，这表明铜板被绑在了受损的关节上。在英国和北欧的其他宗教场所也有类似的例子。两块铜合金板可能与一块患有严重坏死和骨髓炎的右肱骨相关，这块肱骨出土于雷丁（Reading）的圣玛丽·玛德琳麻风病医院（cemetery of St. Mary Magdalene leper hospital）。在板子的内侧发现了诺格草（dock leaves）的痕迹，这表明板子上附有某种治疗皮肤病的膏药或药物[1]。在中世纪的骨架上还发现了铜制绑带。在林

---

① Gilchrist & Sloane 2005：103 – 4.

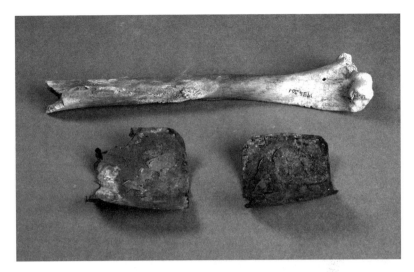

图 5.5　铜合金板，与雷丁圣玛丽·玛德琳麻风病医院墓地的一名妇女的肱骨有关。来源：Reading Museum Service。

肯的圣马尔谷教堂（churchyard of St. Mark's）墓地发掘中发现了一具11世纪晚期的上臂被一卷铜合金丝包裹着的骨架[1]。

铜可能对鼠疫有疗效，有人认为，铜合金鞭子（scourges）可用于抵御黑死病。英格兰就有几个例子，如诺丁汉郡的拉福德修道院（Rufford Abbey）、北约克郡的里沃修道院（Rievaulx Abbey）、南约克郡的罗氏修道院（Roche Abbey）、贝德福德郡的格罗夫伯里修道院（Grovebury Priory）、圣玛丽医院、伍斯特郡的博尔德斯利修道院（Bordesley Abbey）和伦敦卡尔特修道院（London Charterhouse）[2]。此

---

[1]　Gilmour & Stocker 1986: 41.

[2]　*British Archaeology* news item 2016; Livius 2016; Egan 2019.

外，伦敦的东史密斯菲尔德（East Smithfield）的黑死病墓地中，有一具成年男性尸体，其胫骨根部缠有铜链[1]。这会是防止瘟疫传播的护身符吗？

主流医学也使用宝石，并将其与"体液"理论相联系[2]。如蓝宝石是一种寒冷的石头，可用来治疗体热、溃疡和其他疾病。蓝宝石戒指在高级教士的坟墓中相对比较常见[3]。红珊瑚被认为具有神秘的、避邪的特性，可在分娩时使用，同时也是一种用于保护婴儿的流行材料。从14世纪开始，珊瑚吊坠就有作为出生礼物的记录，并在意大利的圣婴和其他婴儿的绘画中被广泛使用。珊瑚和婴儿之间的密切联系使得珊瑚吊饰成为洗礼和婚礼的流行礼物，后者是为了促进受孕和安全分娩[4]。彼得伯勒（Peterborough）的宝石工匠特别赋予了珊瑚带来爱情和帮助生育的力量[5]。珊瑚的考古证据在英格兰较少见，已知的有源自温彻斯特布鲁克街（Brook Street）一栋15世纪房子里的吊坠和来自伦敦的两根针。在伦敦特里格巷（Trig Lane）也找到了生产珊瑚珠的废料，证实了原材料是在那里进口和加工的[6]。

黑玉（jet）是另一种被认为具有神秘力量的材料。据中世纪的宝石专家说，黑玉可以减轻分娩疼痛，治疗水肿和癫痫[7]。从伦敦特里格

---

[1]　Grainger et al. 2008：16.

[2]　Harris 2016.

[3]　Gilchrist 2008：138.

[4]　Musacchio 1999：137；Gilchrist 2012：143.

[5]　McSheffrey 2006：62.

[6]　Egan & Pritchard 2002：304；Gilchrist 2012：143.

[7]　Egan 1998：299；Egan 2007：69－70；Gilchrist 2012：141，166.

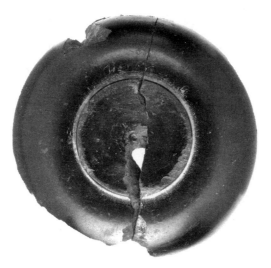

图5.6 来自伦敦特里格巷的黑玉碗（直径130毫米，高27毫米）。来源：
Museum of London Archaeology。

巷15世纪的沉积物中发现了一个可能用于分娩室、减轻分娩痛苦的黑玉碗。这只碗选用了不寻常的黑玉，人们可以直接饮用其中的液体，有人认为这与中世纪药典中记录的摄入圣物和神秘材料的行为类似[1]。

| 肉体与灵魂

　　对宗教机构物质文化的研究表明，对身体的护理并不全是治疗性的，有时还采取了预防措施来避免健康状况不佳，与个人修饰有关的

---

[1] Rawcliffe 2002a: 122; Gilchrist 2012: 141.

物品（如牙签）就是证明。鉴于中世纪的人们认为身体健康与灵魂之间有密切关联，身体保健可能具有更深层次的精神含义。约翰娜·伯格维斯特（Johanna Bergqvist）认为，对身体进行护理是展示宗教信仰虔诚的一种手段，且可以看出性别差异。她研究了瑞典四个西多会修道院的物质文化：阿尔瓦斯特拉（Alvastra）、瓦纳姆（Varnhem）的男修道院，以及维雷塔（Vreta）、古德姆（Gudhem）的女修道院。伯格维斯特确定了男性和女性修道院遗址中在身体护理物质文化中的性别关联。在女修道院中发现了脱毛镊子，而在男修道院中则完全没有。女性的头发是女性性欲的有力象征，因此中世纪的修女会剪掉并隐藏她们的头发。拔掉面部毛发作为驯化身体的一种手段，可能也是虔诚修女们的做法。中世纪的宫廷时尚中也有这样的做法，但在女性行为指南中受到批评；如14世纪末杰弗里·德·拉图尔·兰德里（Geoffrey de la Tour Landry）的故事集《塔骑士之书》（*The Book of the Knight of the Tower*）[1]。化妆品与女性健康密切相关，因为美化是生育的重要前奏[2]。伯格维斯特还观察到，在男修道院中有更多更专业的医疗用品，如探针、镊子和刮刀，但在女修道院中则没有。个人卫生于修女的重要性也似乎不如男修士：在维雷塔完全没有发现耳勺和牙签，但在阿尔瓦斯特拉却很多；脱毛好像只是女性行为[3]。

可能由于对身体的性别态度和获得医学知识的不同水平造成了修士和修女之间的差别。伯格维斯特的结论是，在阿尔瓦斯特拉和瓦纳

---

① Offord 1971: 76 – 8.

② McCleery 2013: 94.

③ Bergqvist 2014.

姆的男修道院中，大量的手术、医药、伤口处理和个人卫生设备表明，精心护理身体与男性更有文化和教养的主流观点相一致。她将维雷塔和古德姆的西多会修女院中没有用于卫生和手术的物质文化解释为女性虔诚宗教信仰的一种体现。她将身体修饰的负面证据与女性自愿禁欲的宗教传统联系起来，认为修女们愿意忍受疾病和虚弱，放弃个人卫生，就是对疾病的虔诚体现[①]。

其他预防措施包括在身上佩戴祷告物品，如从圣地购买批量生产的纪念品，以保护信徒免受各种苦难和常见的危险。许多妇女去朝圣以帮助她们怀孕或为安全分娩做准备，她们祈求圣徒保护未出生的胎儿和分娩时的母婴安全。因分娩奇迹而闻名的圣地或圣髑（译注：指骨头、头骨）的纪念品，可替代圣物具有同样的保护和治疗作用。纪念品通过与圣物或圣髑的直接接触来转移治疗或预防的力量，包括徽章、铃铛、哨子和烛台，都是用廉价的铅／锡合金铸造，此外还有图画、奉献雕像和蜡烛[②]。这些纪念品，连同圣髑、羊皮纸上的文字护身符、宝石、草药和口头咒语，都被助产士用来帮助和促进安全分娩[③]。

分娩的文字护身符包括写在羊皮卷轴上的祝祷词，贴于产妇的腹部、右膝、背部或侧面[④]。惠康收藏品中有一个现例（藏品：惠康 WMS 632），卷轴的一面绘有基督受难图（Christ's passion），另一面写有

---

① Bergqvist 2014: 102.

② Spencer 1998: 5; Gilchrist 2012: 135.

③ Jones & Olsan 2015.

④ Skemer 2006: 237; Rawcliffe 2003.

安全生产的应许①。护身符有时会被当作传家宝收藏并供家族使用，现存最好的护身符来自法国奥弗涅（Auvergne）的奥里亚克（Aurillac）②。它被放在一个亚麻布袋里，包含手写和印刷的护身符，作为"分娩包"被一个家族用了几个世纪③。

羊皮纸在考古环境中遗存甚少，但作者知道两个可能是分娩护身符的例子。在布里斯托尔的圣詹姆斯本笃修道院（Benedictine priory of St. James）的东部墓地埋葬了一名成年女性，她的腹部放有一个铅片制成的小包。铅片被小心翼翼地折叠成一个长方形包裹，里面装有一种被认为是羊皮纸的颗粒状物质。第二个例子来自圣玛丽医院的墓地，在一个成年女性的双腿间发现了一个装有颗粒状物质的纺织包裹，里面可能是羊皮纸④。文字护身符也被折叠起来，放在伤口上止血⑤。

考古学证据证实，在中世纪，文字被刻在各种物品上。祷告词被刻在珠宝、盔甲和家用物品上，特别是在13至15世纪。圣言铭文将这些物品变为了护身符，人们把它佩戴在身上并存放在家中，以获得保护、好运和治疗⑥。如东方三博士（Three Magi）的姓名作为一种口头上的护身符，可以预防癫痫、羊癫风（falling sickness）、猝死以及各种形式的巫技和妖术⑦。它是中世纪最著名的护身符之一，在大量的

---

① Gilchrist 2012: 140.

② Aymer 1926.

③ Skemer 2006: 242.

④ Gilchrist 2008; Gilchrist 2012: 140 - 1.

⑤ Gilchrist 2008: 125.

⑥ Skemer 2006: 10; Gilchrist 2012: 163.

⑦ Hildburgh 1908: 85.

中世纪物品包括指环、胸针和酒杯上都可以找到。这样的例子包括两个15世纪的指环，一个是来自爱丁堡的城堡山（Castle Hill）的金指环，一个是来自萨默塞特的斯托克特里斯特（Stoke Trister）的银指环。它们的外表都简单地刻有嘉士伯（Caspar）、梅尔基奥（Melchior）和巴尔塔萨（Balthazar）①。

科恩·德·格罗特（Koen De Groote）强调了在欧洲西北部的女修道院出现的刻字陶器②，如来自比利时的佩特海姆（Petegem）圣克莱尔修道院（St. Claire monastery）的大量陶瓷组合被刻上了字母和其他标记（见图5.7）。有104例证据，主要出现在占整个陶瓷组合12%的红陶上。这些铭文出现在碗、盘子、小锅、煎锅、保温锅和一个花盆上。大多数可能与使用者的身份有关，其中很大一部分似乎代表了某种宗教缩写，如"MA"代表玛丽亚，"I"代表耶稣，"IC"代表耶稣基督，"IM"代表耶稣和玛丽亚，"F"代表圣弗朗西斯③。从这些容器中摄取食物和饮料可能被认为可以获取刻字容器中转移的治疗特性。

不仅活人的身体需要治疗、护理和保护，死者的身体也同样需要。治愈护身符有时会被放在死者的坟墓中④。考古学家已经发现了一些可能的例子，这些人的病痛在其骨架上留下了病理特征。如阿伯丁（Aberdeen）的圣尼古拉斯教堂的一名中年妇女，以及爱丁堡圣吉尔斯大教堂（St. Giles' Cathedral）的两人都患有成人佝偻病，他们的墓

---

① Standley 2013: 79 – 80.

② De Groote 2016.

③ De Groote 2005: 33 – 4.

④ Gilchrist 2008.

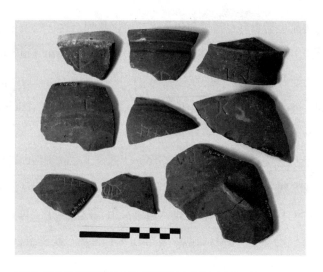

图 5.7　比利时的佩特海姆圣克莱尔修道院的红色陶器上有划痕。来源：Flanders Heritage Agency。

中分别放置了一枚宗教徽章、一根木棍和一枚硬币。爱丁堡荷里路德修道院（Holyrood Abbey）埋葬的一名妇女，臀部附近放有一枚银币，她患有剥脱性骨软骨炎，疾病会影响她腿脚的血液循环和活动能力。诺森茨（Northants）朗兹（Raunds）埋葬的一名成年男子，嘴里含着一块鹅卵石，他在幼年时患有小儿麻痹症，后来染上了肺结核[1]。盎格鲁－撒克逊人的忏悔书以及后来的传记和神学著作表明，人们相信尸体可能会痊愈。圣人传包含了他们的圣体在下葬后仍然保持不腐，以及他们的伤痛和病痛在死后奇迹般痊愈的细节。如12世纪的一篇关于圣埃塞德丽达（St. Etheldreda）尸体发掘过程和翻译的记述指出，女

---

[1]　Boddington 1996：42.

尸脖子上的一个肿瘤在下葬后痊愈了 ①。

在尸体上放置物品可能发生在准备埋葬的过程中，如当尸体清洗过并穿戴好时，或尸体被包裹在裹尸布里时。在世俗背景下，家庭妇女或助产士的尸体会在家中准备好，[2] 而修道士的尸体则会在医务室中准备好 ②。疗愈咒（Healing charms）是民间宗教流行传统的一部分，通常由照顾家人的妇女、草药师和助产士执行，偶尔也由外科医生、内科医生和修士等男性从业者执行 ③。妇女在照料家人时使用符咒和交感巫术（sympathetic magic）的传统由来已久，有人认为，他们的医者角色还包括教育死者 ④。家庭之外，医院里已经发过宗教誓言的护理修女会照料赤贫者、病人和垂死之人。医院的修女们会为埋葬居民尸体做好准备，考古证据证实，在她们的墓葬中有时会有疗愈的符咒和护身符 ⑤。

卡罗琳·沃克·拜纳姆（Caroline Walker Bynum）认为，中世纪的人们将灵魂视为没有实体的精神，同样可以遭受肉体折磨，坟墓中的尸体状况反映了灵魂在炼狱中的命运 ⑥。尸体上附有埋葬的医疗物品，这样的考古学证据可能证实了人们的主流信仰，即灵魂和肉体之间有持续的联系 ⑦。这些物品被认为是治疗器具，目的是在坟墓中治疗或治

---

① Gilchrist 2008: 149.

② Gilchrist & Sloane 2005.

③ Jones & Olsan 2015;Olsan 2003.

④ Gilchrist 2008: 152.

⑤ Gilchrist 2012: 154 – 5.

⑥ Bynum 1995: 206, 296.

⑦ Gilchrist & Sloane 2005: 103 – 5.

愈尸体，为审判日的肉体复活做好准备[1]。这样的例子包括上文讨论的铜合金支撑板，以及在圣玛丽·默顿（St. Mary Merton）出土的一具放有疝气束带的成年男性尸体（见图5.8）[2]。

相比之下，对在尸体上发现的铜制绑带，史蒂芬·戈登（Stephen Gordon）提出了另一种解释：这些铜制绑带是用来"捆绑"肿胀的肉体，以及可能躁动不安的尸体的。《补救措施》（Lacnunga）是一本可以追溯到11世纪的盎格鲁－撒克逊医学杂记，其中包含了大量符咒，它说明了捆绑、缚结是如何被视为治疗或"约束"身体和精神疾病的有力工具。戈登推测这种做法一直持续到中世纪后期。戈登将中世纪的捆绑证据与人类学文献中的解释进行比较，特别是阿尔弗雷德·盖尔（Alfred Gell）对当代波利尼西亚和巫术概念的研究。巫术物质的力量在于观看者理解物体或事物创造的模糊属性的能力[3]。使人感到困惑的是它的抽象形式，如捆绑、打结、编织图案和难懂的咒语。这种模式很难处理，因为它们是模糊的，没有容易理解的形式。因此，被捆绑的对象，或疾病的媒介，都会被困在编织图案中[4]。戈登指出，一些中世纪医生如加迪斯登的约翰（John of Gaddesden，约1280—1360年），他意识到人们普遍相信绳结的力量，尤其是当人们使用捆绑来治疗牙痛和痛风等疾病时[5]。

---

[1] Gilchrist 2008: 150.

[2] Gilchrist & Sloane 2005: 103 - 5.

[3] Gell 1998.

[4] Gell 1998: 85 - 9.

[5] Gordon 2014: 65.

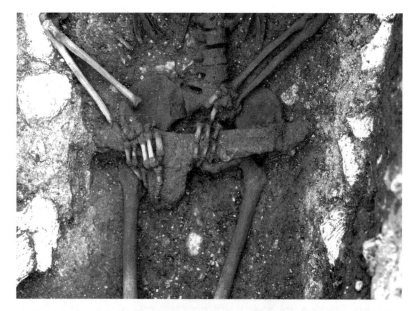

图 5.8　在萨里郡圣玛丽 · 默顿教堂北侧中庭的一座成年男性坟墓中发现了
疝气带。来源：Museum of London Archaeology。

　　戈登认为，用捆绑来遏制的疾病，是可以扩展到折磨死者身体和精神的疾病[1]。危险肿胀的尸体需要被控制住，以防止亡魂回到活人世界，即那些死于"坏死（bad death）"的人无法忏悔他们的罪过。人们相信亡魂会传播疾病，如《阿南提斯的亡魂》（*Ghost of Anantis*）[3] 的故事，伴随着群狗嚎叫和可怕的瘟疫恶臭，亡魂每天晚上都会从他的坟墓里出来，这造成了很多人死于瘟疫[2]。戈登认为，铜质绳结可能是尸体上的护身符，用来防止腐烂和躁动，从而防止疾病的传播[3]。

---

①　Gordon 2014：65.

②　Gordon 2014：57 – 9.

③　Gordon 2014：66.

| 结论

　　通过对背景分析的关注，考古学揭示了未被记载的做法，并扩展和挑战了现有的中世纪医疗实践模式。考古学提供了中世纪宗教机构对身体进行专业医疗护理的证据，既往认为中世纪的宗教机构只提供姑息性护理，且主要关注灵魂护理。在医院的挖掘工作提供了对居民进行手术的可能证据，以及在现场制造专业药品的证据。考古学还为健康和治疗的经验提供了新的见解，超越了代表医学史主流的精英文本的范畴。医院墓地的发掘工作为研究中世纪社会中生病的穷人提供了原始资料，对他们遗体的骨学研究揭示了许多关于他们健康的状况，以及在这些机构中得到护理的情况 [1]。

　　考古学提供了对病患经验和未被记载的治疗角色（如医院里的非专业修女、家庭里的妇女和助产士，以及海上的理发师－外科医生）的深入理解。考古学还通过医治死者的做法为中世纪对身体和灵魂的理解提供了一个新来源，这是既往在文献资料中无从得知的。

　　对中世纪医疗的考古研究仍处于形成阶段。未来研究可能会探索医疗的地区差异，如在英国的医院和修道院遗址中发现的物质文化与北欧大陆相比有很大的不同。为什么在英国很少发现专业的医疗物

---

[1]　Roberts 2017.

品？这是否反映了中世纪人们对身体及其护理的理解存在地区差异？对女性健康的研究也需要扩展到生育和分娩之外的问题。大多数历史资料都由男性撰写，因此很难找到女性自身对其健康问题的看法。考古学可以帮助解决这种不平衡的情况，通过对女性骨骼的分析来思考考古记录中的健康、饮食和寿命以及生活条件等情况。如最近一项针对英格兰年轻女性的骨学研究提供了与生活条件、就业相关健康问题的新见解①。考古学为研究中世纪的医疗带来了一种基于实践的方法，它强调了背景、物质性和具体经验的重要性，为医疗文化史带来了全新见解。

注释

[1] 今天的民间医学也被称为"传统"或"本土"医学。世界卫生组织（WHO）将传统医学定义为"基于不同文化的理论、信仰和经验的知识、技能和实践的总和，无论是否可以解释清楚，被用来维护健康以及预防、诊断、改善或治疗身体和精神疾病"（World Health Organization 2000:1）。因此，传统医学也可被视为继承的传统、知识和实践，被联合国教科文组织定义为"非物质遗产"。传统医学经常被解释为独立于社会和文化主流的信仰和实践体系。因此，它倾向于在一个等级模式中被概念化，把官方的、科学的医学置于上层，而把传统医学置于下层（O'Connor & Hufford 2001）。"传统医学（Folk medicine）"这个术语在中世纪并不存在，但有时被定义为基于公认的传统草药知识的大众医学（如 Hunt 1990）。在本章中，传统医学是指在机构护理之外的家庭中进行的医疗，并通过口述传统而不是通过学习医

---

① Shapland et al. 2015.

学文本进行传播。

[2]　在中世纪，助产士是庞大的女性治疗师群体的一部分（Green 1989）。助产士（midwife）这个词的意思是"和女性一起"。关于中世纪助产士的职业化存在一些争论，但一般来说，直到13或14世纪才有充分的记录。然而，有文献证据表明，在这之前当地妇女就已经开始协助这一角色。助产士可能是已婚妇女或寡妇，她们能够利用自己的经验来帮助分娩（Green 2005：15；Harris-Stoertz 2014）。关于中世纪助产士角色的进一步讨论，请参见格林（Monica Green 2005, 1989）和斯托尔茨（Fiona Harris-Stoertz 2014）的著作。

[3]　《阿南提斯的亡魂》是12世纪末威廉的《盎格鲁史迹》（*Historia Rerum Anglicarum*）中15个超自然故事之一，是北约克郡纽堡修道院（canon of Newburgh Priory）的教规。

第六章

经　验

纳马·科恩－哈内格比

（Naama Cohen-Hanegbi）

纳马·科恩－哈内格比（Naama Cohen-Hanegbi），以色列特拉维夫大学历史学高级讲师，其研究聚焦中世纪末医学和宗教的关系以及情感史。著有《照顾活生生的灵魂：地中海中世纪末的情感、医学和忏悔》（*Caring for the Living Soul: Emotions, Medicine and Penance in the Late Medieval Mediterranean*, 2017）。

| 引言

　　从一份医学报告中，我们了解到一位名叫马丁（Martin）的德国贵族的一些生活私密细节。佩鲁贾（Perugian）医生马蒂奥洛（Mattiolo de Mattioli，又称 aka Mattheolus de Perusio，卒于1480年）发表的一份医学咨询报告（medical *consilium*）披露，马丁寻求医生建议，因为他担心自己可能遗传了父母的痛风病，而其贵族出身进一步加剧了他可能死于这种疾病的风险。马蒂奥洛接着提到了病人的一些症状，这些症状很可能是通过书面形式或经他人转述而了解到的：他的器官成分松弛，不是很稳定，他很容易疲劳和疼痛。他还很恐惧，视力下降[1]。从马丁的症状清单中，我们可以窥见他健康状况恶化的个人体验及其全方位影响。它还能让我们还原健康和疾病在中世纪的含义及其定义，以及这两种定义的标准是什么。

　　健康和疾病都是不易理解的术语。它们所描述的内容以及如何界定它们，因观点（专业或非专业）、学科（医学、语言学、文学）和伦理立场而异[2]。当代生物伦理学和医学哲学彻底剖析了这些概念，并提供了从基于科学的自然主义到规范性立场的各种定义。极端自然主义

---

① 　Munich,Bayerische Staatsbibliothek, MS CLM 363, fol.188.

② 　Boyd 2000.

者（Stark naturalists）认为健康是没有疾病，而疾病是一种内部损伤或功能受限的状态。规范主义者（Normativists）认为健康和疾病是由社会规范所决定的价值判断①。在这两种截然不同且备受批判的观点之间，人们一直在努力弄清或确定这些词所包含的内容。在21世纪的社会中，这种对看似明确概念的解构对许多角色来说都是很有帮助的，包括健康服务机构、政策制定者、保险公司、病人吁请团体以及大量的个人需求。现有观念和定义的多样性证实了社会和文化立场在构建健康和疾病的意义上具有持续性作用。因此，历史研究对这场辩论的重要贡献在于，它证明了文化的影响是多么深远。这不仅存在于改变价值观方面，而且存在于改变对"自然"和"什么是自然"的看法方面。

反过来，把这种意识带到中世纪文本研究中，这提醒我们，虽然把单词从中世纪拉丁语或其他方言翻译成现代英语看似容易，但术语中所蕴含的文化含义也需加以理解。更重要的是，这种意识要求我们回到讨论健康和疾病的源头，并恢复其固有含义。看看信件、医疗咨询、奇迹调查和医疗合同等原始资料，它们提供了一系列关于疾病体验的信息。本章将考虑如何辨识疾病／健康，传染病的功能和形式，以及身体、心理和精神健康之间的关系。最重要的是，本研究支持叙事医学的观点，将研究中世纪晚期文化中疾病类别的使用和意义，以及它如何与健康和疾病的个人体验记录相匹配。

---

① Ereshefsky 2009；Wakefield 1992；Murphy 2015.

| 方法论

30年来，根据病人叙述来确定健康和疾病意义的必要性，一直是健康研究中的一个核心论点。在致力于人权和多元文化的社会运动的推动下，这一学术分支致力于在公共卫生保健和卫生实践中实现变革。这就是阿瑟·克莱曼（Arthur Kleinman）在《疾病叙事：苦难、治愈和人类状况》（*The Illness Narratives: Suffering, Healing, and the Human Condition*）中的使命。该书试图提高人们对倾听患者诉说疾病的重要性的认识，以及对疾病体验的文化嵌入性的关注[①]。对克莱曼来说，这种认知的一个主要目标是通过允许患者发声和激发护理人员的敏感性来帮助患者康复。然而，对于渴望了解现在或过去社会中健康概念的学者来说，这一信息同样具有潜力。人类学家、心理学家、文学和历史学者在关注病人自己的话语和词汇时，都能对病人的感受和痛苦有新洞见。[1] 历史学家罗伊·波特（Roy Porter）进一步细化了这一批评，认为医患棱镜（physician-patient prism）必然受限，并不能代表患者的生活。基于早期现代的研究结果，他提出围绕不良健康的日常互动大多发生在家庭、社区和其他治疗方法之间。对健康和疾病的体验进行更完整的历史描述，则必须依靠超越医学界观点的资料[②]。

---

① Kleinman 1988.

② Porter 1985.

对早期现代欧洲历史的研究支持医学史这样的叙事方法，如研究人员发现，患者出于各种目的积极创作关于自己疾病的叙事。叙事往往回顾一个人的一生，而不仅是关于当前的疾病发作，这暗示了一种连续和持续的脆弱感。这类文本还显示，病人不断为他们的健康状况不佳寻找原因，经常诉诸自责，说自己的体质注定不好，或者把自己说成是罪人（通常是性方面的），他们的罪过削弱了他们的身体，使他们容易生病①。这类以及其他范例揭示了与现代性经常相关的疾病体验，如非专业人士参与专业医疗交流或健康与道德行为之间的内在联系，它们都有较长的历史。在研究中世纪医疗保健方面，少数采用这种方法的研究表明，这些主题在这一时期的叙事中反复出现，尽管寻找和解释这些主题的任务也许并没有那么简单②。

中世纪的疾病暗示往往令人生畏，因为它们是有启示意义的。这一时期关于疾病的报告很少是当代人类学家或文学评论家所指的叙事。除了一些单一文本，在15世纪末之前，自传体写作一般都很罕见，留给我们的第一人称的疾病报告很有限。在现有的材料中，对自己病痛的全面描述，再加上通过疾病进行自我塑造的叙述，都是非常独特的例子③。

为了填补这一空白，我们有必要检查现有的疾病记录，并从这些记录中收集叙事。然而，即便有了这样的报告，要想了解支撑这些报告的情感，也是一项在方法论上充满困难的任务。正如研究疾病叙事

---

① Stolberg 2011: 46 - 7.

② McVaugh 1993: 18 - 28; McCleery 2009; 2011.

③ Frohne 2015.

的学者告诉我们的那样，这些文本虽然是个体化的，但它们也是被加工出来的，它们对语言的使用习惯性地采用了隐喻、象征和典故等文学手法，以回应普遍观念。[2]对于中世纪文本来说尤其如此。如马里翁·特纳（Marion Turner）所示①，中世纪英语的疾病叙事中充满了文学机制（literary mechanism），但同时，较少虚构的文本在叙述疾病的历史时也认同这一语言规范。此外，正如下文所讨论的，由于中世纪的叙事常常作为道德修正的说教论述，破译疾病的私人和个人含义的难题就更加复杂了。因此，有必要确定惯例（conventions），进行仔细阅读，并考虑这些惯例如何协助和指导理解健康和疾病的行为。

马丁的故事就是一个典例。在医生撰写的这份文件中，我们对病人动机的理解是有偏颇的。这份叙述表明马丁将他每况愈下的健康状况视为痛风的早期迹象。我们可以理解他的担心，因为痛风被认为是（当时和现在一样）一种慢性疾病，他康复的希望可能很低。那么，他期望从医生那里得到什么呢？据推测，他希望得到一种姑息治疗。但是，正如案情所述，马丁好像也需要对自己的病情有一些确证或了解。明确疾病对病人的价值不亚于其对医生的价值。在某种程度上，这似乎与因普通的虚弱和焦虑而向医生求助不同。明确他的病情是否能使他更好地计划未来？这是否为他原本无法解释的痛苦提供了凭证？不幸的是，这些问题仍没有得到解答。然而，值得注意的是，我们发现病人和医生对于所担忧的疾病都有一个共同的概念框架。病人的自我诊断得到了医生的认可，然后医生进一步补充了该疾病在特定病人

---

① Turner 2016.

身上具体表现的专业信息。

　　同时，正是通过专业语言的介入，这给医生提出了另一种对待病人疾病的模式。引入"整合（*complexio*）"的概念，医生从考虑具体的症状和狭义上的疾病（痛风）转向讨论病人的整体情况。因此，医生扩展了病人的观点，并将他局部的疼痛和不适与整体情况联系起来。"整合"的概念还突出了盖伦医学的另一个显著特点，即强调个人健康，而不是暗示健康和疾病之间的严格二分法。虽然这与病人抱怨的语气相符，但专业术语将疾病的体验置于一个综合的思想体系中，赋予身体变化过程意义和含义。因此，我们在这个医学方案（*consilium*）中有两种声音：第一个是病人、受难者的声音；第二个是医生的声音。这两种声音表达了上文所讨论的健康和疾病的概念，也为我们提供了个人化的（虽然很零散）疾病叙述。关于健康和疾病性质的更多观点出现在涉及身体及其疾病的中世纪资料中，这些资料包括奇迹故事和验尸报告、信件和布道、合同和法庭案件。它们的多样性预示着这一时期对疾病的定义和处理方法的多元性，从功能性到精神性都有。尽管这些文本经常在一般惯例和文化期望的重压下低头，但它们并没有抹杀第一人称叙事。通过探索这些个人健康体验的片段，我们能够进一步加深对关于健康和疾病的观念如何在个体之间产生共鸣的理解。

　　最近关于情感和感觉的历史研究为这一追求开辟了新的有益途径。如埃斯特·科恩（Esther Cohen）的《调制尖叫》（*The Modulated Scream*, 2010）汇集了不同学科对疼痛的不同描述，揭示了在某个阶段说出某种疼痛的意义的必要任务。尽管疼痛可以理解为对罪孽的救赎性惩罚，但它仍可能是需要动手术的一种令人讨厌的症状。中世纪观点的多样性在它们同时出现时更具有启发意义。因此，识别重叠语义以及不同语系之间的相互作用，已被证明是一种有益的诠释学方法，这可用于研究宗教文献中的疼痛[①]。因此，密切关注学科、体裁和语系有助于打开一个缺口，通过这个缺口，叙事（在我们的案例中，特指疾病叙事）可能会被揭示出来。在提请注意作者如何利用它来谈论健康惯例时，我们可以克服捕捉疾病体验的真实性和充分性的问题，这是一个连中世纪作家也会提及的难题[②]。

| 定义疾病

疾病和健康的类别由文化背景决定，自然环境和社会环境也会对其产生影响。中世纪的欧洲环境，包括年轻人的高死亡率、饥荒、瘟疫以及药物效果可疑（正如现代流行文化所认为的那样），常常被认为对疾病和死亡的态度是冷漠和无动于衷的。蒙蒂·皮东（Monty Python）呈现的"带出死者"的场景无疑有助于这一形象在近几代人的印象中根深蒂固。学者们也助长了"中世纪疾病是致命的极端状态"的刻板印象。这可能是灾难性的——与薄伽丘在《十日谈》导言中对

---

① Yoshikawa 2009.

② Turner 2016: 67.

瘟疫的描述相呼应，瘟疫切断了所有文化和社会的联系；又或者是微不足道的，正如在一些关于父母之爱和儿童死亡的讨论中所看到的那样[1]。还有人提出，在中世纪，人们将病人排除在社区之外（主要是在麻风病患者群体中），因为他们被认为是因自己的罪过招致了神的惩罚[2]。

近年来，随着人们更多地关注面对疾病和即将到来的死亡所制定的社会实践，这种叙述的隐匿性有所缓和。这些研究表明，病人是生活社区的一个重要组成部分（分娩后的妇女也可以列入这个类别）[3]。尽管大多数证据来自富人和权贵的记录，但有足够的迹象表明，在社会的大多数阶层中，疾病使人们依赖近亲，并进一步强化了更广泛的当地社区之间的网络[4]。因此有必要指出，现在人们普遍认识到，中世纪社会一直关注着疾病。与死亡需要涉及精神、身体和社区实践的仪式一样，疾病也是一个轴心，围绕它汇聚了大量的社会和文化焦虑（见图6.1和图6.2）。它激发了生者的关注，他们的希望、忧虑、资金和日常生活都投入到他们自己和亲属的健康中。

大量证据表明，在这一时期，人们并没有把疾病看作健康的对立面。在某些情况下，一种更为复杂的理解普遍存在。关于中世纪人们如何看待疾病，可以从病人和医者之间签订的协议中了解到一个相当技术性的观点，如在中世纪晚期博洛尼亚的档案中发现的那些协议，协议的一个重复出现的条件是恢复病人从事某些工作的能力，如穿衣、

---

[1] Wray 2004; Oosterwijk 2008.

[2] Turner 1995: 84; van Dam 1985: 259 – 61.

[3] Rieder 2006: 60 – 80, 123 – 45.

[4] Pilsworth 2011; Wray 2009: 170 – 4.

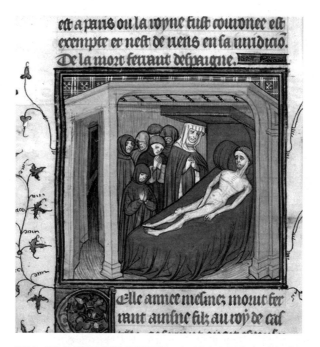

图 6.1 1252 年卡斯提尔的费尔南多之死（Death of Fernando of Castile），《法国年鉴》（*Chroniques de France*），14 世纪末。伦敦，大英图书馆，MS Royal 20 C Ⅶ, fol. 11（详情）。来源：British Library/Public Domain。

吃饭或切面包 [①]。在这种情况下，健康与恢复功能和缓解症状有关。这些协议表明，病人决定了治疗是否成功，协议中对病人能力和行动的关注明显地表明了这一点。医疗事故诉讼也依靠可见的手段来解决索赔。在有争议的案件中，以及在有关身体伤害的诉讼中，需要外部医学专家的证词确定原告的状态 [②]。这种评估健康的方法表明，至少在法

---

① Pomata 1998：27 – 9；Shatzmiller 1989：137.

② Shatzmiller 1989：150 – 1；Ferragud 2014；Carraway Vitiello 2014；Cosman 1973.

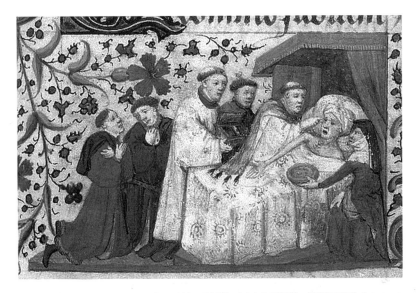

图6.2　主持最后的仪式，亡者办公室的晨祷，《杜努瓦时间》（*The Dunois Hours*），15世纪中期。伦敦，大英图书馆，MS Yates Thompson 3，fol.211（详情）。来源：British Library/Public Domain。

律领域，健康被视为一种超越个人经验的状态。

　　从13世纪末开始，有证据表明，内科医生和外科医生在法庭上评估暴力受害者的伤口，来确定伤害程度。如在4世纪意大利城镇雷焦艾米利亚（Reggio Emilia）遗留下来的案件中，这些专业证人根据受害者因受伤而死亡的概率对其进行评估，其中有些人伤势严重。他们的判决最终证明了健康和死亡之间的二元观点。这些文件中反复出现的声明考虑了流血和出血量的问题。血液作为一种外部可见的程度标记，有助于向法庭传达专家对病人状态的非专业性分析[1]。这种传唤专

---

　　[1]　Carraway Vitello 2014: 143 – 5.

业证人的做法表明了客观立场的脆弱性。除了对损伤和疾病的个人体验的基本认识外，诉讼和法律行动还需要明确分类。

此外，这种司法证据主要涉及某一身体器官的疾病或症状。这并非偶然，这些情况更容易得出明确的判断。然而，在更抽象的学术医学论述中，人们还是观察并讨论了健康与疾病之间的灰色地带。盖伦医学用两种模式来定义健康的状态和程度。其中主要模式建立在整合和混合的概念上，表明健康和疾病存在于一个连续体，它们会有不可避免的变化。健康不等同于完美的平衡，因为这种状态几乎不可能维持，而是被定义为每个人的规范平衡。违反这种平衡会丧失健康，需要通过药物和调理来恢复[1]。然而，作为日常生活和日常生活条件的一部分，这种违规行为是不可避免的。平衡把健康想象成一种流动的、不断变化的存在模式，在这种模式中，健康或疾病从来都不是一个绝对术语。与这种方法相呼应的是，医疗保健不是只为病人服务的，而是日常生活中的必需品。

不过，从12世纪开始的学术医学文献中，更多的方法论观点还是很明显的，但它也不是二元的。按照盖伦的想法，一些医生认为在健康和疾病之间还有一种中间状态（*neutrum*）。这一类别是在医生中发展起来的，作为一个有助于诊断和制定准确做法的术语，供他们自己使用[2]。尽管它没有被更广泛地讨论，也没有以捕捉或反思病人的经验为目的来构思，但这些讨论揭示了医生对现实的考虑，如

---

[1]　sidore of Seville 1911: Book IV; Kaye 2014: 205 – 40.

[2]　van der Lugt 2011.

对一个永久残疾者的健康判断应与对一个年轻女孩的健康判断不同的。在这方面，为不同情况提供医疗服务的愿望不仅要求医生为患者开出正确药物剂量时要计算年龄，考虑季节、性别、地理和病人的职业，而且要求为每个患者设想不同的治疗目标。

虽然精细的区分和术语（如中性这一术语）主要属于有学问的医生的话语，但其他医学思想如混合物/品质理论和四种气质，在公众中流传更广并形成了关于身体及其健康的术语。这些都有助于表达一种直观的想法，即不同的身体有不同的健康方式，一个人的自然状态可能是另一个人的疾病。如忏悔手册的作者建议神父注意忏悔者的肤色，因为这可能会影响他对某些罪行和行为的倾向性①。[3] 验尸官和法官会考虑体液变化和个人脾气，来确定被告的精神状态或确定死因②。文学作品中也提到体液倾向是其人物的突出属性。乔弗里·乔叟（Geoffrey Chaucer）、约翰·利德盖特（John Lydgate）和费南多·德罗亚（Fernando de Roja）就是这样做的，尤其是涉及忧郁的类型时。其他人如但丁（Dante）或特鲁瓦（Chrétien de Troyes），则更巧妙地引用了这一方案③。这类人物完全由他们的身体综合情况决定，无论是在身体状况还是在行为举止方面，即使他们没有特别的疾病，也不会被视为完全健康。

在中世纪的健康观念中，神学可能是最二元的。祷告或说教文本

---

① 如 *Alain of Lille* 1965: vol. 2, 31; Thomas of Chobham 1968: 418。

② Butler 2015: 225 – 7.

③ Whitney 2011; Langum 2016: 125, Amasuno 2004; Boyde 2006: 159 – 60; Saunders 2015: 36 – 7.

的作者使用了疾病相关词汇，把罪恶说成是对健康或正义的否定，是一种伤口或疾病。在1215年第四届拉特兰公会议（Lateran Council）的第21条教规出现后，神父作为医生的隐喻在中世纪后期获得了显著地位[1]。这一隐喻在忏悔手册和布道中被重申，忏悔的作用是辨别和诊断忏悔者的疾病，不同的精神疗法通过类似医疗的程序来消除罪恶，完全健康的也提供了忏悔者的救赎前景[2]。这种隐喻性的套路与罪/病是救赎/健康的反义词的观点相吻合。然而，从12世纪开始，神学家们开始辨别不同的罪孽状态，并对轻罪和重罪进行了详细分析。这对罪的精确识别来说是一种发展，它深深植根于适应日益增长的忏悔者群体的愿望。这种辨别程度和严重性的努力反映了医生们对健康和疾病的二元分类的关注丧失[3]。在建立明确分类和承认许多介于两者之间相关经验的这种转变，是这一时期健康和疾病话语的核心主题。

┃ 相应的疾病

书信交流是了解家人、朋友、主顾（patrons）或专业人士之间如何讨论健康问题的一个重要窗口。无论是私人的还是公开的信件，通常至少都会简短地提及作者或收件人的身体状况如何。但这是一个非

---

① Tanner 1990：245.

② Ziegler 1998：181－7；Smith 1998；Yearl 2014.

③ Cohen－Hanegbi 2017.

常有问题的来源，在这一时期，书信的公共性质决定了书面交流总是处于一般惯例之中。研究信件和书信集的学者提醒我们，这种体裁的多样性、构成和编纂过程，要求我们在解读指导每封信的背景和惯例时需特别小心[1]。因此，我们必须考虑在与家人、医生或其他权威人士的通信中如何具体规定有关健康和疾病的写作。然而，正是通过这种正式且公式化的对话，我们了解到不同背景是如何塑造谈论健康和疾病体验的理想和规范[2]。我们进一步了解到，讲述这些经历是如何促进某些类型交流的。

中世纪贵族和教会人士与他们的亲属或社会地位相近的同行之间的通信显示，私人的健康问题与政治考量随意混杂在一起，有时是为了柔化自己的议程。1263年，普罗旺斯的玛格丽特（Marguerite of Provence, 1221–1295）作为法国女王，给她的妹夫英格兰国王亨利三世（King Henry III of England, 1207–1272）写了一封短信，将秘密外交与公开表达对国王健康的关心相结合起来[3]。另一个例子，贝克的兰弗朗克（Lanfranc of Bec, 1005–1089）在给教宗亚历山大二世（Pope Alexander II）的信中提到了他管辖下的一位主教年事已高，患有慢性疾病，来敦促解除他的职务，从信中还可以看出有许多其他动机[4]。在1076—1077年的另一封信中，兰弗朗克写到，出于对鲁昂大主教（Archbishop of Rouen）的敬重，他为一位生病的修士

---

① Ysebaert 2015.

② Cohen 2010: 115 – 20.

③ Champollion-Figeac, ed. 1839: 1. 148, letter 120.

④ Clover & Gibson, eds. 1979: 34 – 8.

提供了大量的医疗保健 ①。夏特尔的富尔伯特（Fulbert of Chartres, 卒于1028年）通过书信与病人建立了亲密的友谊和联盟，书信内容中包括精神和医疗方面的个人建议 ②。在坎特伯雷的安瑟伦（Anselm of Canterbury, 1033－1109）与修士朋友圈内的通信中，可以看到类似的但更偏医学的方法。正如贾尔斯·加斯珀所指出，安瑟伦的询问和建议与医生的并不一样，他强调了自己作为住持的宗法责任，并重申了他的学识和他在社区中的作用 ③。

　　尽管风格和惯例不可避免地会让人怀疑信件所表达情感的真实性，但我们还是可以从这些信件中了解到生病时社会和个人行为的共同期望。明谷的伯尔纳（Bernard of Clairvaux, 1090－1153）在给他的恩人维拉的比阿特丽斯（Beatrice of Villa）的信中抱怨（显然是为了奉承），没有人过问他的健康状况（*Quis umquam de nostra salute interrogat?*），优雅地抓住了关怀和政治进步的连带目标 ④。安瑟伦写给英格兰女王苏格兰的玛蒂尔达（Matilda of Scotland, 1080－1118）的信，同样展示了如何通过询问健康状况来表达忠诚 ⑤。回顾文艺复兴时期人文主义（Italian humanists）的安慰信件，如彼特拉克（Petrarch, 1304－1374）和科鲁乔·萨鲁塔蒂（Coluccio Salutati, 1331－1406），我们看到，即使在表达方式发生变化之后，

① Clover & Gibson, eds. 1979: 136.

② Fulbert of Chartres 1976: 82 － 4, 118 － 28; McGuire 2010: 163 － 72.

③ Schmitt, ed. 1984: vol. 4, 3 － 6, 61 － 2; Gasper 2004.

④ LeClerq & Rochais, eds. 1979: vol. 8, 298 － 9.

⑤ Schmitt, ed. 1984: vol. 5, 344, 351.

互相倾诉自己的痛苦也能继续巩固和建立友谊①。此外，学术界之外也存在安慰性信件的文化，特别是从 15 世纪开始，随着私人白话书信在贵族妇女、商人和城市圈子中的不断扩大。其中一个例子是 1468 年刚登基的米兰公爵夫人萨瓦的博内（Bonne of Savoy, 1449–1503）写给她的婆婆、前米兰公爵夫人维斯孔蒂（Bianca Maria Visconti, 1425–1468）的信。博内提到，她在写这封信的时候自己也生病了，这意味着她们之间的联系可能是基于她们共同的生病体验。虽然两人间的关系似乎遇到过挑战，但孝道的表达和博内关于她不断为维斯孔蒂的健康祈祷的描述，可以表明是对她们相互之间真诚同时也是政治性关系的确认②。同样，在 1495 年的一封信中，伊莎贝拉·德·埃斯特（Isabella d'Este, 1474–1539）向她的嫂子齐亚拉·贡扎加（Chiara Gonzaga）转达了她的愿望，希望她"用血写的"爱的信件能治愈贡扎加的疾病③。活跃在 15 世纪的诺福克郡的帕斯顿家族（Paston family of Norfolk gentry）、佛罗伦萨的贵族斯特罗兹家族（Florentine Strozzis）和不太出名的尼布拉大主教（Archbishop of Niebla）托莱多（Fernando Díaz de Toledo，卒于 1452 年）的大量书信中，也可以看到通过互报疾病和健康状况不佳（自己的，也包括朋友和邻居的）来建立和扩大亲属关系和友谊的风气④。[4] 最后，关于当时谈论疾病的社会作用的进一步证据，可以从描绘病人的艺术作品中收集到，这些作品中的人物似

---

① McClure 1991：75 – 6.

② Nicoud 2000：377.

③ Isabella d' Este 2017：68.

④ 如 Strozzi 1997：87 – 91；Davis, ed. 1971：216 – 7, 230 – 2, 246 – 7；Round 1980。

乎正在参与一种公共互动，而不是严格意义上的医疗护理（见图6.3）。

在彼得·阿伯拉尔（Peter Abelard, 1079–1142）的信中，出现了一个相当不同的、关于身体疼痛状态下社区参与规范和程度的见证，被称为《劫余录》（*Historia calamitatum*）。在这封信的第一段话中，阿伯拉尔讲述了他因生病回到家中接受亲属的照顾[1]。后来，在他被与他有过不正当关系的爱洛依丝（Heloise）的叔叔报复性阉割后，他又被邻居们包围了——邻居们在听到袭击后来到他的床边。阿伯拉尔描述了他对周围的哀叹深感羞愧和恼怒，不希望这段令人尴尬的婚外情被如此公开。虽然这是一个不寻常的痛苦的案例，分享起来特别尴尬，但他在给朋友的信中重述这段经历（至少是以这种方式呈现），这一行为描绘了分享痛苦经历的边界[2]。

信件的私密性也是了解该时期疾病体验的宝贵资料。信件常常提供有关疾病、日常饮食和药物的第一手资料[3]。但如果是写给教友，这些信中的抱怨通常不会说出具体疾病，也不会对疾病发展做出全面描述。相反，他们提到了各种疼痛，包括头痛、背痛，以及慢性疾病，如视力下降和发烧。安瑟伦在写给圣埃蒂安的吉尔伯特住持（Gilbert Abbot of St. Étienne）的信中，抱怨了一种疾病，这种疾病使人发烧严重，出现虚弱、失眠以及甚至在烧退后还持续存在的食欲不振的症状[4]。亚历珊德拉·斯特罗兹（Alessandra Strozzi, 1406–1471）用更笼

---

[1] Peter Abelard 2013:8.

[2] Peter Abelard 2013:46 – 50.

[3] Gasper 2004:250 – 1; Whitaker 1993.

[4] Gasper 2004:250; Schmitt, ed. 1984: vol. 3, 284 – 5.

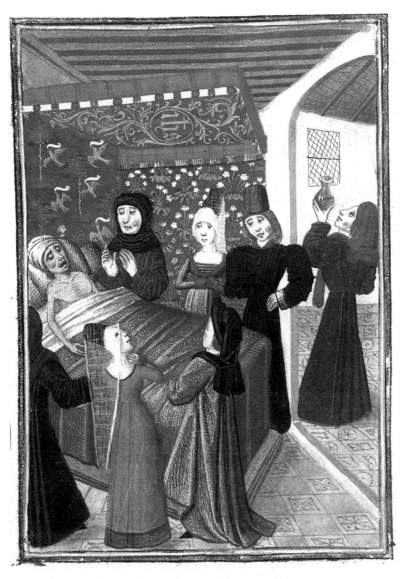

图 6.3　病人床边，让 - 弗鲁瓦萨尔（Jean Froissart），《编年史》（*Chroniques*），15 世纪末。伦敦，大英图书馆，
MS Harley 4379,fol.125（详情）。来源：British Library/Public Domain。

统的术语描述了她日渐衰弱的健康状况[1]。萨瓦的博内和维斯孔蒂都在信中提到因病不能写作[2]。

讨论一个共同熟人的疾病的信件进一步表明，在病人的直系社区中记录了健康状况不佳的事件，并且在许多信件中，再次强调了对症治疗的方法。1487—1495年，约翰·帕斯顿（John Paston）敦促玛格丽·帕斯顿（Margery Paston）给膝盖疼痛的霍巴特（James Hobart）送去石膏[3]。布列塔尼的布兰奇（Blanche of Brittany）在12世纪60年代写信给英王亨利三世（King Henry III of England），说他的女儿比阿特丽斯（Beatrice）发烧了[4]。在1380年埃德蒙兄弟（Brother Edmund）给斯托诺爵士（Sir Edmund Stonor）的一封信中提及他的儿子，说发烧也是生病的征兆[5]。其他信件讲述了卧病在床、身体虚弱或过度活跃的情况，回顾了上文讨论的正式语言，并将健康与功能联系起来[6]。对功能的关注延伸了疾病/健康二元的界限，这一点在信中也很明显。斯托诺爵士的儿子据说只在早晨发烧，而在白天晚些时候，他就会外出活动；贝内德托·斯特罗兹（Benedetto Strozzi）据说感到不适，但"不是很严重"[7]。虽然两人都在不久后去世，但据说他们有一段时间会处于中间状态，既不健康也不生病。

---

[1] Strozzi 1997: 213.

[2] Nicoud 2000: 410.

[3] Davis ed. 1971: 628.

[4] Shirley ed. 1862 : 334.

[5] Carpenter & Kingsford ed. 1996: 109.

[6] 如 Klassen ed. 2001: 86。

[7] Strozzi 1997: 73.

健康的身体 / 健康的灵魂

另一个出现在信件中的话题是情感或精神痛苦。痛苦和悲伤倾向于通过对身体疼痛的详细描述来表达和强调。阿基坦的埃莉诺（Eleanor of Aquitaine, 1122–1204）向教宗塞莱斯廷三世（Pope Celestine III, 1106–1198）抱怨说，她因儿子理查（Richard）的监禁而处于极大的痛苦之中，越来越瘦，视力越来越差。她还说，她的悲伤是如此强烈，以至于她宁愿自己的手被砍掉[1]。多明我会的里科尔多（Riccoldo of Monte Croce, 1243–1320）在写到1291年阿卡（Acre）陷落时，描述了对失去城市的巨大悲痛和苦恼。他写到，他在思考中被吞噬，心痛不已，泪流满面，这种悲伤的状态使他陷入了深深的精神危机，显然，这种痛苦使他变得虚弱[2]。

这些对精神上的各类痛苦的描述非常传神，有一种文学感。事实上，在更为虚构的奇迹故事体裁中也可以找到类似的情绪状态描述。海斯特巴赫的凯撒留斯（Caesarius of Heisterbach）的故事中就有一些受病痛折磨的修士，他们的绝望和悲伤，往往是由恶魔干预引起的，恶魔的干预使他们失明、昏睡、苍白，肉体和灵魂变得虚

---

① Celestine III 1853 : 1268 – 1272.

② Röhricht 1884 : 264, 272; Shagrir 2012.

弱①。这也可以在其他文学作品的自我记录中看到，比如玛嘉雷特·埃布纳（Margaret Ebner）的神秘主义著作，其开篇就描写折磨她身体、思想和灵魂的灵修前的痛苦②；医生阿维尼翁（Juan of Aviñón, 活跃于1320—1381年）以一种更专业的方式描述了宗教和财务绝望的忧郁③。通信语言和其他写作模式之间似乎没有直接的密切联系，也不那么致力于事实叙述，这提醒我们需要意识到实际体验和其口头表达之间的差距。在这里我们看到，将身体疾病、疼痛与精神状态联系起来的整体观点依赖于身体疼痛提供的物理证据。这些疼痛描述了无形的感觉，并把抽象的情绪用笔墨变成了身体症状。

被钉死在十字架上的痛苦，尤其是在中世纪晚期演变为一种可以以圣痕（*stigmata*）的形式转移给虔诚教徒时，也采用了将受难大合唱（*passio*）本地化的类似表演。它在书信中的表达可以被视为当代疾病通信实践的另一个方面，同时作为建立友好关系以及获得政治认可的一种手段④。身体的疼痛也被视为对灵魂烦恼的救赎和治疗，这是给病人的慰问信（或责备信）的一个主要特点。兰弗朗克给生病的吉尔伯特·克里斯平（Gilbert Crispin, 1070–1089）送去了清热解毒剂，同时还写了一封信，敦促他把自己的病看作是忏悔，要感谢上帝的怜悯⑤。沙特尔的伊沃（Ivo of Chartres, 1040–1115）恳求布洛瓦的阿德

---

① Caesarius of Heisterbach 1851 : 1 : 203 – 10.

② Ebner 1993 : 85.

③ Cohen – Hanegbi & Melammed 2013；Cohen–Hanegbi 2016.

④ 如 Wiethaus 1993 : 185。

⑤ Clover & Gibson, eds. 1979 : 103.

拉（Adela of Blois, 1067—1137）提供援助，表示希望她的病能成为内在自我（*interior homo*）的补救措施，身体的折磨能洗去她的罪孽 [1]。彼特拉克（Petrarch, 1304—1374）鼓励维泰博主教（Bishop of Viterbo）尼科洛（Niccolo）把身体生病的机会视为增强精神毅力的机会 [2]。修士安东尼奥·韦尔切利（Antonio de Verceil）向米兰公爵夫人维斯孔蒂建议说，她的疾病是上帝派来洗净她的罪孽，增加她对上帝荣耀的爱的 [3]。正如我们所看到的，这种形式的安慰是建立在一个非常普遍的身体疼痛 / 疾病和精神罪 / 忏悔之间的比喻上。布道和祷告的论著对这一说法进行了详细阐述。如兰开斯特公爵（Duke of Lancaster）格罗斯蒙特的亨利（Henry of Grosmont，约1310—1361年）在1354年的《圣药书》（*Le Livre de Seyntz Medicines*）中，对自己的罪孽进行了剖析，把它们比作需要神医治疗的伤口 [4]。然而，这远不止是一个比喻。1438年，葡萄牙国王杜阿尔特（King Duarte of Portugal, 1433—1438年在位）创作了《忠诚的顾问》（*Leal Conselheiro*），这是一篇受善恶信仰框架影响的论述 [5]。在涉及悲伤（*tristeza*）的几章中（第18—25章），他采取了一种更私密的语气，反映了他对忧郁症更流畅的医学论述。他回顾了自己的病史，列举了为使病情缓解而采取的自我精神疗法 [6]。在反思罪过的虔诚环境中转向自己的医疗问题，显示出的不仅仅是对上帝治愈的普

---

① Ivo of Chartres 1854: 112.

② Petrarch 1863: 378 – 84.

③ Nicoud 2000: 411.

④ Henry of Grosmont 2014.

⑤ Duarte, King of Portugal 2011.

⑥ McCleery 2009.

通祈求，它说明了对身体、思想和灵魂健康之间固有联系的信念。玛格丽·肯普（Margery Kempe）在阐述她的灵修叙事时，描述了她的疯狂状态，随后她的身体、心理和精神状态综合恶化[1]。在托莱多的书信中反复出现这种深刻交织的健康观，这是一个更为随意的例子，他不断在快乐、身体健康和精神健康之间建立联系，以此用作他对健康状态的总体描述[2]。

　　自然地，这种对疾病的身体、情感和精神方面的结合（有时是一种混合）观照，大多是由担任宗教职务或具有特别虔诚目标的作者所阐释的；然而，以更微妙的方式，可以看出它也已经渗透到非专业话语中。菲利帕·马登（Philippa Maddern）对中世纪末"欢喜（merriment）"这个英文单词的使用分析进一步证明了这一点[3]。她的研究显示，在当时的英国文化中，健康感与快乐，以及包含精神健康在内的全面幸福感密切相关。在15世纪的意大利信件中也可以看到类似的观点[4]。在这种关于个人健康状况的报告中，有机体功能和感觉，以及对未来健康的希望和信心，都是绝对相互依存的。

| 病史

　　在中世纪，朋友和家人经常写信互诉他们的健康和疾病，以获得

---

① Staley, ed. 1996.

② Round 1980: 223, 234.

③ Maddern 2018.

④ 如 Nicoud 2000: 411。

支持和照顾，加强联系和感情并规划未来。除了这些非专业作者之间分享痛苦的见证之外，还有一些治疗性接触，这为他们提供了展开疾病叙事的机会。中世纪后期的"医疗市场"是多种多样的，包括一系列技能和做法。病人经常求助于几种不同渠道，包括理发师、圣人神龛、当地治疗师、巡回专家或博学的医生，这取决于可及性和社会环境，尽管有些治疗师被认为是特定病症的专家，如骨折、牙科（见图6.4）、分娩、疯狂发作等。因其口头性质，这些治疗接触大多没有记录，但也确有部分记录。其中两个最重要的记录是博学医生的医疗咨询和13世纪以来现存的加冕审讯证词。在这两种情况下，纳入患者的叙述都具有制度上的重要性，并扎根于学术界的相关领域发展中。医生用书面咨询或医案（*consilia*）来教育他们的学生，让他们了解诊断、制定处方和疗程的过程。致力于个人与整合的理念需要关注每个病人特定的体液平衡和症状[1]。宗教审判员收集了奇迹治愈的证词，以证实其神圣性。这些程序是随着法律学校影响力的增长而出现的，同时也伴随着一般司法程序中对证人的依赖[2]。因此，个人经验、特定环境和情况结合是日益精妙的医学和教会法的一个重要组成部分。

| 作为叙述的病史

　　在12世纪萨勒诺的一篇以医疗谈话技巧为主题的论文中，建议

---

① Agrimi & Crisciani 1994; Crisciani 2004; Siraisi 1996.

② Goodich 2007: 70 - 1.

医生在与病人及其家属分享其诊断结果之前，尽可能多地从病人那里收集信息 ①。文章在语气上有些愤世嫉俗，提到收集细节的目的是帮助医生获得线索，防止其尿检或脉搏测量失败。虽然这篇论文认为询问病人是一种聪明的伎俩，但从13世纪开始，询问病人被视为诊断的一个重要部分。现存的病案书表明，这的确是实践中的一个基本部分。14世纪下半叶，提尔曼·德·西伯格（Tillman de Syberg）在斯特拉斯堡（Strasburg）工作，他可能是作为科隆大主教（Archbishop of Cologne）萨尔维登（Cardinal Frederick de Saarwerden）的医生，但他也为罹患各种疾病的男女看病。一份手稿中记述了他的做法，列出了他处理的病例。其中有根根巴赫住持（Abbot of Gengenbach）的抄写员彼得（Peter），他患有头痛，且已经便秘了八天，他还出现了"胃口"疼痛（没有肿胀）、口苦、口渴欲饮冷水和食欲不振的症状。西伯格认为他患有胆汁淤积症（*Ymaginabar coleram esse in causa illius fastisii*），并据此给他开了药 ②。通过阅读症状清单，我们听到了之前医生和病人之间对话的回声。尽管可能是由医生的问题所引导，但它展示了一种关注疾病方方面面的观点，如倾向、感觉、具体的疼痛和功能障碍。即使是体液失衡的诊断也包含一些不同的症状，在这个意义上，这样的描述仍然接近于病人可能使用的症状语言。

在描述一些特殊感觉时，医生们常常能更准确地重复病人的症状。在15世纪之交，巴黎医生纪尧姆·布歇（Guillaume Boucher）报告说，

---

① Sigerist 1960: 131 – 40; McVaugh 1997; Linden, 1999: 32.

② Wickersheimer 1939: 80.

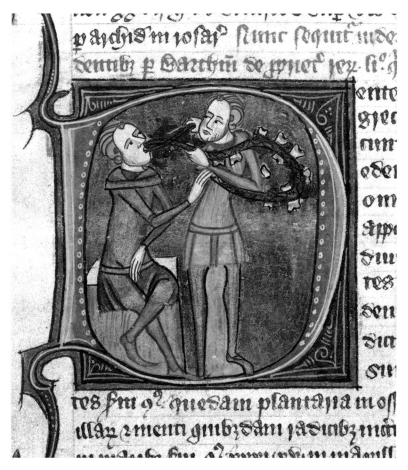

图 6.4　牙科专家，詹姆斯 · 勒 · 帕默，《共同之善》，14 世纪末。伦敦，大英图书馆，MS Royal 6E VI,Vol.2,fol.503v（详情）。来源：British Library/Public Domain。

他治疗了一个患有不均匀发热（unbalanced fever）的年轻人，特别是在胸部周围，他指出病人感到胸部有一种压迫性紧绷感[1]。锡耶纳的本齐（Ugo Benzi of Siena, 1376–1439）重申了另一位医生寄给他的一封信件内容，信中提到他曾治疗过一个持续头痛的年轻人。本齐接着详细介绍了过去20个月里头痛的过程，解释了疼痛是如何变化的，从夜间疼痛到心悸，再到可见的斑点和发烧。在另一个案例中，他还补充了病人对她所遭受疼痛的描述，这种疼痛从腹股沟向下移动，感觉就像火烧一样。他还说，在睡觉的时候，她觉得好像有蚂蚁在她的四肢里爬行[2]。巴维里奥·巴维耶拉（Baverio Baviera, 卒于1480年）讲述了一位多明我修士博洛尼亚的马库斯（Marcus of Bologna）被各种神经问题所困扰，包括听障，在他的耳朵里会不断出现波浪般的声音[3]。巴托洛梅奥·德·蒙塔尼纳（Bartolomeo de Montagnana，卒于1452年）描述了一个病人的视障，他看到一些小人儿小物像苍蝇或蚊子一样在他身边飞来飞去，并不断试图用手去抓它们[4]。16世纪初，乔瓦尼·巴蒂斯塔·德·蒙特（Giovanni Batista de Monte）为一位妇女治疗分娩后头痛，说她觉得自己的头是"一个空容器"[5]。在所有这些例子里，加入病人对其体验的描述是证实医生诊断的一个必要部分。疼痛的确切感觉或不规则功能的性质，被视为症状的一个方面，也指出了可能的原

---

① Wickersheimer 1909: 257.

② Benzi 1518: fols 76 v, 67 v.

③ Baviera 1489: fol. 37 v.

④ Montagnana 1497: fol. 110 v.

⑤ Monte 1559: fol. 13 v.

因，例如，波浪状的声音被解释为湿度过大的信号，移动的疼痛是复杂体液紊乱的信号，等等①。

与情感障碍有关的案例进一步说明了病人体验的重要性。本齐在他的《建议》(consilia)中提到一位来自帕尔马的妇女，四年多来，她的胃里总有一种讨厌的冰凉感，且里面充满了黏稠物。这使得她恶心和食欲不振，并削弱了她的视力和行动力，但她的其他认知能力却没有受到影响。由于担心自己会死，她开始频繁进食，两餐之间没有足够的间隔，但这只会使她越来越虚弱，并增加她无休止的恐惧，导致大脑和心脏进一步生病②。在这里，恐惧被看作是疾病的核心：它是对疾病的反应，是加重病情的因素，其本身对认知能力有损害。吉奥瓦尼·马泰奥·费拉里·格拉多（Giovanni Matteo Ferrari da Grado，卒于1472年）和蒙塔尼纳在他们的《建议》(consilia) 中描述了忧郁症的病例，也遵循了类似的综合方法③。这些情绪紊乱突出了一个基于整合观念的健康观的基本概念：疾病的体验与疾病本身是密不可分的。当然，这描绘了一幅整体图景，根据这一医学概念，感觉、认知能力、情绪[医学文献对它们的定义是"或然心绪（accidentia anime）"]、梦境和思想都是病人健康的一部分。这一概念关注的是健康及健康受损，而并非由疾病来定义一个人的状态。

现存的维斯孔蒂的医生写给她儿子米兰公爵加莱亚佐（Galeazzo）的信，其中包含了对她病情的日常观察，为我们展示了这种方法在

---

① Cohen 2010: 99; Salmón 1996.

② Benzi 1518: fol. 42.

③ Grado 1535: fols 8－9 v; Montagnana 1497: fols 78 v－79, 92.

实践中的应用。医生们，包括安德里奥托·德尔梅诺（Andriotto del Maino）、贝内代托·雷加达蒂（Benedetto Reguardati）、吉多·帕拉托 (Guido Parato)、克里斯托弗·达·桑奇诺 (Cristoforo da Soncino) 和安布罗吉奥·格里菲斯 (Ambrogio Griffis)，报告了病人的精力、睡眠、情绪、发烧和食欲情况，所有这些都被视为她很健康的标志[①]。雷加达蒂与其他三位医生一起，在维斯孔蒂的儿子菲利波（Filippo）生病时也给她写了类似的信件，报告了包含关于他疼痛、功能和情绪的信息，作为他健康状况的指示[②]。这些信件有自己的健康对话规则。这些信件由专业人士撰写，针对非专业收信人，目的是确保提供令人满意的医疗保健服务，并报告病人的状况。他们协助宣传了关于整合的医学理念，以及由此衍生出的疾病形象，并提供了专业医疗的理想形象。医生们经常用乐观语气描述病人的"友善（bona voglia）"，这表明他们非常希望与病人的家人保持良好关系。此外，就像《建议》中的病案一样，这些信件代表了一种医学理论。可以肯定的是，医生对病人的这种密切关注仅仅是少数有钱有势的人才能享受到的待遇。

　　《建议》中的病案确实揭示了一些激动人心的故事，激发了读者的想象力，提示了中世纪病人是如何与医生谈论他们的疾病的，但不能忽视中世纪日常医疗的背景。虽然量身定制的医疗模式无疑会促进医学教学，但医治疾病仍然靠的是当时的"现成药物（off-themself

---

① Nicoud 2000: 381 - 2, 393.

② Nicoud 2014: 626 - 8.

医学文化史：中世纪卷

medicine）"，依赖常用的药水和药丸配方，依赖以疾病为重点的诊断，而对具体的病例关注较少①。

简单的食谱集对普通医生来说要有用得多，这可以从它们的传播方式看出。从头到脚列举疾病的实践（*practica*）文献包括关于不同症状的备注，以便诊断疾病，但处方仍然主要针对疾病的治疗②。与此类似，《建议》文集也提供了许多关于具体问题的处方章节③。这一时期的大多数医学文献中都没有关于疾病的叙述，这表明高度关注个体的理论与要求适用于所有人治疗方法的更基本实践之间存在着差异。

︱ 医治圣徒

在确立神圣的审讯程序中，关于疾病的叙述比比皆是。证人们在审讯委员会面前为他们曾经不堪重负的疾病做证，这是了解患者的一个宝贵来源。正如菲努坎（Finucane）、梅茨勒、麦克莱里和鲍威尔（Powell）等人所表明的④，证词包括从苦难的情况、涉及的感受到奇迹发生的方式等细节。为了追求从疾病到健康完全转变的证据，这些叙述支持将健康明确定义为没有疾病。这种二元立场源于记录

---

① 见如广泛传播的 [pseudo-]Peter of Spain 1497；Shaw & Welch 2011。

② Demaitre 2013.

③ Taddeo 1937.

④ Finucane 1977：83 – 99；Metzler 2006；McCleery 2014；Powell 2012.

的性质。它们是理想化的记录，为庆祝神迹而写，同时，它们是司法文本，按照设计好的结构书写以符合法律要求。它们还是翻译文本，用白话文讲述，用简单的拉丁文写下。因此，人们经常争论是否适合将它们作为个人叙事来阅读①。我下面的评论并不试图解决这一争论，而是着眼于教廷对圣人的认定，其审查是如何构建故事的，他们在准备必要的档案时包括了什么，省略了什么。这篇文章强调了受难者叙述有不可或缺的价值。如果我们考虑到资料来源的高度程式化，下面所列举的这种主张就更令人好奇了。

通常情况下，医治是给予特定圣人献身或祈祷的回报。圣人神龛往往是奇迹发生的地方，但这并非必要条件。在较少见的情况下，当奇迹发生时，受祝福的人还活着，通过按手甚至是凝视都可以传递给他们恢复的力量。然而，很明显，并非所有圣人都有能力根治所有疾病。在大多数叙述中，治愈是即时和完美的，没有留下任何先前的痕迹。然而，我们了解到，对一些人来说，之前的尝试，无论是对其他次要圣人还是对同一圣人表示得不那么慷慨供奉的做法，都失败了。阿斯科利（Ascoli）的某个人（约1325年）就是这样，他的一半身体瘫痪，而另一半身体则反复出现可怕的颤抖。这个可怜的人向托伦蒂诺的尼古拉斯（Nicholas of Tolentino）做了两次供奉。他的第一次供奉没有完成，他的身体仍然很虚弱；但是，在第二次尝试后，他的身体很快就恢复了②。叙述中详细描述了医治过程中的障

---

① Katajala-Peltomaa 2010: 1084.

② Occhioni 1984: 358.

碍，强调了疾病的严重性，这是这些叙述的主要特点。

用持续时间来描述痛苦的时间，并经常引用精准的日期，以额外的细节佐证疾病的性质，这成为神迹真实性的替代性描述。有些人明确指出了受影响的器官或身体上的病痛位置，其他人则提到他们发烧或生病的天数。当疾病（包括癫痫）发作时，会提及发作的次数和时间。证人通常会解释他们的疾病如何影响他们的机体功能，主要是不能走路或手不能动[1]。证词还显示了不同程度的医学知识。见证人可以提供疾病名称、医学术语解释、医学原理和某些医疗程序的叙述。在匈牙利的伊丽莎白（Elizabeth of Hungary, 1207–1231）的一个神迹中，来自马雷堡（Mareburg）的戈特弗里德（Gotefrid）做证说，他腿部的疼痛源于大量痰液。在其他证词中，使用了一种让人想起医疗合同中的功能性语言，如在戈特弗里德的案例中，出现了"疼痛消失"；在格尔恩豪森的营养学（Dieteric of Gelnhausen）案例中，出现了"恢复行走能力"[2]。从13世纪开始，人们越来越依赖医生作为加冕程序中的专家证人，这无疑支持了证人叙述医学化的迹象[3]。此外，由于这些资料显示了证人、审问者和抄写员的共同努力，因此，更专业的语言也可能是出自更有文化的人，而不是患者自己的声音[4]。

许多证人提及他们疾病的严重性，以作为求助圣人的动机。一位

---

[1] Metzler 2006: 126 – 85.

[2] Wolf 2011: 173, 175.

[3] Ziegler 1999.

[4] Katajala-Peltomaa 2010.

名叫托马西亚（Thomassia）的女士看到她的儿子因为不停哭泣而濒临失明，她向托伦蒂诺（Nicholas da Tolentino）献祭并使她的儿子睁开了眼睛[1]。还有许多人，除按姓名或症状（如头痛、胃痛、发抖）陈述自己的病情外，还表示他们的祭品是出于对病情进一步恶化的恐惧。事实上，在这种程序中，对死亡的恐惧似乎是一种被接受的格式，用来解释向某位圣人祈求的动机[2]。另外，它也被编入关于治疗的叙述中，如门达都司·阿尔德鲁德（Munaldus Aldrude）的儿子，他享受了托伦蒂诺的治疗，当他被这位圣人祈祷后，他从伴随着巨大疼痛以及口手变形的痉挛中解脱出来。据悉，他逃过了即将到来的死亡[3]。提到医生无法提供帮助，是患者陈述严重病情的另一种方式。一些证人提到他们向医生咨询并接受了治疗，但无济于事，万不得已，他们才寻求圣人帮助。圣乔治（St. George）的神父弗雷德里克斯（Fredericus）做证说，他的左腿已经病了三年多，但主治医生说这无法治愈，因为他的腿已经严重恶化了。在听说了尼古拉斯的奇迹后，弗雷德里克斯向他寻求帮助，并确实恢复了健康[4]。提及上述这件事并非偶然，它的反复出现既表明了疾病的严重性，也表明没有任何自然疗法可以治愈，而这是证明治愈是奇迹的必要标准[5]。安吉鲁提乌斯·德·卡彭纳

---

① Occhioni 1984：109.

② Menestò & Nessi 1984：318，365；Occhioni 1984：168，170 − 1，173，451，475，477；Menestò 2007：85，101.

③ Menestò 2007：601 − 2.

④ Occhioni 1984：411.

⑤ Duffin 2007.

(Angeluctius de Carpena) 的困境是如此之大，以至于他对医生失去了信心，认为自己很快就会死去，于是接受了临终涂油礼，并要求诵读圣歌。只有在蒙特法尔科基亚拉（Chiara de Montefalco）神奇的干预下，他的痛苦才得以缓解[①]。这些调查故事的一个重要特点是没有为疾病提供任何精神上的辩解。在任何情况下，都没有暗示个人的痛苦是由于他们的罪过或缺乏奉献精神。即使在祈求者的疾病可能对灵魂造成伤害的情况下，如即使是对意外杀死新生女儿的奶妈怀有恶意的女性，也不会被视为罪人[②]。这与当时主流的说教（*exempla*）奇迹故事的传统大相径庭，后者颂扬的主题是：一个知名罪人受到疾病的惩罚，然后通过忏悔以及对玛丽亚或其他圣人的奉献得到治愈和拯救[③]。奇迹故事提供了教育意义，旨在鼓励信徒奉献。它们起到了教化作用，是通往信仰的典范之路。事实上，正如上述兰开斯特公爵格罗斯蒙特的亨利和其他虔诚受难者的著作所示，虔诚的作者根据这些故事提供的模式来回忆他们自己的疾病，而将这种推理排除在调查程序之外，进一步突出了这些文集的司法和实践作用。为了验证圣洁性，奇迹故事关注的是奇迹的发生而不是证人的精神生活。

为了证明向尚未正式命名的圣人求助是合理的，也为了证明奇迹的重要性，有必要不去责备接受治疗的人，也不要断言这种疾病是绝症或无法治愈的。克服一切困难，治愈一个简单的人，这是一个伟大的故事。然而，在加冕仪式中，无论是作为专业用途的司法记录，还

---

① Menestò 1991: 318 – 19.

② Cambell, ed. 1978: 458 – 9; Archambeau 2013.

③ Jean Gobi 1991: 434 – 5; Metzler 2006: 216 – 17, 221 – 2.

是作为当地的证据和纪念，这些细节都不（仅仅）因其戏剧性目的而受到喜爱。每个证人都为圣人治疗能力的有效性提供了支持。他们详细的叙述被视为权威的证词，可以被其他证人证实。正如米切尔·古迪奇（Michael Goodich）[1]所言，这也是一种值得信赖的形式，通过它，故事可以进一步传播，圣人的名声也可以传播。因此，疾病叙述对于建立一个可靠的圣化案例是极其重要的；然而，尽管细致地收集了具体的体验，这个来源只提供了一个高度分类的疾病概念。毕竟，调查情况要求提供完全成功康复的证词。

| 结论

在对中世纪的健康和疾病体验的探索中，我们找到了各种各样的资料，得出了一幅异常复杂甚至矛盾的图景。在中世纪社会，健康和疾病可能意味着许多不同的事情：在某些情况下，它们被视为二元类别，在另一些情况下，它们被视为一个更流动的连续体中无法实现的极点。它们指的是身体、思想或精神灵魂，或三者的任何组合。虽然健康通常等同于快乐和幸福，而疾病唤起巨大的恐惧和痛苦，但虔诚的实践鼓励将疾病视为赎罪的机会，唤起对精神痛苦的忏悔。与此同时，健康是一种影响个人的私人和主观体验，也是一种仅根据功能来

---

[1]　Goodich 2005.

衡量的家庭或公共关注。

医学社会学家和人类学家早就注意到这样一个事实，即谈论健康和处理疾病的家庭和政治策略是社区互动的一个重要部分[①]。现存的中世纪信件如是表明，在我们这个时代也是如此。然而，从12世纪末开始，不断发展的专业化和机构化医学确实带来了对疾病体验和健康谱系的新关注。这些成为中世纪后期医学和相关法律（民事或规范）程序发展的关键。个人疾病或病痛的特殊表现，无论是身体的、精神的还是心灵的，都必须加以考量，以便发展一种理论或加强一种可信赖的系统。但除了对一种包容性系统的渴望外，还出现了另一种渴望，即对明确的类别和确定的术语的渴望。中世纪对健康和疾病的处理在个人经验和"可获及的"这两种模式间转换。在这次对资料来源的调查中隐含了另一个持续转变是，将健康理解为身体和灵魂状态的解释框架之间的转变，这种转变是外行和专业人士所共有的，并与背景及其提供的意义有关。

注释

[1]　关于疾病叙事的出现和使用的综合描述见 Hydén 1997。关于疾病叙事的文学形成的主要研究有 Scarry 1985、Porter 1985 和 Rimmon-Kenan 2002。

[2]　如见 Atkinson 1997 和 Thomas 2010 对叙事中"真实的"批评。

[3]　里尔的阿兰（Alain of Lille，卒于约1202年）的例子如下：Quod complexion peccatoris sit inspicienda.Complexio etiam peccatoris

---

① 如 Sontag 1978。

consideranda est, secundum quod ex signis exterioribus perpendi potest; quia secundum diversas complexiones, unus magis impellitur ad unum peccatum, quam alius.Quia si cholericus magis impellitur ad iram, sed melancholicus magis ad odium.

[4] 1422—1509年，帕斯顿家族三代人留下了大量私人信件。斯特罗兹家族属于佛罗伦萨的贵族，是该市最富有的家族之一。斯特罗兹 (Alessandra Macinghi Strozzi, 1406–1471) 写给她儿子们的现存信件，阐述了维持权力和维护家族联盟以保持社会影响力和经济地位的日常策略。托莱多是尼布拉的医生和执事长，在15世纪的二三十年代与瓜达卢佩的圣玛丽亚修道院 (Santa María de Guadalupe) 的成员通信。

第七章
心灵 / 大脑

温迪·特纳
（Wendy J. Turner）

温迪·特纳（Wendy J. Turner），
美国奥古斯塔大学历史教授，研
究中世纪的精神健康、残障史，以
及医学和法律间的关系。著有《中
世纪英格兰精神病患者、无行为能
力者和残疾人的护理和监护》（*The
Care and Custody of the Mentally Ill,
Incompetent and Disabled in Medieval
England*, 2013）。

引言

心灵在脑中（The mynde is in the Brayne），

悟性在前面（The vndyerstandyng in the fronte）。

愤怒在胆囊（The Ire in the gawle），

贪欲——在肾脏（Avaryce-in the Kydney）。

爱——在心脏（Love-in the harte），

呼吸在肺里（Brethyng in the lownges）。

脾中有欢愉（Gladnes in the splene），

心中有思想（thought in the harte），

身体有血（Blode in the body），

灵魂有希望（hope in the sowle），

精神中有心灵（The mynde in the spyrit），

心中有感受（The harte in the mynde），

心中有信仰（the Feyth in the harte），

信仰中有基督（And cryst in the feyth）。

当它滋养身体时（And whylle it noryssh the body），

它被称为"Anima"，即灵魂（it is cawlyd-Anima-the sowle）。

"灵魂"这个词多有含义（This worde-Anima-hath many significacions），

因为当沉思时（for when it is in contemplacyon），

它被称为［是］一种精神"*Spiritus*"（it is sayde a spyrit, Spritus）。

当品味时（And when it savyrth），

它被说成［是］理性或智慧，灵魂"*Animus*"（it is saide Reson or wytte, Animus）。

当感知时（And-when it felith-），

它被说成［是］感觉"*Sensus*"（it is sayde felyng, Sensus）。

当理解时（and when it understondyth），

它被称为心灵"*Mens*"（it is callyd mynde, Mens）。

当评价时（And when it demyth），

它被称为理性"*Racio*"（it is callyd Reson-Racio）。

当赞同时（And when it consentyth），

它被称为意志"*Voluntas*"（it is callyd, wylle, voluntas）。

当记录时（And when it recordyth），

它被说成是心灵"*Memoria*"（it is sayde, mynde, Memoria）。[1]

对心灵的医学理解、对大脑的生理护理、对思想的宗教定义和对意图的合法认定，这些都在中世纪欧洲的文化背景下发生过碰撞。许多人，包括作家、诗人、医生、教会人士、法官和学者在内，试图通过思考大脑、心灵、心脏和灵魂之间的联系来理解人体是如何运

① 伦敦，兰贝斯宫（Lambeth Palace），MS 306, fol. 118r，自第28行起；与 Furnivall, ed. 1903 : 65比较。

作的。关于思想和记忆是否为大脑特有功能的问题，在中世纪还未得到解决 [①]。如本章开头诗歌所释，"心灵（mind）"可能"在脑中"，而"思想（thought）"可能"在心中"，虔诚的教区居民应坚持他 / 她的"信仰"，认为心"在精神中"，而精神又"在脑中"。循环逻辑是最佳的。请注意，虽然"爱"和"呼吸"分别"在心"和"在肺"，这与现今读者期望的位置相符，但同时"贪欲在肾"（注意仅有一个），"愤怒"或生气在胆囊，"欢愉在脾"。换句话说，在中世纪人们去理解情绪、记忆和思想过程之间的关系，这显然是一个难题。关于灵魂所处的位置及其功能的隐含想法，与激情的概念一起，徒增了人们对大脑、理智、灵魂和心脏是如何协同工作的困惑。当然可以说，感觉创造了人本能的、近乎兽性的反应。与此同时，这些感觉与灵魂相互作用，在基本情感、身体欲望和那些更崇高的精神激情之间构建了一种尴尬的协同。

这首诗的无名作者以及其他人，显然对情感、身体、理智和灵魂间的那种尴尬联系感到好奇。"*Anima*"是"生命（animate）"一词的基础，在诗中有许多功能。对作者和其他中世纪作家来说，它等同于灵魂（soul），是生命、运动和理性的所在地。灵魂是人类超越动物本能的一切情感和思想的源泉（即使不是同一源泉），它提供了思考的能力。 对诗人来说，灵魂不仅作为一种精神和理智发挥作用，而且还能思考、感觉、推理，有自己的意志和记忆。这首诗解释说，"理智在大脑中"，也说"理智在精神中"。作者这里考量了灵魂的位置，就

[①]　Clarke & Dewhurst 1996: 3.

像他试图勾勒出大脑和心脏之间的联系，以及理智、感情和灵魂的关联一样。

　　本章将阐明在中世纪，大脑及其思维能力与上帝、与有罪或无罪，以及与理性社会行为之间的复杂联系，并拆解中世纪思想与情感，以及大脑、心脏和精神之间的关联。中世纪将大脑与精神存在、情绪化的人和动物性反应联系在一起，这表明我们需要一部脑文化史，而不是关于这一重要器官简单的科学、医学或社会史。然而，即使在其他研究领域，也很少有人关注大脑。

　　许多中世纪的医学文献、学术手稿、教会诗歌、宗教论文和其他著作的作者认为理智和大脑与个体不可分割。如诗所说，"理智在大脑中"，但也"在精神中"，甚至全诗中，理智的理论往往与有关心脏、意志、记忆和感情的问题混为一谈。至少在英语、法语、西班牙语、德语、荷兰语和意大利语中，法律权威对合理行为、犯罪、责任和预谋等持有的具体观点，也取决于个人思想和随后的行为[1]。一些权威人士和作者（局限于学术界、内科医生和外科医生）对大脑的功能，以及大脑受损的修复问题进行了理论研究。教会也对理智和心灵这些不可分割的概念进行了权衡，这意味着，根据教会教义和上面的诗句，那些映射灵魂的东西在某种程度上同时栖居于大脑和心脏。他们把理性思维视为可能的罪恶煽动者、灵魂深度和力量的决定因素、人类与上帝联系的可识别因素。由于教会和医学界同样重视大脑的文化意义，且法律上对有罪和无罪的定义基于"预谋"和行动，所以他们把大脑功能

---

[1]　Turner, ed. 2010.

的文化含义与中世纪的心脏、灵魂、理智和意志等概念联系在一起。

▎ 前期理解

1996年，艾德文·克拉克（Edwin Clarke）和肯尼特·杜赫斯特（Kenneth Dewhurst）出色概述了从古代至20世纪的大脑图像，并重点关注了中世纪和早期现代的插图[1]。不过，和这些图像的早期研究一样[2]，他们聚焦于大脑的解剖学结构，以及各种自然哲学家、对医学感兴趣的学派是如何理解大脑运作的问题。虽然他们的工作是中世纪大脑解剖学的概览和优秀指南，但他们无意研究这些认识在更广泛的社会文化背景下所产生的影响。

除对解剖学感兴趣外，中世纪的学者们还研究了大脑的其他医学问题。他们充分关注了古代和中世纪"普纽玛（*pneuma*，精神/灵魂）"的概念。对早期的自然哲学家来说，"普纽玛"指体内用来传递运动信号的空气，后来才与"生命的气息"或灵魂（*anima*）、灵魂或精神的概念纠缠在一起（下文有更详细的讨论）[3]。而最近一些研究则集中于大脑的外科手术和药物治疗上，强调具体过程或药物，而不是提供技术或

---

[1]　Clarke & Dewhurst 1996: 3 – 53.

[2]　Sudhoff 1913; Leyaker 1927.

[3]　van der Eijk 2005: 122 – 31; Benso 2008.

大脑解剖学的概述[1]。关于解剖学和中世纪对理智和大脑内部运作的理解，比较好的作品之一是玛丽·卡鲁瑟斯（Mary Carruthers）关于记忆的研究[2]。她是研究大脑个体功能的学者之一，大脑个体功能在中世纪时可能被视为心脏的功能，包括记忆、知觉、情感、智力、感觉[3]。这些研究发现，至少到1200年，对大脑感兴趣的中世纪学者开始根据古代理论和对头部创伤后行为的观察进行假设，认为右脑控制左侧身体，反之亦然。他们开始猜想，大脑从前到后控制着常理（common sense）、想象力、推理和记忆。他们也开始更加确信大脑控制着感官，包括视觉、嗅觉、味觉、触觉和听觉（见图1.1）。

许多中世纪的大脑理论认为，这个重要的器官拥有三个"室（cells）"，从前到后进行管理：感官和活动、幻想和思考，以及回忆和记忆。虽然古代脑解剖学的学者已经开始沿着这条路走下去，但这些想法到了中世纪仍然是相当混乱的。最接近"三室"理论的早期自然哲学家是帕加蒙的盖伦（约129—200/216年），他对动物进行解剖。但如果不先解决心脏和大脑功能的划分问题，并在一定程度上解决灵魂和感情的问题，大脑的"三室"理论就无法奏效。

亚历山大学派（Alexandrine schools）可能是通过解剖尸体解决了大脑或心脏是不是生命之本的问题。迦克顿的希罗菲卢斯（Herophilus of Chalcedon，约公元前335—前280年）和喀俄斯岛的埃拉西斯特

---

[1] Niiranen 2014; Krug 2015; Livingston 2015.

[2] Carruthers, ed. 2002, 2008.

[3] Geary 1996; Goodey 2011; King 2010; Pender 2010; Rosenwein 1998; Turner 2010; Wheatley 2010.

拉图斯（Erasistratus of Ceos，约公元前304—前250年）解释了神经系统和循环系统在大脑中是如何平行和相互连接的。1242年，伊本·纳菲斯（Ibn al-Nafīs, 1213–1288）首次正确确认了血液从右心室流到肺动脉（*vena arteriosa*）进入肺循环，随后流至全身。他还猜测了毛细血管系统的存在[①]。希罗菲卢斯和埃拉西斯特拉图斯将心脏的功能描述为给身体提供温暖和"生命灵气"。古代晚期和中世纪的自然哲学家认定神经系统包括大脑及其通过脊髓、神经相互连接的神经网络，它们作为所有神经系统功能、敏感性和运动的中心。这种亚历山大学派的人类生理学模式直至19世纪依然存在，尽管在细节上略有变动。因此，在生理学上，血液和心脏负责温度和情绪，而神经系统和大脑负责运动和思维。如愤怒可能是由过热引起的，并可能导致体温升高，这就有了后来的"他的血液沸腾（his blood boiled）"和"怒气冲冲（hot under the collar）"等口头短语。

到了中世纪中期，医生和其他自然哲学家推测，如果大脑管理所有的运动和思维，包括记忆，那么大脑内一定有功能分区。尽管这个争论一直持续到中世纪末期，但大多数中世纪自然哲学家认为三室具有不同功能。如从事百科全书工作的方济各会修士安格利库斯（Bartholomaeus Anglicus，约1200—1272年）写道：

　　三室间没有（身体上的）区别，大脑有三个四陷以及脑室（被医生称为）"看门人（*ventriculi a phisicis noncupantur*）"，在脑室

[①] West 2008.

外的前室中形成想象力，在中室形成理性，（以及）在后室形成记忆和回忆。[1]

其他理论认为想象力形成于前室和中室的边界，或认为想象力伴随沉思（cogitativa）直接形成于大脑中间部分[2]。安格利库斯进一步解释说，"大脑的前脑室是由感知器官产生的，并部分受其制约"[3]。他还总结说：

> 中脑室，即负责完善理解的逻辑室，在理解力传递到指挥中心或记忆室之前形成，实际是位于头后部，（在那里）印象是由其他室产生的，如同储存在记忆库中。[4]

在这一理论中，来自外部世界的输入通过感官进入大脑前部，常理和想象力的结合告诉个体他或她看到了什么，以及在必要时如何做出反应。根据安格利库斯和其他致力于解释三室理论的人的说法，沉思以及我们可能称之为批判性思维的能力，包括理解幻想和现实之间的差异，都位于大脑中部。先是信息收集，接着进行批判性分析，然后作为记忆储存在大脑后部[5]。阿维森纳在他的一部关于灵魂的作品《救恩之书》（Kitāb al-Najāt）中，建议在三室中各增加两个功能，以

---

[1]　Bartholomaeus 1483：57.

[2]　Clarke & Dewhurst 1996：8.

[3][4]　Bartholomaeus 1483：36.

[5]　Carruthers 2008：59－69；Millon 2004：70.

解决想象力问题以及幻想和想象力之间的区别，并为每个室增加接收和记忆的类别，增加的六种类别分别是：常理、幻想、想象、估计（或认知）、保留和回忆①（见图7.1；Ivry 2012：no. 3）。应当注意，阿维森纳既把幻想作为一个单独类别，又把它作为一个总括体，以涵盖和连接幻想与常理、想象力（且他从拉丁语中音译了 *sensus communis* 和 *fantasia*）②。有时，一些其他理论将幻想和想象结合起来，为运动（*motiva*）留出空间③。在所有这些中世纪思想家中，对功能的安排都有不同的看法，尽管他们都同意记忆在后面，且都说明了记忆和大脑的其他操作之间的交流④。

后来的大脑理论继续把功能归于三室（或后来被称为脑室），每个功能都与多任务相关。至少曾有一位作者，佛兰德（Flemish）的外科医生杰汉·伊珀曼（Jehan Yperman, 1295–1351）将前脑和中脑的感官分开，认为听觉是智力的一部分⑤。然而，在大多数中世纪理论中，中脑是沉思（包括估计和认知）的区域。有一些中世纪的脑图和描述将大脑分为四部分，而不是三部分，如1400年的法国手稿中描绘了一个"病人"（见图7.2）。这幅图将四室标为常理室（*sensus communis*）、想象室（*cellula imaginativa*）、理性审美室（*cellula aestimativa rationis*）

---

① *sensus communis, fantasia, ymaginativa* [*almutakhayyîlah*]、*cogitativa*[*qûwah mufakkirah*] *seu æstimativa*[*wahm*]、*retentio* [*dhikr*]and *memorativa* [*hafizah*].

② Nichols ed. 2008：41.

③ Finger 2001：19.

④ Carruthers 2008：59；Carruthers ed. 2002；Siraisi 1990：82 – 3；Frugard 1994：1.53.

⑤ Clarke & Dewhurst 1996：10,fig.4.

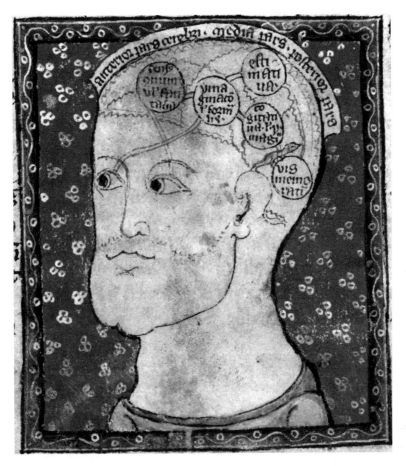

图 7.1 《胚胎发生》(*De generatione embryonica*，1347 年) 中阿维森纳的大脑理论，剑桥大学图书馆，MS Gr.g.l.l, fol. 490v。来源：The Syndics of Cambridge University Library。

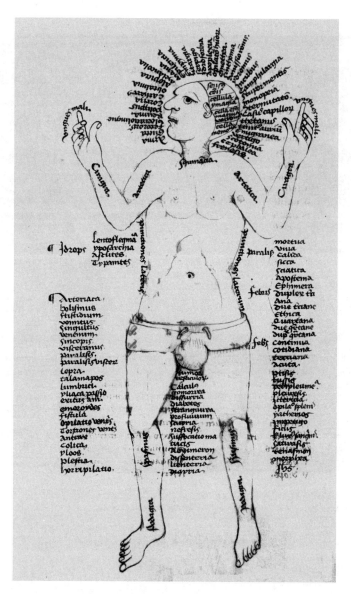

图 7.2　病人，《卫生与医学小手册》(*Petits traités d'hygiène et de médecine*)，15 世纪。巴黎，法国国家图书馆，MS Latin 11229, fol.37v。来源：Bibliothèque Nationale de france。

和记忆室（*cellula memorativa*）[1]。这种想法将常理划分为所有感官输入的接收器，并将所有接收到的信息放入大脑前部，好像所有信息都需通过常理"室"才能到达其他地方。1503 年，格里高尔·莱施（Gregor Reisch，约 1467—1525 年）为他的《玛格丽特哲学》（*Margarita Philosophica*）绘制的木刻中，将大脑从前到后标记为：常理（*sensus communis*）、幻想（*fantasia*）、记忆（*ymaginativa*）、蚓部（*vermis*）、认知（*cognitativa*）、估计（*imposativa*）和记忆（*memoryativa*）（见图 7.3）。

蚓部（虫部，*vermis*）是大脑前段和中段之间的一个狭窄连接区，虽然在图 7.3 中，大脑中段和后段间也出现了一个类似的狭窄区域，但那里并没有标签[2]。相比之下，在奥古斯丁对大脑的描述中（图 1.1），在幻想下面和眼睛后面有一个点被标记为视力或视觉（*visus*），其他区域也有类似的标记（如嗅觉、味觉等）。这有助于解释 1503 年的木刻画，可能蚓部的标记只是插图画家犯的一个错误：把 *visus* 误写成 *vermis*，它是在莱施的原著之后被二次复制的画作。

除了三室理论，中世纪的解剖学家和外科医生还注意到了盖伦所说大脑底部的"奇妙的网（*rete mirabile*）"，它是由希罗菲卢斯基于动物的大脑首先描述的。盖伦推测，由自然精神（*pneuma physicon*）和已消化食物（肝脏产生的食糜）混合而成的血液，通过静脉流经身体，到达右心室，然后进入肺部，杂质、自然精神和一些血液在肺部被呼

---

[1] Clarke & Dewhurst 1996: 11.

[2] Sudhoff 1913, fig. 14; Clark & Dewhurst 1996, 38–9.

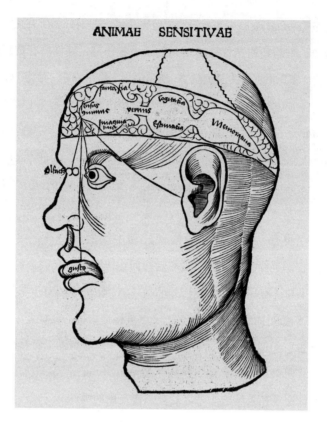

图 7.3　脑室，莱施，《玛格丽特哲学》，弗莱堡：约翰·肖特 ,1503 年，第 10 册，
卷 2，签名 Hii。来源：Wellcome Collection/Public Domain。

出。身体吸入大量的空气（*pneuma*），它们混合并净化血液（这一点盖
伦弄错了），然后一起回到右心室，通过心脏上的一个孔滴入左心室，
产生重要的精神（*pneuma zoticon*）。后来，中世纪的理论家如阿维森
纳和纳菲斯，对这一观点提出了质疑，他们强调心脏而不是肝脏，才
是体内脉搏和热量的调节器。然而，盖伦的理论直到 1543 年才被维
萨里（Andreas Vesalius, 1514–1564）完全推翻，但即便如此，比起维

萨里，许多人仍更信任盖伦的理论[1]。在盖伦的理论中，这种"重要的精神"注入血液混合成"生命之血（vital blood）"，它从左心室通过动脉（这里也不正确）到达大脑底部非常细的动脉网（即"奇妙的网"）以及大脑其他地方。在网中，血液得到进一步改善，创造出最高形式的精神，即自然精神或动物精神，它们通过神经离开大脑。正是这些在大脑中产生的自然精神，促使身体移动和思考[2]。

当尸体呈俯卧位时，血液从动脉排空，聚集在心脏和静脉中，使动脉呈现空虚状态。早期检查尸体的人一定认为动脉里充满了空气或气团。许多早期的解剖图都很粗糙，但他们已经正确认识了从颈动脉到颅腔的血流通路。盖伦关于体内空气的假说使得中世纪学者的著作和哲学思想将灵魂或精神，即"生命气息"，与大脑相联系，这种关联使得中世纪学者们对科学产生了浓厚的兴趣。

| 肺里呼吸 心中思想 体流血液

中世纪的医学食谱和通俗读物往往遵循早期埃及人从头到脚组构身体的惯例，将功能和症状定位在特定区域。尽管理性思维和心脏之间有广泛的文化联系，但在这些文本中，从"头痛"开始，到我们所

---

[1]　Mitchell 2007：216.

[2]　Mitchell 2007：103.

说的精神问题，通常都被定位在头部，就像开头那首诗所说的一样。然后是耳朵、鼻子和喉咙的不适，接着是身体躯干（包括肺和心脏），再者是四肢，最后是脚。医生们把受伤和疾病都视为健康和福祉的中断。如果头部受伤需要手术，外科医生就会敏锐地预测，如果手术成功，他的病人将需要多长时间恢复以减少肿胀，使头部和大脑愈合。像内科医生一样，外科医生也有实际理由来改变患者的正常生活方式，或为其恢复过程开具处方。一般来说，医生将所有的健康与四种体液系统的平衡联系起来，这也是建议通过饮食和运动来恢复平衡的一个实际原因，即使是对有精神健康问题的患者也同样如此。自然哲学家和医生建议，为了身体和精神健康，应根据季节和年龄、性别进行适当的饮食和运动。

在20世纪下半叶前，很少有学者研究中世纪精神健康。对于那些研究过这一主题的学者来说，这几近是一种奇特现象，比如丹尼尔·哈克·图克（Daniel Hack Tuke）为中世纪精神病患者开具"古怪处方"[1]。到了20世纪末，尽管一些学者继续对中世纪精神健康抱有一些浪漫的想法[2]，但另一些人则开始更认真研究中世纪的精神健康和大脑，写下了诸如忧郁症[3]、精神疾病[4]和精神错乱[5]等相关话题的文章。

自2000年以来，探索中世纪精神健康及其与医学联系的学术

---

[1] Tuke 1882：6.

[2] Covey 1998;Foucault 1961;Masters 1977.

[3] Jackson 1986.

[4] Kroll & Bachrach 1984;Rosen 1964.

[5] Thiher 1999.

研究得到了极大发展。在《神经科学起源：脑功能探索史》(*Origins of Neuroscience：A History of Explorations into Brain Function*) [1]、《中世纪法律和习俗中的精神错乱问题》(*Madness in Medieval Law and Custom*) [2]、《照顾及监护精神病人》(*Care and Custody of the Mentally Ill*)、《中世纪英格兰的无能和残疾》(*Incompetent and Disabled in Medieval England*) [3]、《中世纪后期欧洲的精神 (疾病) 秩序》(*Mental [Dis]Order in Later Medieval Europe*) [4] 等著作以及一些关于创伤和创伤治疗的重要论文中 [5]，都探讨了中世纪对精神错乱的理解和对精神障碍者的关怀。一些专门讨论中世纪大脑的会议，如在约克大学举行的会议（2017年），使我们对中世纪思想和大脑活动概念的理解更有深度、更丰富。其他关于中世纪医学或中世纪残疾的会议使精神健康学者对中世纪资料提出了更复杂的问题，如科尔杜拉·诺尔特（Cordula Nolte）在不来梅大学 (University of Bremen) 组织的创意单元"德比利斯人 (*Homo Debilis*)" [6]、李 (Christina Lee) 在诺丁汉大学负责的"疾病、残疾和医学 (*Disease, Disability and Medicine*)" [7]。较新的问题包括：(精神上或身体上的) 残疾意味着什么？ 虽然我们可能会把神经系统、心理和智力方面的病症归入不同名单，但中世纪社会是这样的吗？

---

[1] Finger 2001.

[2] Turner, ed. 2010.

[3] Turner 2013a.

[4] Katajala-Peltomaa 2014.

[5] Livingston 2015；Krug 2015；MacInnes 2015.

[6] Nolte 2017.

[7] Crawford & Lee 2014.

一些中世纪的药物能否被"重新发现",用来帮助那些对现有药物产生抵抗的现代精神健康患者? 对中世纪精神健康的研究能否帮助我们减轻与后现代生存相关的复杂压力?

从医学角度看待这些关于精神健康的最新研究,在中世纪的脑部疾病中,似乎最明显的是由于意外或战争而造成的头部受伤。如果病人还活着,这种类型的头部损伤除了会导致脑震荡外,还可能会让病人迷失方向。或者,如果头部创伤严重,则会导致人格改变[①]。如果头骨被打破或头部受到其他伤害(如挫伤),就必须修复。随后,病人普遍会生病,这就是为什么即使是外科医生也会被禁止去调整脑科病人的生活方式,包括从饮食到睡眠、生活空间、音乐、运动或祈祷的一切(这方面的基本理论原因,见本卷导言)。

手术在战场上很常见,对各种类型战斗损伤的大脑和头部的治疗可能还包括草药治疗和饮食改变。战争和其他类型事故对大脑的伤害,特别是物体掉落在头上或人从高处摔伤头部,都会导致大脑肿胀、癫痫发作、头痛、挫伤和头骨破裂。罗杰·弗鲁加德(Roger Frugard)在外科论文《外科手术》(*Chirurgia*,约1180年)中,给医学生讲解了一种他称为 *la deverie*(可译为"魔鬼""着魔""颤抖"或"不安的疯狂")的头部损伤[②]。他解释说,*la deverie* 时会引起躁狂症或忧郁症,这两种症状我们都称之为精神健康状况问题;忧郁症是一种"黑胆汁"过量,可能会对大脑产生不利影响。尽管如此,弗鲁加德还是把精神健康问题搁置一旁,继续讨论他的 *la teste tailleiz*(一种头部受伤)病人 —— 病人头

---

① Skinner 2015; MacInnes 2015; Krug 2015; Livingston 2015.

② Gregory 1989: 427, 690.

颅受伤，大脑里有一块碎片（可能是头骨碎片）。弗鲁加德指示外科医生：

> 首先将病人捆绑起来，然后通过用一种被称为环锯（trepan）的工具打开头部，去除疾病物质——它就是问题所在。如人们所说的，这是健康的伤口，[它] 是对既往伤口的治疗。[1]

弗鲁加德提及的是古老的环钻术（trephining）或头部穿孔（trepanning），这是一种清理伤口的方法，它能让颅骨边缘更光滑，并在闭合前清除所有碎片。环锯作为一种手术工具，沿用至今。在中世纪，手术后的头部会覆上干净的药膏，然后医生在大脑肿胀消退后再闭合颅骨（假设病人还活着）。

更早的古代外科医生曾把病人的头部切开或凿开，露出大脑。中世纪的外科医生利用这一知识来拯救有头部创伤或其他头部损伤的战场病人，许多病人在头部、头骨和 / 或大脑受伤后还能存活多年[2]。如1217年，一块屋顶瓦片掉落在卡斯蒂利亚国王恩里克一世（King Enrique I of Castile）的头上，中世纪外科医生试图用环钻术挽救他的生命，但这位 13 岁的君主不久后就死亡了。在中世纪西班牙墓穴中还发现了其他被环钻过的头骨，其中至少有一名妇女好像成功地进行了骨环钻术，并存活了相当长的时间[3]。关于环钻术的进一步考古证据，

---

[1] Frugard 1994 : 53.

[2] Arnott, et al. 2003 ; Tracy & DeVries, eds. 2015.

[3] Cohen 2012 : 1.

见本卷沃森和吉尔克里斯特的章节。

然而，在中世纪，脑损伤并非唯一求治条件。其他情况诸如精神健康问题，也被视为躯体疾病，根据四种体液系统也是可以治疗的。虽然祈祷经常被要求作为整个治疗过程的一部分，但医生和其他护理人员采取了更多的身体治疗方法，建议使用药物和改变饮食，它们似乎被视为恢复病人精神健康的关键。苏珊娜·尼拉宁（Susanna Niiranen）写道："食谱的主要目的显然是减轻疼痛，虽然一些早期食谱包括神奇元素，但后来的中世纪食谱则坚持使用对抗疗法的药物。"[1]

由于高烧或某种无形原因造成的大脑功能障碍比头部撞击更难诊断。如果是疾病或未知因素导致的问题，医生可能会建议通过饮食、药物或其他疗法来重新平衡体液，包括放血（给头部放血）、洗澡、额外睡眠、暗室或改变生活条件等疗法。

内科医生和外科医生，以及一些有医学头脑的僧侣、牧师和自然哲学家，描述了大脑中负责各类精神健康状况的区域，当然，这些区域完全归属三室理论中的感知、思考和记忆类别。这些作者还给出了功能障碍的可能原因，包括头部受到撞击、消化或饮食方面的解释、环境原因，甚至是精神方面的理由。内科医生或外科医生（或其他自然哲学家）都没有对学习障碍或智力障碍说太多，如没有提出治疗白痴的方法。这些问题只有在解释大脑如何工作时才会被讨论，例如一本草药书或手册会将这些解释作为药物或病症治疗清单的一部分。

大多数中世纪医生都认识到，来自身体内部的某些东西（主要是

---

① Niiranen, 2014: 176.

他们思维系统中的体液不平衡），可能会导致一个人的大脑功能不足。约翰内斯·普拉泰里乌斯（Johannes Platearius, 活跃于1090—1120年）解释了一种相对广为人知的狂热病（*frenesy*），症状包括激动和偶尔的攻击性，他写道（摘自诺曼的翻译）："狂热病诞生于头部第一脑室（frenzy is an apostume that is born in the first cell of the head）。"①普拉泰里乌斯还提及了其他几种颅脑疾病，包括昏睡、卡他症（流鼻涕）、中风（脑出血）、癫痫、麻痹（他承认这不仅仅涉及大脑）、狂躁、忧郁和悲哀（悲伤）。与中世纪后期的其他医生一样，普拉泰里乌斯将躁狂症描述为"一种狂热"，会影响想象力；而忧郁症则影响一个人的推理能力（都是中脑）。他将躁狂症与忧郁症联系起来：

> 躁狂症是一种狂热、*forsenerie*（另一种体液疯狂）和忧郁的病症。躁狂症吞噬和折磨大脑的第一脑室，并剥夺想象力。

他写道："正如君士坦丁在《忧郁症》（*Melancholia*）一书中所写，忧郁症是'中脑室感染，剥夺了理性'。"② [2] 普拉泰里乌斯提出了几种基于四体液的药物，其成分包括锦葵（*mauves*）、紫罗兰（*violat*）、莴苣（*laitues*）、曼德拉草（*mandragore*）、玫瑰（*rosat*）、盐（*sale*）和许多其他成分③。在体液理论中，所有这些成分都有降温作用，锦葵和曼德拉草则会进一步催眠。普拉泰里乌斯一定是认为这些病人需要睡

---

① Platearius 1994: 171.

② Platearius 1994: 180.

③ Platearius 1994: 171 – 84.

眠，且离热源太远。他坚持认为，无论采用何种药物或饮食调整（他列出了膏药、洗涤剂、灌肠剂、口服药和其他药物，如在脚上轻轻擦盐），如果迅速改变病人的体液平衡可能会使病情加重。

因此，在中世纪文献中，体液平衡的变化是大脑健康变化的常见原因，有时，空气质量、食物等非自然因素也被归于病因。有些疾病的病因多于其他疾病。对于那些天生有智力障碍的人来说，"病因"有时归咎于母亲，因为对母亲而言，在孩子出生后她几乎没有什么可以改善的[①]。其他原因，如高烧可能会导致孩子智力受限，医生们试图重新平衡体液来恢复健康，包括定期洗凉水澡、灌肠和改变生活方式来进行治疗[②]。英格兰的巴托罗缪总结了亚里士多德关于大脑功能障碍的观点以及需要观察的病人身体迹象："已经枯萎或变得过于潮湿的大脑不能工作，它会冷却身体或融化精神，因为此疾病的发生，导致智力丧失，最后死亡。"[③]

与巴托罗缪几乎同时代的安吉利库斯（13世纪中叶），基于盖伦和阿拉伯医学理论，对大脑功能障碍的治疗提出了许多建议。安吉利库斯先将大脑和头部的问题归为头部疼痛，如头疼和精神问题。他确定了三大类精神问题及其子类，这些都与中世纪医生设想的大脑三脑室相关[④]。安吉利库斯写道（摘自后来的中英文译本），狂热症存在于"大脑前部或大脑皮层中"，狂热症的症状包括"多醒，以及缺乏机

---

① Metzler 2016: 5; Kroll & Bachrach 1984: 507 – 14; Thiher 1999: 44 – 72.

② Rawcliffe 1997: 64; Nutton 1996: 184 – 7; Rosen 1964: 278 – 80; Siraisi 1990: 120 – 3.

③ Bartholomaeus 1483: 57.

④ Getz 1991: 1 – 31; Clarke 1975: 86.

智、愤怒和疯狂（*woodness*，疯狂或狂野的行为），突然站起来又突然倒下"①。安吉利库斯认为躁狂症存在于大脑中间部分②。昏睡是一种丧失记忆的状态，位于大脑后部："昏睡是一种疾病，会使人如此健忘，以至于不知道自己做了什么事。"③安吉利库斯认为体液过多或过少是大脑功能障碍的原因。他解释说，忧郁症可能是大脑三区域中任何一区域发生故障导致的，他将其描述为一种症状而不是一种疾病。在他的药物论著中，他还介绍了治疗其他三种脑部疾病的药物：癫痫（*epilencie*）——"癫痫是堕落的恶魔"；中风（*apoplexie*）——"中风是一种脑中主要部位因某种腐败体液而停止工作的疾病"；还有飞蚊症（*scotomye*）——"飞蚊症是一种脑部疾病，它让人觉得眼睛里有苍蝇或黑东西"④。与巴托罗缪一样，安吉利库斯详细地介绍了治疗方法、药物和运动治疗的处方。

| 精神中有心灵……它被称为"*Anima*"，即灵魂

最近一些学者强调了对精神健康的艺术、文学和社会认知⑤，有时

---

① Getz 1991 : 10.

② Getz 1991 : 13.

③ Getz 1991 : 16.

④ Getz 1991 : 7.

⑤ Huot 2003 ; Metzler 2016 ; Nutton 1996 ; Rosen 1964.

将罪恶与精神和神经疾病联系起来[1]。许多中世纪的作者写道，这是对不恰当"人类"行为（相对于动物行为）的隐喻，这可能反映了当时的社会态度。这种对精神痛苦形而上学的解释——大脑以某种方式"犯罪"，因此受到惩罚——在很大程度上是一种文学现象[2]，它出现在法律记录、信件或遗嘱中的情况极为罕见。如在1200—1550年英国大约1000份涉及精神健康问题的行政记录、法庭案件、遗嘱和信件中，只提到过两次"魔鬼"[3]。

在中世纪末，大多数关于精神健康的文学实例都将精神的罪孽，包括欲望、骄傲、贪婪、不尊重、虐待等，与精神障碍联系在一起，将丧失心智描述为上帝的惩罚[4]。作者们采用了"疯子"而没有实际参考任何有特征症状的精神障碍者，意象，来描述罪人身上的不可预测性，——对心智正常人生活中的混乱的写照。对精神之罪的文化构建是：不义思维造成了大脑之罪，进而导致上帝对大脑的惩罚（在一些故事中，上帝不再保护个人，而由魔鬼来折磨罪人），这意味着它失去了区别、感知幻想和现实的能力，或推理能力、记忆能力。

其他少数作家偶尔会把智障和一些有精神健康问题的人描述为无辜者，他们被保护起来（因此不了解）世界的邪恶[5]。中世纪的作者，尤其是（但不限于）那些写教会文学的作者，利用无辜的、有精神障碍

---

① Clarke 1975; Kroll & Bachrach 1984; Thiher 1999.

② Harper 2003 ; Doob 1974 ; Neaman 1975.

③ Turner 2013a.

④ Flanagan 2005; Caciola 2000; Sprunger 2002.

⑤ Huot 2003.

的人的形象来使他们的听众进一步思考自己的过错，他们将精神上无行为能力的人的明智举动（无论其意图如何）与所谓明智的人的不明智表现相比较。这些人物都是无辜的，没有任何错误行为，许多人写到他们被置于精神的茧中，受到保护，从而远离创伤损害。

作家和诗人都把精神损伤比作醉酒。如约翰·利德盖特（1370？—1451年）在他的世俗诗《泰德与莱恩》（*Tyde with a Lyne*）中写道：

> 悲伤的人，野蛮的人 [酒后清醒]；
>
> 审慎的福里，坚毅的野性；
>
> 愤怒的天意；
>
> 忧郁的悲伤，悲伤的醉酒。
>
> 愚蠢的智慧，和聪明的愚蠢 [疯狂]。
>
> 这是幸运，还是不幸？
>
> 我虽放浪形骸，却也不失为一种快乐。①

乔叟在《玫瑰罗曼史》（*Romaunt of the Rose*）中也写了类似内容："明智的木头和道德的理性；甜蜜的危险，变成了皱眉；沉重的负担，轻而易举。"② 换句话说，如果一个人疯了，他就不会知道或关心自己的状态，他无法理解这在旁观者看来是一件多么可怕的事情。其他中世纪作者也呼应了利德盖特对醉酒和疯癫的比较，强调了源自大脑的

---

① Lydgate 1934: 832.

② Chaucer 1899: 212.

身体、精神和情感之间的联系。如约翰·高尔（John Gower, 1330—1408）写道："人们认为没有证据，/ 无法区分醉鬼和疯子，/ 因为他们没有任何其他的好办法；/ 因为在疯子的智慧中，/ 智慧已经失去了严谨……"[①] 在这里，高尔指出了智慧和思维能力之间的密切联系，以及醉酒的人是如何行事、如何像"木头"一样思考，他们没有推理或清晰思考的能力，更不用说沉思了。

｜ 当品味时，它被说成［是］理性 或智慧，灵魂"*Animus*"

在中世纪的法律和医疗记录以及大多数法律包括教会法注释中，我们可以发现许多精神健康状况问题。大多数情况下，中世纪作者从大脑生理疾病而不是精神原因的角度来描述精神健康状况。除头部创伤外，中世纪的精神疾患可能是先天性的，也可能是疾病的后果，或是由无法解释的力量引起的。这些病症包括躁狂症（*mania*）、痴呆症（*demencia*）、失眠症（*amencia*）、精神错乱（*frenesis*）和 *furiosus*，以及那些无法辨别的病症、无法分辨好坏的情况（*sciens nec bonum nec*

---

① 原文：Men sein ther is non evidence, / Wherof to knowe a difference / Betwen the drunken and the wode [madman], / For thei be nevere nouther goode; / For wher that wyn doth wit aweie, / Wisdom hath lost the rigte weie . . . 见 Gower 1900: 182。

malum)①。一些人被认定患有某种像月相一样间歇性发作的障碍，变成了"疯子（*lunaticus*）"。其他人则被简单地描述为精神不良（*insanus*）或精神痛苦（*passione*）。当病人或罪犯的精神健康状况不能确定，但又显然受损时，一般（会单独使用）术语"心智不健全（*non compos mentis*）"，或者与其他描述词一起使用以细化具体问题。《犹太圣经》评论家和哲学家亚伯拉罕·伊本·埃兹拉（Abraham Ibn Ezra, 1089–1167）写道，身体赤裸与精神健康丧失密切相关，并可能为疯狂行为提供证据②。犹太人的中世纪资料显示，"由家庭成员、宗教领袖和各类医生来诊断精神病人"③。一般来说，在大多数人不识字的中世纪社会，良好的记忆力非常重要。正如开头的诗所解释的——"当记录时，它被说成是心灵'Memoria'"，因此，丧失健康的记忆力（*non sanus memoria*）是一种严重情况，可能会影响个人的文化互动和地位④。

中世纪的法律和行政记录也提及了学习障碍，即那些被称为*fatuus*（愚蠢的、不适合社会的）、*ignorans*（无知的）或*idiota*（白痴、智力障碍）的人⑤。如在1353年，赫顿（John Heton）被描述为"一个白痴……他在与人类思想有关的一切问题上头脑不清晰 [无法] 辨别 [……且没有] 良好的记忆力，他会忽略自己"⑥。在中世纪英格兰，

---

① Turner 2013 b : 135 – 8.

② Shoham-Steiner 2014 : 94.

③ Shoham-Steiner 2014 : 89.

④ Turner 2013 b : 143 – 5.

⑤ Turner 2013 b : 138 – 43.

⑥ TNA C 135/125, mem 25; Stamp et al. 1921 : 132 – 3.

被称为 *idiota* 的土地拥有者，如赫顿，在法律和社会上都被视作儿童。他们会被授予一个监护人来管理他们的财产和法律事务，下文将进一步讨论①。其他没有不动产的精神障碍者会由其家人照顾②。在基督教世界以外的文化背景的中世纪法律和医疗记录中，也可以看到这种对精神无行为能力者的一般性处理。如在奥斯曼帝国的阿拉伯法律记录中，那些"理智消失（*zawal al-'aql*）"的人具有"未成年儿童"的地位③。所有这些情况的治疗虽不完善，但总体上有利于欧洲及其他地区的精神障碍或智力障碍患者。

| 当赞同时，它被称为意志 "*Voluntas*"

在中世纪的法律和残障领域，一些学者分析了中世纪对大脑的理解，以期发现癫痫、智力障碍和精神及神经系统疾病之间在解释和分类上的差异，包括精神错乱（*phrenitis*）、昏睡、忧郁症和躁狂症（后两者可表现为积极或消极）。本章作者早期关于中世纪英格兰精神健康的工作为更广泛的讨论，即精神健康状况如何适用于更广泛的残疾研究对话这一内容，铺平了道路④。新的研究将精神健康与法律或医学

---

① Turner 2013a: 161 – 210.

② Pfau 2010b: 96.

③ Scalenghe 2014: 117.

④ Turner 2010;Turner 2013a；Turner 2013b.

联系在一起，但很少同时将两者联系起来[①]。一般来说，所有这些学者都集中关注大脑如何产生情感、精神健康状况、罪恶等，而不是大脑或其他身体部位（心脏、肝脏等）是如何或为什么产生了这种状况，或者中世纪社会认为可能发生了什么（如果有的话）。

中世纪的法律评论员很可能对那些痴迷于大脑的圈子里的研究细节一无所知。然而在法律范围内，不能清晰思考的人，也不可能因此有意图去做某事，根据法律他们不会受到惩罚。因此，法律评论作者们开始对精神健康和智力障碍情况进行分类[②]。在《教会法汇要》(*Decretum Gratiani*，又称格拉提安敕令，约1140年) 中，格拉提安解释说这些人不能为自己辩护，如疯子、傻瓜、哑巴、聋子、浪子 [花钱的人] 和儿童[③]。疯子也不能结婚，但如果一个人在结婚后变成疯子，他 / 她就不能被从婚姻中剔除。但如果理智的配偶想要离婚，在许多地方，伴侣丧失精神健康是可以获准离婚的理由之一[④]。在圣礼方面，大多数教会人士都认为，应该给个人提供圣体，因为这可能起到药物作用，如果他 / 她能够表示 "愿意" 接受洗礼，甚至通过手势，他 / 她就应该接受洗礼[⑤]。

在民法中，那些无法充分使用大脑的人在中世纪社会有时会被区别对待。法国习惯法将精神障碍者的监护权分配给亲属，而不是像

---

① Bruhrer 2014; Butler 2015; Pfau 2010 a; Pfau 2010 b.

② Butler 2015: 198 - 200; Turner 2013 a: 63 - 90.

③ Gratian 1861: decreti II, causa XVI, quest. 1 - 3.

④ Butler 2015: 160; Scalenghe 2014: 118; Pfau 2008.

⑤ Goodey 2011: 201 - 4.

英国那样让他们接受国王的监护。菲利普·德·博马诺（Philippe de Beaumanoir，1250–1296）对法国的情况进行解释：

　　[如果]长子完全疯了，长子的继承权应该传给他之后最年长的人，因为把任何东西留给这样的人都不是一件好事；但如果他拥有土地，他就应该得到适当的（诚实）支持。我们的意思是，这适用于那些精神错乱到不知道能否结婚的人，如果一个人有足够智力结婚（但没有更多智力），这样他就可以有继承人，他和他的财产就应该受到监护，直到继承人成年。[①]

　　法国社会认为剥夺继承权和／或有"诚实"照顾的监护权适用于那些没有清晰思维能力的人[②]。从13世纪中叶开始，英国法律支持所有精神上无行为能力的人都有权继承不动产，无论其个人状况如何。拥有土地的疯子和智障人士被授予皇家监护人以协助照顾，包括监督他们的法律和财产相关问题[③]。

　　14世纪末，英国各区和特许城市的财产所有者在写遗嘱时开始表明他们的精神状态；此外他们还表明，尽管有法律规定，但精神不健全的继承人应被规避，从而有利于"精神健全"的继承人。如1387年，罗伯特·考恩（Robert Corn）在他的遗嘱中简单写道："以上帝的名义，阿门……我考恩，伦敦的西特塞恩[公民]，谨向上帝、向

---

① Beaumanoir 1992: 591.

② Pfau 2010b: 97–8.

③ Turner 2013a: 161–210.

　　　　　　　　　　　　　　　　　　　　　医学文化史：中世纪卷　|

修道院教堂，献上我的灵魂，也赠予我的物品 [等]。"[①] 1437年，约翰·诺丁汉（John Nottingham）认为有必要在他的遗嘱中写上一句话，他"心智健全，记忆良好（*sane mente ac bona memoria*）"[②]。另一个例子是约翰·巴雷特（John Baret），他不仅写到自己心智健全，记忆良好，而且还立嘱说如果未来有人要成为继承人，所有"白痴和傻瓜"都应规避，遗嘱执行人应该"拒绝他，而接受下一个人"[③]。一般来说，那些思维不清或记不住的人，只要他们能在很少的协助下完成日常工作，就不会被特别照顾。如果他们的状况使他们成为家庭或邻里的负担，就有可能需要一个监护人来协助照顾他们。但如果他们没有思考能力、意志或推理能力，就不能签订任何法律合同，包括婚姻。

没有清醒头脑的罪犯也会被法律赋予特殊待遇。在英格兰及欧洲其他地方，重罪或有违法行为的、犯有精神疾病的罪犯会被赦免。在法国，患有精神疾病的罪犯通常必须向国王寻求赦免。亲属或邻居经常在皇家书记员的协助下代表精神病患者或有障碍的人写赦免信（*lettres de remission*），请求减免处罚[④]。根据以法莲·施泰纳（Ephraim Shoham-Steiner）的说法，中世纪犹太社区关注"无耻（*impudens*）"，而不审查意图；疯子（*mashugga*）或被揭发的个体（*insipiens*）被视作动

---

① 原文：In the name of god, Amen... I Robert Corn, Ceteseyn [citizen] of London, be-quethe my sowle to god, to lygge in the chirch of our lady of abbechirch. Also y be-quethe my goodes [etc.]. 见 Furnivall, ed. 1964：1。

② Tymms, ed. 1850：5.

③ Tymms, ed. 1850：15－44.

④ Pfau 2010a：97－122.

物[1]。直到13世纪末，英格兰国王继续在全国范围内巡游，就那些不易被纳入判决规范的案件提供建议，其中一些案件涉及精神上无行为能力的人。如1212年，征求国王意见的一个案件是一个被关在监狱里的精神病患者（stulto），"他知道自己是个疯子"，并且"他承认自己是个小偷，而实际上他没有罪"[2]。在谋杀案中，通常被定罪的凶手会失去生命，但如果精神上无法理性地做出杀人决定，被告会被判定有罪，但不会受到惩罚。他／她通常会被监禁，直到恢复平静和康复，除此之外不受其他任何体罚。国王在习惯法中的做法是赦免那些没有伤害意图和能力的人，而并没有"以精神失常为借口（insanity plea）"[3]。

| 结论：它被称为理性 "*Racio*"

大脑和心灵的中世纪历史很复杂。那些致力于理解大脑的人首先必须应对的是，人们将思维的概念与感情的观念混为一谈，传统上认为情感是由心脏控制的。而灵魂，有人说它同时存于心脏和头脑中，似乎被注入了整个人体内。玛丽·卡鲁瑟斯指出，虽然记忆作为一种功能可能位于大脑中，但"用心来比喻记忆的做法仍然存在"[4]，可以

---

① Shoham-Steiner 2014: 89 - 94.

② Kaye, ed. 1966: 66 - 7.

③ Butler 2015: 75 - 83; Turner 2010: 93; Turner 2018.

④ Carruthers 2008: 59.

说，灵魂也是如此。

公元1200年后，大多数中世纪的自然哲学家、医生和其他人都将大脑概念化为有三个功能相对应的脑室，包括感官和想象力、认知能力和思维，以及回忆和记忆。这些作者，无论是教授、医学教科书作者、写通俗读物的医生、教会作者，或其他用笔思考灵魂所在的人们，他们都对大脑如何在感觉、行动、本能、思维和记忆等各种要素之间建立联系感兴趣。一些人认为，非自然因素的干扰，如不健康的空气、错误的食物、排泄物或滞留物、过多或过少的运动、睡眠过度或不足，当然还有精神压力，这些都可能是产生故障的原因[①]。其他人则寻找身体内部的原因（自然原因）和体液平衡。

当早期解剖学家开始对大脑的左、右半球，以及人类是否真的存在"神奇的网"进行研究时，从医生到教士等对此感兴趣的各方人士都对大脑的工作原理提出了假设，包括各种功能、三个或更多的"脑室"，以及他们著作中的感官位置。与此同时，撰写法律文书的作者还对精神健康状况进行了分类，包括智力障碍。总的来说，文化界对大脑和精神的理解是：它是一个控制思想和行动的器官。醉酒的人与精神障碍的人在外观和行为上都是一样的。大脑与灵魂相连，有了这种亲密的依附关系，大脑就成了自我的一部分，成了个人的个性和精神地位的一部分。没有心脏，身体就会死亡，而如果头部和大脑受损身体可能会活着，没有头部身体就会死亡。中世纪的解剖学家和其他作者，如为本章写开场白的诗人，虽推测"身体

---

① Pender 2010.

里有血液"和"灵魂里有希望"，但认为思想"在精神里"，"在大脑里"。

注释

[1]　这首诗的手写体与手稿中的其他部分不同；这是一本15—16世纪的杂记。现代译本是由特纳翻译的。

[2]　这里指非洲的康斯坦丁。关于这位作者的更多信息，请参见本卷中格莱兹的章节，以及 Kwakkel & Newton 2019。

第八章

权　威

F. 伊丽莎·格莱兹

（F. Eliza Glaze）

F. 伊丽莎·格莱兹（**F. Eliza Glaze**），美国卡罗莱纳海岸大学历史教授。主要研究中世纪早期和中期的医学文本，尤其关注意大利及11和12世纪医学知识在欧洲的传播。合编有《在文本与病人之间：中世纪和近代早期欧洲的医疗企业》（*Between Text and Patient: The Medical Enterprise in Medieval and Early Modern Europe*, 2011）。

| 引言

从历史上看，"权威（*auctoritas*）"是一个具有多重含义的概念；在中世纪，它既指值得信赖的书面作品的作者，也指拥有高度专业知识的在世人士。另一类权威是管理机构，他们拥有监管社会实践的权力，如医疗许可或公共卫生，正如本卷前面关于环境和动物的章节所述。在我们今天所说的理性医学传统（即基于古代和中世纪基础的哲学文本权威的医学）中，治疗的权威性由治疗者或作者的威望来验证，无论该治疗者－作者是一位早已去世的医学作者，还是一位治疗方法基于经验和专业知识的在世医生，都需要这样的验证。声誉赋予权威，反之亦然。具有丰富经验的实践者，包括那些通过口传知识和反复实践获得技能的非文字经验主义者，也在他们的社区中赢得了稳定的追随者，尽管人们对他们本身往往知之甚少。此外，除了权威的医学书籍和获得的专业知识外，向圣人或神灵寻求帮助被认为也可以得到宗教权威所批准的治疗[①]。在社会的各个阶层，患病和受伤的人往往同时信任所有类型的权威。

在基督教严格的一神论的影响下，医学史的发展很容易大相径庭，即只允许基督教的权威在中世纪的欧洲留存。但事实上这并没有发生，

---

① Flint 1989.

相反，古典异教的基础被发扬光大，对希波克拉底和盖伦医学的信心在从开放的多神教异教信仰传统向着更具排他性和限制性的一神教的过渡中幸存下来。正如本卷关于疾病的第三章所述，伊斯兰世界也发生了类似过程。本章将重点讨论基督教中世纪早期的这一过渡，论证文本权威的连续性和创新性。

| 从古代晚期到中世纪早期

值得从开头就强调的是，几乎没有迹象表明，源自或归于古代的医学知识与同一时期整个西方信奉和传播的基督教之间存在激烈的竞争，尽管在人们转向皈依基督教的这几个世纪里，许多类型的异教或迷信的治疗方法被禁止。在最早的基督教世纪，一些教会教父曾抨击民众对医生和其他类型治疗者的信仰，一些基督教权威将疾病描述为罪恶和精神腐败的外在后果。但最近的研究表明，即使是最狂热的早期基督徒也接受疾病是一种自然现象，是神圣秩序的一部分，因此他们允许使用自然和精神疗法以减轻痛苦[①]。一些研究和 / 或实践医学的早期基督教领袖，如埃米萨的尼米修斯（Bishops Nemesius of Emesa）和老底嘉的狄奥多图斯（Theodotus of Laodicea）（都活跃于 4 世纪），进一步赋予物理医学以权威。早期的基督教殉道者，西顿的泽诺比乌

---

① Temkin 1991；Ferngren 2009；Lindberg 2002.

斯（Zenobius of Sidon）、潘塔莱昂（Pantaleon）、科斯马斯（Cosmas）和达米安（Damian）[都死于戴克里先（Emperor Diocletian）之手，284—305 年]，也被视作有学识的医生，使徒路加（Apostle Luke）也一样 [1]。

在古地中海地区建立的理性医学传统 [即基于解释健康和疾病的医学思想和疗法，植根于著名作者－实践者（author-practitioners）的哲学原则和文本的传统] 中，一种治疗方法或摄生法的权威源自对该古代作者 — 实践者的尊重。这种文本知识的权威性后来产生了巨大的影响，特别是在一个让文本性很快与宗教合法性、管理机构的真实权力联系在一起的世界中。

因此，印有希波克拉底（活跃于公元前 420 — 前 380 年）、希罗菲卢斯（卒于约公元前 280 年）、德谟克利特（Democritus，活跃于公元前 420 年）、迪奥斯科里德斯（Dioscorides，活跃于公元 70 年）、盖伦（129 — 200/216 年）、索拉努斯（Soranus，活跃于 2 世纪）、奥里巴修斯（Oribasius，约 325 — 400 年）和特拉勒斯的亚历山大（Alexander of Tralles，约 525 — 605 年）等崇高权威名字的医学文本，在几个世纪以来引起了共鸣，也向那些接受和崇尚这些文本传统的中世纪人们传达了一种信心和信赖感 [2]。

尽管如此，值得注意的是，在我们看来不太合理的其他文本也继承自古代。一些小作品，像匿名的、神奇的《秃鹰信》（*Letter of the*

---

① Nutton 2004: 302 – 3.

② Nutton 2004 : 292 – 309.

医学文化史：中世纪卷　|

Vulture），被抄录在基督教修道院的抄本上，与迪奥斯科里德斯等人的作品放在一起。"阴阳术（cynomancy）"文本，如通过黑狗（或黑狗的虱子）对某些仪式的反应来预测病人的疾病或死亡结果，这一做法源自老普林尼的《博物志》（*Natural History*）。这些并不是中世纪早期的文盲或"民间"做法，而是坚定地成为该传统的一部分，具有一系列的辟邪和科学功能的做法[1]。

然而，重点是上述伟大作家的典籍，特别是那些以盖伦和希波克拉底为代表的"理性派"典籍，在亚历山大和拉文纳等城市，有哲学思想的教育家曾教授过这些经典。尽管关于这些经典的部分教学文本和讲座一直流传至中世纪早期，其中一些被译成了拉丁文，但这些经典的流传仍然有限。这一传统的匮乏主要是因为这样一个事实，即在8世纪中叶之前，人们创建的这种经典的论坛（即有组织的医学教育中心）已经在西方消失了[2]。即使是盖伦创作的非常流行的教学文本，如《导言或医生篇》（*Introduction, or 'the Doctor'*）的拉丁译本，在中世纪欧洲也几乎没有留存[3]。

以医生以弗所的索拉努斯为例，他是盖伦的同时代人，也活跃在罗马，但隶属卫理公会教派（Methodist Sect，一种在罗马帝国广泛流行的医学哲学传统），他的真实文本在中世纪欧洲几乎无人知晓。相反，后来5世纪的罗马作家凯利乌斯·奥雷利安努斯（Caelius

---

[1]　Horden 2009; MacKinney 1942 a, 1942 b; Van Arsdall 2005, 2007.

[2]　Beccaria 1959, 1961, 1971; Izkander 1976; Palmieri 2005, 2008; Agnellus of Ravenna; Glaze 2007.

[3]　Petit 2013.

Aurelianus）和穆西奥（Muscio）总结了索拉努斯的著作，启发了一种间接传统，在拉丁西方世界产生了直到现代早期的持久影响。穆西奥的《妇科病学》（*Gynaecology*）以索拉努斯的文本为基础，在后来的几个世纪里，它的插图甚至被不带任何文字地复制传播，这强调了图像本身传达的权威程度①。古代权威的摘要、图像和摘录通常足以向中世纪早期的读者传达其简洁的核心思想。

奥里巴修斯的例子说明了一个有影响力的作品可能发生的情况，他曾担任过皇帝叛教者尤利安（Emperor Julian the Apostate，361—363年在位）的医生。奥里巴修斯收集了大量文本，他称之为《医学合集》（*Collectiones medicae*），有70或72册。他意识到自己作品的笨拙，因此以两种形式创造了自己的缩写版本：一种是为尤斯塔修斯（Eustathius）编写的9本书的概要，另一种是为他的朋友尤纳皮乌斯（Eunapius）编写的、通常称为《简易疗法》（*Euporista*）的文本。这两部作品都有希腊文和两种不同的拉丁文版本。对于内容丰富的《医学合集》，我们只有一些碎片②。正如这个例子所示，编纂有序的医学文集旨在实际列举体征／症状、治疗原理和适当的治疗方法，比伟大学者的巨著显得更实用。

在6世纪，有一个机构为医学文本的权威性开辟了新环境，它就是修道院。大约在570年，为意大利东哥特统治者（Ostrogothic rulers of Italy）服务的罗马参议员卡西奥多鲁斯（Cassiodorus）退休后，他

---

① Hanson & Green, 1994；Green 2017.

② Fischer 2013：37－9；Grant, ed. 1997：1－22；Beccaria 1956：475.

为新修道院基金会的修道士们编写了阅读指南，该基金会是他在意大利南部的家族庄园中建立的，名为生命馆（Vivarium）。在神学院与人学院，卡西奥多鲁斯建议他的修士们，如果不懂希腊字母，则可以在机构书架上找到最有用的拉丁文译本的医学权威著作。这些作品包括迪奥斯科里德斯的草药书，描述［插图］非常准确；希波克拉底和盖伦的拉丁文译本，特别是希波克拉底的《论草药与治疗》（*On Herbs and Cures*）、盖伦的《治疗方法》（*Method of Healing*）、一篇关于发烧的论文《致格劳孔》（*to Glaucon*），以及奥勒留（Caelius Aurelius）的《论医学》（*On Medicine*）①。一位研究古代医学的著名学者称卡西奥多鲁斯的清单列举了"古典医学的贫乏收获"②。确实如此，但它也有很强的指导意义。

有几个值得注意的方面，这是第一个明确的医学权威清单，其中包含的著作都被小心地保存在基督教修道院里。这份清单意味着在当时，精通希腊语的人仍然可以从其他地方获取更多的医学文献，但这里列出的拉丁文献的标题和描述不同寻常，使它们难以识别。迪奥斯科里德斯关于药剂的主要作品在此时已被翻译成拉丁文，但还有另一本以他名字流传（Pseudo-Dioscorides）的图文并茂的书，现在被称为《女性草药医书》（*Medicine form Feminine Herbs*），还有许多早期的副本存世③。同样，一系列希波克拉底的文本也被拉丁化了，最引人注目的是非常流行的《箴言》（*Aphorisms*）和《预言》（*Prognostics*），

---

① Glaze 2000：59 - 65.

② Nutton 2004：300.

③ Riddle 1980；Collins 2000：25 - 147.

但并没有一本是以"草药与治疗"为题的。然而，今天被称为《植物标本集》（*Herbarium* complex）的流行拉丁文集组合可能是在第4或第5世纪集合而成，内容包含安东尼·穆萨（Antonius Musa，活跃于公元前1世纪）、阿普列乌斯·普拉图尼库斯（Apuleius Platonicus）、塞克斯图斯·普拉西特斯（Sextus Placitus）的各种草药和动物药。卡西奥多鲁斯名单中的奥勒留（Caelius Aurelius）很可能指的是奥雷利安努斯（Caelius Aurelianus），尽管他的巨著《论急性和慢性疾病》（*On Acute and Chronic Diseases*）并不经常被复制，仅存于世的是一个早期片段 [1]。更广为人知的是奥雷利安努斯所著的《论急性病》（*On Acute Diseases*）。这本书被认为是盖伦《治疗方法》中致格劳孔的一部分，可能包含两卷，也可能是一本非常流行的"三书（*Liber tertius*）"中的内容，但非盖伦所写。"第3卷"经常与《治疗方法》一起作为"三书"同时出现 [2]。

到了6世纪，古代著名医学权威的假名文章充斥着对医学文本感兴趣的读者的书架，这已是一个既定传统。权威的博学取决于对这些文本及其中思想的接触和熟悉程度。尽管区分不同医学"教派"成员的广义理论早已大不如前，但这些名字和他们的隶属关系仍在传达信心的力量，并提供了中世纪读者和古代学术传统之间的连续性。这种手稿传统（即医学文本在修道院环境里的保存、复制和流通）在卡西奥多鲁斯建立生命馆（Vivarium）时可能已成为一种既定模式。向提供精神和物质庇护的修道院基金会捐赠医学书籍，已然成为一项悠久

---

① Hanson & Green 1994.

② Collins 2000: 148 – 238; Nutton 2004: 300; Fischer 2003.

的历史传统，并随基督教的扩张而传遍欧洲①。意大利半岛和罗马最初在这类文本的传播中发挥了核心作用②。这一过渡时期的一个重要方面是基督教社区继续尊重书面医学知识的价值，当时古代世界的书籍生产中心、大型城市中心及其市场仍然是产品传播到北部和西部更偏远农村地区和消费的渠道。基督教作为一种重视书籍的文化，非常重视各类书面知识。

7世纪初以后，无论是在东罗马帝国（拜占庭）还是在西方拉丁地区，都没有证据表明有专门从事医学研究的正规学校。然而，在9世纪到11世纪期间，通过复制和反复抄写各种版本的晚期道德义务论文本，古代受过教育的权威医生的理想得以延续。这些文本描述了医生应该如何表现自己（在文本中，医生总是一个"他"），以及他应受过什么样的教育来支持医疗道德实践。这些简短的指南指出，未来的医生应尽早开始学习，应掌握七种文科的基本内容；其中一个版本主张学习语法、天文学、算术、几何学和音乐，并指出修辞学对医生没有用处，因为它助长了令人厌恶的喋喋不休③。

仅举一例：《索拉尼导论》（*Isagoge Sorani*, 索拉尼的简介文本）是一篇没有任何明显的卫理公会哲学倾向的文章。它描述了理想的学生或从业者应如何遵守希波克拉底《誓言》（*Oath*）。他必须是一个遵守职业礼仪规则的执业者。在他的职业生涯中，他必须维护和保持临床礼仪和道德操守。导论用一章的长度来区分真正的医生和假医生，假医生行医可能是由基本本能和不完善的知识驱动；真正的医生则需要

---

① Glaze 2000: Table 1.

② McCormick 2001: 696 - 728.

③ MacKinney 1952a: 1 - 31; Laux 1930: 417 - 34, 419 - 20; Fischer 2000b.

能够识别病人的病情或症状，并将其与更多、更普遍的类别和功能相联系。他应该彻底了解体液理论、解剖学和生理学，感官功能，受孕和生殖的过程，疾病行为，抽血、饮食和摄生对纠正体液失衡的效用，药剂的功能及配伍，疾病的可能结果和对病人的治疗[1]。这些对任何一个有文化的中世纪医生来说都是一个相当高的要求，但文本权威的基础是一种既定的期望，并在整个时期都是如此。

几乎所有道德义务论文本都认为，应该在学习医学的同时学习哲学这门高级学科[2]。塞维利亚主教伊西多尔在他的《词源》（*Etymologies*）中借鉴了这些指南，将医学与哲学并列，并将其作为更高级的研究领域之一，要求有坚实的文科基础[3]。伊西多尔在20本书中调查了从语法到医学、宇宙及其各部分以及所有类型人类活动的起源。他的著作很快成为整个拉丁语系欧洲教育的典范，这一传统一直持续到现代早期。《词源》第4卷和第11卷专门讨论医学、医学史和人体（解剖学和生理学），而其他卷则包含了关于植物、树木和矿物的药用价值的章节[4]。

在第4卷中，伊西多尔给医学下了定义（见本卷导言），然后继续确定医学创造者：阿波罗和他的儿子阿斯克勒庇俄斯（他认为他们是人），希波克拉底（阿斯克勒庇俄斯氏族的成员）以及古代医学的三个主要教派，即方法论者、经验论者和理性论者。然后他详细介绍

---

① Fischer 2000 b.

② Laux 1930 : 419 – 20; Fischer 2000 b; Rose 1963 : 244 – 5.

③ Isidore 2010 : 109 – 15.

④ Sharpe, ed. 1964; Isidore 1911; Isidore 2010.

了希波克拉底的四种体液论，列出了急性和慢性疾病、浅表疾病以及治疗措施和药物。最后几项涵盖古代药学、饮食 / 摄生法，以及手术。伊西多尔接着将对医生有用的书籍类型分为箴言（aphorisms）、预后（prognostics）、药物代谢动力论（dynamidia，一种描述植物和其他药用成分功效或作用的一种文字）和草药（herbals，适当地描述了草药成分以便收集)[1]。整本的伊西多尔《词源》和其中的章节经常被摘录、补充，并与医学文本一起流传，大多数接受过神学教育的人肯定都很熟悉[2]。伊西多尔公认的权威性无疑支持并赞同这种普遍认识，即有文化的社会成员的最杰出理想是基于古代模式的医学文本和医学哲学。源自古代异教的文本被认为是基督教世界中保护人类健康和减轻痛苦的完全合适的医疗指南。

| 加洛林学习中心的医学

8 世纪末欧洲基督教加洛林时代开始后，医学文献、医疗实践就像其他古代艺术（包括语法、修辞和辩证法）的研究一样受到尊崇。大约有 40 份保存于 1100 年之前的修道院图书馆目录，其中包含医学书籍，大多数都与古典作家的语法文本一起列出，可供修道院学校学

---

① Isidore 2010: 109 – 115; MacKinney 1952b.
② Beccaria 1956: 466 – 7; Codoñer 2008.

习 ①。在加洛林王朝的伟大藏书家的著作中，我们发现了关于博学的医学和医生 (*medici*) 尊严的积极论断。如图尔的圣马丁修道院院长 (Abbot of St. Martin at Tours) 阿尔昆 (Alcuin，卒于804年) 寄给查理曼大帝 (Charlemagne，768—814年在位) 的一首诗中，描述了查理曼大帝在其帝国各地提拔和部署有价值的权威人士，如行政官员和牧师。在描述王室权威时，他把医生的尊严和功绩排在神职人员之后：

> 然后希波克拉底派 [即理性派] 的医生们进来，
>
> 一个人打开静脉 [手术]，一个人在臼中混合草药 [配药]
>
> 一个人准备粥 [饮食]，一个人提供饮药杯 [治疗学]。

> 尽管如此，医生们啊，免费提供了一切，
>
> 基督的福气将落在你手中：
>
> 这些都是我所喜闻乐见的；这样的秩序值得称道。②

通过这些句子，阿尔昆明确了加洛林宫廷的医生覆盖所有理性医学领域的大师，包括外科、药学、饮食和治疗学。通过行善，他们的艺术模仿了基督本身的博爱，使他们在这个想象中的宫廷秩序中地位仅次于神职人员。阿尔昆明确要求医生们在不收取高额费用的情况下从事基督教慈善事业，从而让医生们拒绝贪婪，赢得基督的祝福。

---

① Glaze 2000: Table 1 & chapters 2 – 3.

② Alcuin 1881: 245; compare to Wallis, ed. 2010: 80; Leja 2018: 8.

在教会背景下，理性医学和基督教价值观间这种保持轻松和平状态的另一个例子是《洛尔什方书》（*Lorscher Arzneibuch*），我们在本卷中斯特恩斯关于疾病的章节中讨论过这本书，它是由位于莱茵兰的洛尔什修道院制作的。该修道院是加洛林时期欧洲最重要的修道院之一。这份有趣的手稿可以追溯到公元800年左右，现存于班贝克国家图书馆，MS cod. med. 1（L.III.8）。它是一本细长的书，被明确认定为取自各类医学书籍的"选册或选集（posy）"[1]。该手稿一开始就指出，上帝在他的丰饶中创造了天地、宇宙和人类，然后继续对行善的本质进行了简短论述[2]。随后，根据伊西多尔的说法，它对哲学进行了三方面划分，将其分为伦理（*aethica*）、逻辑（*loica*）和自然世界知识（*phisica*）。哲学又分为七大学科：算术、几何、音乐、天文学、占星术、机械和医学[3]。医学本身被定义为"治疗的知识……和身体的气质，以及健康的恢复，这在神书中并不陌生"[4]。这段文字接着引用了《便西拉智训》（*Ecclesiasticus* 38:1），大意是：人们应该"尊敬医生，因为他也是由最高的上帝创造的"。这位匿名作者随后提供了50多个例子来说明医学和宗教观间的这种一致性，包括参考了早期教父杰罗姆（Church Father Jerome，卒于420年）和《圣经》中的以赛亚书、耶利米书、保罗书、约伯书、使徒行传、托比亚斯书、罗马书和提摩太书[5]。

---

[1] Beccaria 1956: 195 – 7; MacKinney 1952a; Stoll, ed. 1992; Fischer 2010; Leja 2018: 9 – 16.

[2] Keil & Schnitzer, eds. 1991: 1 – 27; Fischer 2010.

[3] Bylebyl 1990.

[4] Stoll, ed. 1992: 58.

[5] Stoll, ed. 1992: 58; MacKinney 1952a.

在《洛尔什方书》中为医学辩护的最后，作者逐字逐句地摘录了卡西奥多鲁斯对其僧侣阅读迪奥斯科里德斯、希波克拉底、盖伦和奥雷利安努斯的拉丁文本的指导。《洛尔什方书》"因此命令"读者阅读这些内容，并按照他们所说的，制作药物。对于在基督教环境中研究和使用遗传医学文献来说，很难想象还有比这更响亮的背书了。即使在没有正规医学院的情况下，以治疗学为目的而收集的医学知识和文献也被人们认为在欧洲社会中占有合法和权威的地位。

在这一时期的另一个重要学习中心是意大利南部的蒙特卡西诺大修道院（Abbey of Monte Cassino），中世纪早期的读者会在这里的图书馆中发现以下各种文本：《医艺之智》（*The Wisdom of the Art of Medicine*，类似于前文描述的《索拉尼导论》）；希波克拉底的《预言》；一篇关于医生看病时应如何行事的短文；另一篇关于治疗发烧的文章；温迪西阿弗（Vindicianus Afer）的《妇科》（*Gynaecia*，一篇关于胚胎学的论文，创作于4世纪）；希波克拉底的《论放血》（*On Phlebotomy*）；塞维利亚的伊西多尔关于医学的第四本《词源》的摘录；亚里士多德的《问题集》（*Problems*）；希波克拉底《给安条克王的信》（*Letter to King Antiochus*），以及随后的一系列其他此类信件；盖伦的《论脉搏和尿液》（*On Pulses and Urines*，即标准的理性主义诊断工具）；盖伦和伪盖伦的《治疗方法，致格劳孔》第1—3册；第四本盖伦的书，但实际上来自特奥多罗斯·普里西安（Theodorus Priscianus，活跃于公元400年）；奥雷利安努斯的《论急性病》；埃斯库拉皮乌斯（Esculapius）的慢性病论；对希波克拉底《箴言》的评论；180页的关于特拉勒斯的亚历山大的书；一本按字母顺序排列的、盖伦的草药治疗书，开头是"以神圣的三位一体名义，在此开始阿尔法贝塔（*Alfabeta*）"；阿普列乌斯带有插图的《植物标本集》（*Herbarium*），据说包括奥古斯都皇帝（Emperor Augustus）使用的疗法；伪迪奥斯科里德斯的《女性草药医书》；一本带有插图的动物药物书；《獾药典》（*Book of Medicines from the Badger*）（后四本书共同构成了前文提到的《植物标本集》的核心）；第二本不同版本的《盖伦的阿尔法贝塔》（*Alphabet of Galen*）；以及抄写在空白和边缘处的杂项食谱[①]。对于中世纪早期的读者来说，这些文本是否保留了权威作者的原话并不重要，权威人士的名字足以激发人们的信心，并确保这些文本在几个世纪内被复制、补充和流传。相似的选集在欧洲各地流传，并由各修道院基金会保存下来。

前面提到的蒙特卡西诺大修道院的医学文献集据说包含由伟大医学权威写给家庭成员或赞助人的信件。这确有真实的古代例子。它们构建了一种以实用主义为主的体裁，以共同理解的想象传统将中世纪读者与古代权威联系起来[②]。从本卷哈内格比章节（第六章）可以看出，提供医疗建议的信件在整个中世纪都很受欢迎。除了这种修辞上创造的亲密感的心理吸引力之外，书信体裁还创造了一个空间，让伟大权威可以跨越遥远的距离向新手传递重要的救生信息，从而让医学权威的医疗建议起到说教和治疗的作用。

这些信件本身可能包括教学和治疗方面的交流内容，或者它们可能是更详细的实用手册的前言。在任何情况下，医学信件对后世读者

---

① Beccaria 1956: Monte Cassino cod. 97, 297 – 303; Everett 2012: 125 – 7;Voigts 1978; Langslow 2006: 45 – 6.

② Langslow 2007.

的吸引力都是完全有效的，他们有兴趣与过去联系，并向受人尊敬的作者学习①。在所有这些案例中，文本的效用比其真实性更重要②。奥古斯托·贝卡里亚（Augusto Beccaria）的145份现存的拉丁医学手稿（约1100年以前抄录）目录中披露了一大批提供医学和饮食建议的信件，据称是由著名的权威人士撰写的③。这方面的例子包括《教派的信》（*Epistula peri hereseon*），它与晚期学者伯里·赫里森（Peri hereseon）对盖伦《论宗派》（*De sectis*）的评论材料收集在一起；卡修斯·菲力克斯（Cassius Felix，活跃于5世纪中期）给他"最亲爱的儿子"的序言信，该信是其《医学》（*On Medicine*）论文的开头④；以及按字母排列的流行文本《盖伦的阿尔法贝塔》的书信序言，该序言是写给"最亲爱的帕特尼亚努斯（Paternianus）"的⑤。

医学权威和自助之需

中世纪早期的医疗当局之所以把重点放在较短的实用材料的流通上，原因之一是在罗马帝国权威衰落之后，由于城市中心的萎缩和政

---

① Langslow 2007；Morello & Morrison 2007.

② Nutton 2011：7 - 18.

③ Beccaria 1956.

④ Glaze 2007.

⑤ Everett, ed. 2012：141.

府基础设施的崩溃，医疗当局在一个主要是农村化的世界中需要自力更生。这些因素使治疗手册、信件、草药和药品手册、简略的问答式对话成为最简明、最有价值的医学文本形式。这种对疗效的需求，使经过验证的治疗方法胜过深奥的理论，既适用于前罗马帝国的拉丁语区，也适用于8世纪讲希腊语的拜占庭东部的大部分地区[1]。由于缺乏训练有素的医疗从业人员和能够生产大量医疗从业人员的教育中心，而且同时在一些地区，以合理价格出售来自遥远世界原料的市场变得越来越稀少，因此识字的人能够进行适度的自我教育，识别替代治疗剂并照顾自己及其社区，就变得越来越必要[2]。

我们从波尔多的马塞勒斯（Marcellus of Bordeaux，5世纪初）这样的医学家身上可以看到治疗学的简化过程。他编写了一些手册，供古代高卢地区的家庭成员和家属自我治疗时使用，并采用了经过验证的简单疗法。底野迦（关于这些复杂的药物，见本卷第四章《动物》）和含有几十种昂贵异国成分的解毒剂已经不复存在，这些都是罗马帝国的精英们所喜欢的[3]。在欧洲基督教化过程中，这种自助手册一直很受欢迎，而且随着越来越多拥有书籍的修道院和教会基金会的建立，这种手册的发行量也越来越大。

在这种情况下，令人惊讶的是，外科没有出现相应的文本传统。除了非常简短的放血指南、一份被严重破坏以至于无法理解的手术器

---

[1] Nutton 2013:7 – 18; Andorlini 2007, Fischer 2012; Zipser 2009, Zipser, ed. 2013; Bouras-Vallianatos 2018, 194 – 7.

[2] Fischer 2012; McCormick 2001, 696 – 728.

[3] Totelin 2004; Stannard 1972.

械名称清单，以及一份存于单一手稿中的简短摘录之外，在拉丁传统中几乎没有关于手术的描述[1]。唯一流传的外科手术传统似乎是一系列的烧灼术插图（见图8.1），它可能源于古代亚历山大或拜占庭早期[2]。对于实践的某些方面来说，文本知识可能是不够的，因此必须通过学徒形式在实践者间进行隐性知识的交流来补充[3]。考古学表明，一些中世纪早期的男人和女人的骨头被仔细地固定，并用环钻术来减轻颅内压[4]。这一部分的解释有大量的非医疗资料来源，包括法典，圣徒生平，编年史，关于受伤、骨折和其他致残情况的诗歌[5]。然而直到11世纪末，一整本详细讨论外科手术的书 [在《潘特尼实践》（*Pantegni Practica*）的最早版本中，见下文] 才成为拉丁语传统中的权威[6]。修道院和大教堂图书馆中第一次明确提及带插图的外科文本，可以追溯到12世纪中期法国北部圣阿芒修道院（Abbey of St. Amand）的目录[7]。直到约1240—1320年，一系列主要在意大利北部工作的作者才设法将外科手术与其他类型的有理论基础的医学知识相提并论[8]。

上述简化过程影响了为实用目的而设计的医学手稿的规模和内

---

[1]　Meaney 2000: 229; Green 2015.

[2]　Glaze 2007; Maion 2007; Beccaria 1956: 281 – 4; Collins 2000: 180 – 3; Jones 1998: 76 – 79.

[3]　Van Arsdall 2007 a; 2007 b: 415 – 34; 2011: 201 – 16; Banham & Voth 2015:169 – 74.

[4]　Skinner 2015; Roberts 2014: 445 – 7.

[5]　Pilsworth 2014.

[6]　Corner 1927; Jones 1998: 76 – 82; Green 2015.

[7]　Glaze 2000: 282.

[8]　McVaugh 2006.

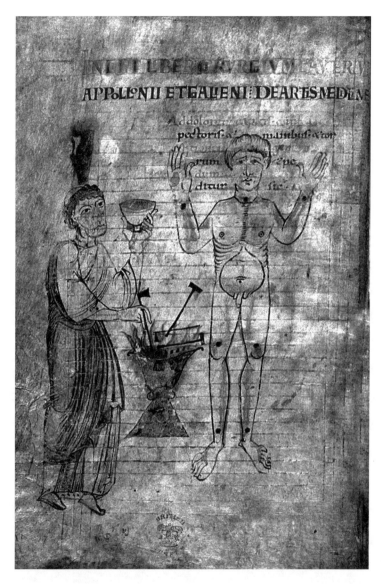

图 8.1　烧灼术插图，约 1100 年。伦敦，大英图书馆，MS Sloane2839,fol.1v。来源：British Library/Public Domain。

容。虽然偶尔也有较长的汇编，如《疾病之书》(*Liber passionalis*) 和
《治疗学》(*Tereoperica*)，两者都是在世纪之交前完成的，但这些汇
编极为罕见，且需要大量投资珍贵的羊皮纸①。一本制作于意大利北部、
后来由洛尔什修道院所持有的8世纪医学手稿更是典型的"袖珍型"，
它只有66页，尺寸仅为18厘米×12厘米，单栏书写空间仅为14.5厘
米×9.5厘米。它保留了一份《盖伦的阿尔法贝塔》、一份诗篇和一些
医学食谱②。[1] 这本书和其他几本现存的医学书籍的尺寸证明了它们
作为手册而不是作为桌面或讲台上的参考书的便携性。另一本9世纪
上半叶在意大利北部复制的独特遗存手稿，最初没有任何装订，后
来在到达瑞士圣加尔修道院时，被折叠了起来，就像现代的软皮杂
志一样③。[2] 在修道院和大教堂的图书馆目录中，有许多医学书籍都
是这种未装订状态。这部书具有典型的实用性：它的开篇是关于放血
的问答式论文、杂项食谱、按头到脚顺序排列的治疗论文、按字母顺
序排列的两种语言传统中的药用制剂同义词清单，以及《植物标本
集》的一个版本，其中草药和动物的插图未完成填写。即使没有完成
插图，这也会是一份非常有用的手稿，特别是对僧侣或世俗教士等
有经验的从业者。

　　几本同样实用的折叠式历书从中世纪后期保存了下来，但保存状
态相当脆弱。它们主要包含诊断和预测指南、图表和日历，可能会被

---

① Fischer 2013; Fischer 2007, 105 − 25; Fischer 2000a; Langslow 2006; Glaze 2007.

② McCormick 2001: 713; Everett 2012: 121 − 3.

③ Bischoff 1966.

医学文化史：中世纪卷 ⏐

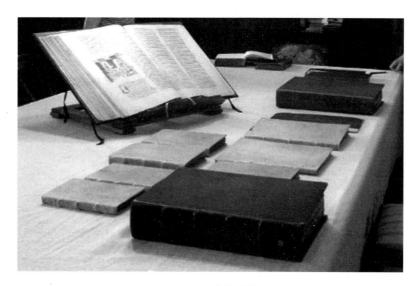

图8.2　蒙特卡西诺（Monte Cassino）的中世纪医学书籍照片。
来源：f.Eliza Glaze。

挂在腰间的皮带上，有时用布套或袋子保护起来①。在中世纪早期的北
欧世界，修道院很少，城镇中心更少，精通医学知识的神职人员和传
教士很可能是高度流动的，因此他们携带东西的丢失率会很高。与之
相比，蒙特卡西诺修道院的97号手抄本尺寸为41.4厘米 × 30厘米，
长度超过550页。这种尺寸和重量的手抄本不可能便携；事实上，蒙
特卡西诺最古老的两本医书是那里现存的十几本前现代医学手稿中最
大的。任何想要或需要带着参考资料旅行的人都需要制作一些小得多
的版本。[3]

　　如果不刻意将其装订成册并存放在某个基金会的书架上，这种便

----

① 　Jones 1998：53 - 7.

携式的小册子就更不可能保存下来。这就好像赖兴瑙修道院（Abbot of Reichenau）院长斯特拉波（Walahfrid Strabo）的著作，他在849年去世前收集了一系列笔记，大部分是他自己写了很多年的。在这本关于语法、计算、神学和历史的个人收藏作品中，穿插了32页医学文献，包括关于饮食摘录、饮食日历、放血术 [详细说明了应避免放血的危险日子"狗日（*die caniculares*）"]、预防与寒冷天气有关的疾病的食谱、罗马农业手册的段落。甚至有一些罕见的古高地德语（Old High German）注释提供了拉丁文的通俗术语[1]。

总的来说，在这个需要自助手册的世界里，列出各种等价的、本地的或廉价的成分来取代难以找到的和昂贵的成分 [这种类型通常被称为交换（*quid pro quo*）] 的文本比比皆是。

有充分的证据表明，只有在异域才能买到的昂贵原料，包括胡椒、小茴香、肉桂、生姜、丁香、樟脑、沉香和胶泥，在加洛林王朝的欧洲大修道院以理想商品的形式，继续作为有限的货币流通。它们被当作礼物接收，或作为珍贵的药物被购买，并与死者的其他贵重物品一起分发给朋友和家人[2]。因此，药用词汇表或多种药剂的同义词列表，即一种语言传统对应于其他语言传统，成为医学文献中真正重要的体裁[3]。像奥里巴修斯或普里西安这样的晚期医学权威，已经写下了关于《简易疗法》或《容易获得的补救措施》的论文。卡西奥多鲁斯夸张地表示，使用他写的易得药方，病人"不需要直接前往庞特斯 [黑海]，

---

① Bischoff 1967.

② McCormick 2001: 708 – 19; Stannard 1972, 1974; Riddle 1965.

③ Burnett 2013; García González 2007; Glaze 2012.

也不需要在阿拉伯的深处搜寻，就能从地球上遥远的地方获得安息香、海狸香或其他财富"①。这一传统一直延续到中世纪。上文已经讨论过的便携式北意大利手稿后来在圣加尔（St. Gall）出现，它包括一个药剂的同义词列表，其草药部分来自伪阿普列乌斯（Pseudo-Apuleius）；还包括26个独特的植物章节，其名称几乎完全无法辨认，其最早的编辑认为它们可能是指当地的高山植物②。

| 适应当地语言和习惯的文本权威（约 1000 年）

在欧洲的英格兰地区，医学文献受人尊敬的宝库地位，可以从拉丁文医学文献被翻译成欧洲俗语即古英语这一非同寻常的现象中看出。虽然这些古英语文本大多存于千年之交或之后的手稿中，但这些译本很可能产生于更早的年代。从古英语文献的存世数量来看，被证实最好的文本是同样在蒙特卡西诺流行的作品合集，即《植物标本集》。除了归属于伪阿普列乌斯的《草药指南》、伪迪奥斯科里德斯的《女性草药医书》和关于獾的药用的短文之外，这组作品还包括一篇关于乌贼的药用的简短论文、一篇关于桑葚的论文、一篇关于来自四足动物的药物的论文和一篇归属于普拉西特斯的关于来自动物的药物的

---

① Everett 2012：27；Brodersen 2017；Baader 1984.

② Landgraf 1928；Voigts 1979；Collins 2000：183 - 4；García González 2008.

文章。大多数现存的古英语抄本都来自有插图的拉丁文本传统，或者至少是准备接纳插图的文本中 ①。这不仅包括药材本身的插图，还包括显示人类被疯狗或毒蛇咬伤的场景，有关的简单成分提供了治疗；在稍后的传统中，它还显示人类用剑或矛攻击有关的狗或毒蛇的额外插图，传达了人类努力打击有关伤害源的意图（见图4.3和图8.3）。

对古英语俗语传统进行深入研究的学者们很快就指出，不知名的译者并不是简单地进行直译，而是对他们的译文进行选择和改编，显示出"敏锐的智慧、对所处理问题的透彻了解以及良好的 …… 对拉丁语的 [掌握]"②。在许多情况下，地中海的植物材料都有其英文名称；这些药用植物中的许多在当时都能在英格兰种植，对于更多的外来物品，英格兰旅行者或其中间人能够通过跨越阿尔卑斯山的贸易来获得它们 ③。在一个副本中，有一个彩色编码的章节表指出了每一种成分和它所治疗的疾病，这使这本书的指南对医生特别有用。为了进一步丰富它，额外的食谱则被抄写在手稿的空白处 ④。

古英语《植物标本集》实际上被从业人员所利用，这一点从这些古英语翻译作为一系列实用配方集的来源得到进一步证明，这些配方集也是用古英语编写的，被称为《医生之书》（*Leechbooks*）和《药方》（*Lacnunga*）。其中一本《医生之书》带有关于书的所有者或作者

---

① Collins 2000：148 – 238；Jones 1998：58 – 67．

② D'Aronco 2007：38．

③ Voigts 1979, 1976；McCormick 2001：678 – 88．

④ Jones 1998：61．

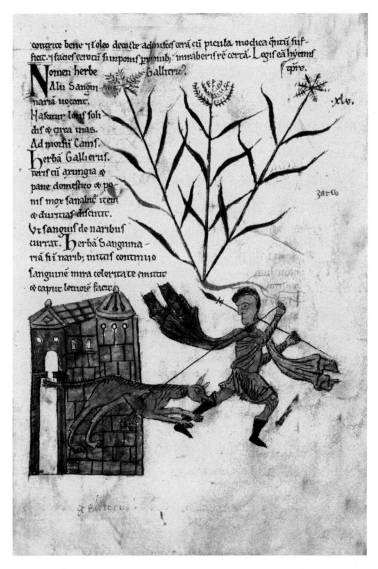

congrue bene y f oleo decoffe admifeef cerã cũ picula modica ꝗnũ fuf-
ficit. y facief cerotũ fimponif pnonib; miraberif rẽ certã. Legif eã hyemif
opre.

Nomen herbe ....Gallitrici?
Alii Sangui-
naria uocant.
Hafemr long foli-
dif & cira inas.
Ad moduñ Camf.
herbã Gallieruf.
terif cũ arungia &
pane domeftico & po-
nif mox fanabñ item
& durinaf difciuit.
Vt fanguif de naribuf
currat. herbã Sanguina-
riã fi ĩ narib; mittaf continuo
fanguinẽ mira celeritate emittit
& capur leuioẽ facit.

xlv.

zarce

g cluteiu.

图 8.3　铁苋菜和狗咬伤，伪阿普列乌斯《草药指南》，12 世 纪 末。伦敦，大英图书馆，MSHarley
5294, fol. 25。来源：British Library/Public Domain。

的独特声明，指出他的名字是巴尔德（Bald），他的抄写员是西尔德（Cild）。巴尔德的《医生之书》之所以与众不同，不仅因为它的作者身份，而且还因为它是根据中世纪早期流传的一些最好的拉丁文医学文献进行编排的独特文本。在《药方》文本中，食谱按疾病的身体部位或主要症状排列，并与古英语《植物标本集》的副本装订在一起，这使其成为特别有用的医疗实践手册①。

学者们现在已经确定，这些翻译成古英语的作品远不是单纯的"民间"医学作品集，而是揭示了早在11世纪诺曼征服之前，英格兰医师就已经迅速采用了欧洲大陆上最好、最流行的实用医学文献版本，并将其调整适应于日常使用②。人们对这些从业者知之甚少，但有人认为，手稿中使用俗语意味着这些手稿的所有者和使用者不是教会成员，而是缺乏拉丁语能力的普通人③。研究欧洲其他地区的学者也试图论证，现存手稿的某些特征表明它们是非专业从业者的个人手册，但这些从业者肯定懂点儿拉丁语④。然而，正如一位学者所指出的，根据文本证据，"这些不同的治疗者究竟是如何获得他们的技能的，这是无法还原的。我们可以肯定的是，其中很少涉及学校"⑤。我们只有一个现存的基于文本的医学教育的例子，来自约公元1000年的兰斯的理查（Richer of Rheims）的《史迹》（Histories）。理查解释说，他

---

① D'Aronco 2007；Meaney 2000.

② Van Arsdall 2005，2007；Cameron 1983a，1983b，1993.

③ Banham 2006：237 - 9.

④ Meaney 2000；Pilsworth 2014：81 - 100.

⑤ Horden 2009：18.

年轻时曾到夏特尔大教堂，在赫里布兰德（Heribrand）大师的指导下学习希波克拉底的逻辑，据说赫里布兰德大师精通医学，也擅长"药理学、植物学和外科"[1]。

与此相反，我们从文献资料中得知，有许多自称是医生的人作为证人签署文件，或者自己参与了财产交易，特别是在意大利北部和南部[2]。大多数这样的签名者都称自己为教士和医生（clericus et medicus），这意味着他们有一定程度的文化水平和作为医生的职业认同感。有相当一部分人没有提供任何宗教头衔，只称自己为医生，特别是在意大利南部，那里也有一些犹太医生的记录[3]。所有这些医生都参与了文件署名，这表明他们在其共同体内受到了相当高的尊重。他们都是男性。在中世纪早期的医疗市场上，我们几乎看不到女性，这与她们在古代所扮演的角色形成鲜明对比[4]。

对中世纪早期欧洲其他地区的医疗从业人员的这种研究仍然非常必要。到目前为止，它显示出地理位置和人口多样性的重要性。例如，意大利南部有常居的希腊人，包括希腊僧侣和教士、拜占庭行政官员、伦巴第本地人、犹太社区、来自北非和西西里几个地方的流动商人以及奴隶。研究结果更接近于在埃及开罗的当代文件中看到的情况，而不是在其他地方的修道院档案中看到的情况[5]。相比之下，英格兰的城

---

① Richer 2011: 305 - 11.

② Pilsworth, 2009, 2014: 177 - 215; Skinner 1997.

③ Skinner 1997: 79 - 107.

④ Nutton 1992; Flemming 2000: 33 - 46; Totelin 2011; Pilsworth 2014: 151 - 62.

⑤ Skinner 1997; Pilsworth 2014.

市化程度要低得多，学习中心也较少，但如果认为它缺乏多样性，那就错了。在诺曼人于11世纪下半叶征服英格兰、意大利南部和西西里岛之后，英格兰很快就受到了意大利南部学问的影响；例如，图8.1中的外科插图和下面描述的来自萨勒诺和蒙特卡西诺的新文本和译本，几乎立即在盎格鲁－诺曼人的英格兰和法国北部流行起来[1]。

| 萨勒诺的文本医学权威的转变（11—12世纪）

　　除了我们已经看到的在8世纪之前对古代和古代晚期医学权威信任的显著吸收学习，医学文本权威性的最显著转变，以及政治和公众对权威知识和实践的感知，发生在大约1025年和1200年之间的意大利南部，在萨勒诺市大范围出现。早在约1055—1075年，萨勒诺就在我们称之为"权威性文本转向"的过程中发挥了新的作用。这一过程使萨勒诺市在一个多世纪的时间里成为医学创新和文本根基实践的国际枢纽，直到它在大约1225年被其他中心所取代[2]。在那个世纪中，在萨勒诺工作或与之相关的医学作者和从业者群体似乎已经认识到了出版新的医学书籍和新的实用手册的重要性，认为这是名利双收的事。

---

[1]　Burnett, ed. 1987; Glaze 2000: chapters 4 – 5, Table 1; Banham 2006; Wallis 2011.

[2]　Demaitre 2003 ; Black 2012.

在那里开展的活动使整个西方在公开接受知识方面走上了一条新的知识轨道——通过书籍的知识使医疗实践合法化。

11世纪意大利南部的几个因素在构筑文化环境方面发挥了重要作用，在这种环境中医学文本可以最富有成效地进行这种转变。其中最主要的因素是在该地区互动的多文化、多教派和多语言的人口，此外还包括：意大利中心在传播和保存书面医学知识方面的历史作用；意大利南部取代埃及和现代突尼斯（Ifriqiya）①崛起为地中海的主导贸易部门；萨勒诺市本身在医学治疗方面的长期传统和声誉；以及该地区在约1055年至1087年间出现的政治和教会领导之间的紧密关系，特别是萨勒诺和蒙特卡西诺修道院之间的关系②。

这一过程的最初阶段之一发生在11世纪前的萨勒诺，当时一位来自萨勒诺的名叫加里奥蓬图斯（Gariopontus of Salerno）的医生，根据中世纪早期流行的主要来自盖伦、伪盖伦、奥勒留、埃斯库拉皮乌斯、西奥多拉斯－普里西亚努斯（Theodorus Priscianus）和特拉勒斯的亚历山大的作品合集，编写了一本从头部到脚部的合成治疗医学手册。加里奥蓬图斯作为公民捐赠者和教士的身份被记录在附属于萨勒诺圣马修大教堂的"记忆之书（book of memory）"中，以及邻近的特雷尼卡瓦（Cava de' Tirreni）的圣三一修道院（La Trinità）的记录中。尽管在大约公元1100年之前，在萨勒诺或其附近没有任何关于医学院或任何正式的医学教育学的可靠证据，但在11世纪的手稿中，加里

---

① Smith 2015.

② Newton 1999: 11 – 13; Kwakkel & Newton 2019.

奥蓬图斯还是被称为"大师（the master）"。他的手册的每一章都包含了对每种疾病的一系列治疗方法，以及饮食和洗浴方法；文本从头部疾病开始，一直到脚部，最后是两本关于发烧的长篇著作，保留并重新润色了盖伦的发烧理论的核心内容。在《病症集》（*Passionarius*）最早的手稿中，文本还有额外的旁注和行间注释，进一步解释了技术术语和药物成分的特性。七本书中每本书的章节从一开始就在书的开头以详尽的表格列出，从而使整本书很容易理解和浏览[1]。

像加里奥蓬图斯这样的努力在他的时代和这个地区是相当不寻常的（比较上面提到的《治疗学》《疾病之书》《洛尔什方书》，这些都是阿尔卑斯山以北的更早的成果）。然而，加里奥蓬图斯绝不是萨勒诺及其腹地唯一著名的医学家。编年史、诗歌和罗曼史中都提到了萨勒诺医生的实际能力，而且这种情况将持续几十年。萨勒诺在11世纪中叶之前就作为一个拥有优秀医生的健康城市而闻名。此外，它还是一个大主教区的所在地、一个活跃的港口和南部伦巴第君主的首都。1077年诺曼人征服该城后，它成为卡拉布里亚、阿普利亚和西西里的诺曼公爵的驻地[2]。

11世纪下半叶，与萨勒诺有关的两个值得注意的人物，使该城市提升为一个与政治和宗教权威关系更密切的领地。一个是贝内文托的德西德里乌斯（Desiderius of Benevento）——后任蒙特卡西诺修道院院长（1058—1086年），他在生命的最后一年任教宗维克多

---

① Glaze 2008, 2012.

② Metcalfe 2009, 2003.

三世（Pope Victor III，卒于1087年）；另一个是萨勒诺的阿尔法努斯 (Alfanus of Salerno) ——起初为蒙特卡西诺的修士，从1058年任萨勒诺的大主教（卒于1085年）。由于萨勒诺作为医疗中心的名气，德西德里乌斯第一次来到这里是为了寻求疾病治疗。到了1058年，阿尔法努斯不仅以其医术著称，还以其神学才能和文学技巧而闻名，这或许帮助他赢得了教宗的感激，同年，教宗任命他为本城大主教[①]。蒙特卡西诺和附属于该修道院的共同体成员几个世纪以来一直专注于食谱的积累。中世纪早期的蒙特卡西诺及其附属机构的 *antidotaria*（药方集）长达数百页——例如，蒙特卡西诺手稿69（9世纪）保留了500多页的药方，蒙特卡西诺手稿225和梵蒂冈 Barb. Lat. 160（均为11世纪）又增加了数百页的新药方，尤以东方的异国药典为特色[②]。像青金石、整颗磨碎的珍珠、君士坦丁堡的沉香、麝香、糖、罗望子以及从阿拉伯半岛和印度洋进口的昂贵物品等成分，开始出现在拉丁西部的医学食谱中[③]。

因此，当伟大的医学文献翻译家（阿拉伯文到拉丁文）非洲的康斯坦丁在1076年之前作为难民从饱受战争蹂躏的北非来到萨勒诺时，该地区已经借助各种传播途径形成了对异国情调的品位。他到达的时候，该城市正在经受诺曼人最后的围攻，这次围攻造成了巨大损失和随后的政治变化。像"宫廷住持"约翰尼斯 [Johannes the 'Abbot of the Court'，最后一位伦巴第君主的兄弟、诺曼征服者吉斯卡德

[①]　Newton 1999:13.

[②]　Beccaria 1956:293 - 297,303 - 5,324 - 31;Glaze 2018.

[③]　Glaze 2018.

（Robert Guiscard，卒于1085年）的妹夫]和大主教阿尔法努斯这样的医学家，都已经在自己的实际疗法中采用了新的外来药物。他们挺身而出，成为新到任的康斯坦丁的同事和赞助人，这一点也不奇怪①。

非洲的康斯坦丁（卒于约1098/1099年）经常被历史学家认为是"晴天霹雳（a bolt from the blue）"，因为医学以他一人而为分水岭，他几乎以一己之力将基督教列国的医学转为新的方向，使其与伊斯兰世界的医学传统更加一致。毋庸置疑，他是11世纪唯一公认的医学权威。了解康斯坦丁抵达时南意大利特别是萨勒诺市的政治和文化背景至关重要，它揭示了一套更细微的环境和条件，为他的知识和治疗贡献提供了更广泛的背景②。

康斯坦丁因将超过24部复杂的阿拉伯医典翻译成拉丁文而闻名，尽管他只掌握了部分拉丁文。其中最重要的译本有：波斯医生阿里·伊本·阿巴斯·马吉乌斯的《医艺大全》，该书又名《潘特尼》；伊本·贾扎尔在北非卡亚拉旺（al-Qayrawā）著述的《为旅行者提供食物，为久坐者提供营养》，拉丁化为《临终的圣餐》；以及同样来自卡亚拉旺的犹太作家兼实践者伊沙克·伊斯拉关于尿液和饮食的极具影响力的作品③。康斯坦丁在繁忙的萨勒诺开始了这项具有挑战性的工作，不过他是在附近的卡西诺山修道院完成这项工作的，因为那里更有利于学习。他在那里成为一名修道士，并在那里发现了欧洲最出色的文字室，以供他制作当时最具创新性的修辞学、古典文学、神学、数

---

① Kwakkel & Newton 2019.

② Glaze 2019.

③ Burnett & Jacquart, eds. 1994.

学和音乐文本，以及前述的包含新药方的解毒剂（*antidotaria*）①。只有在卡西诺山，康斯坦丁才能找到他所需要的大量人力和物力资源：精通拉丁语和具有修辞能力的助手，以及充足的时间、安静的环境和羊皮纸。我们从图文并茂的手稿中看到为数不多的康斯坦丁形象，通常显示他身穿本笃会僧侣的长袍，要么手捧书籍，判断尿液（即构建诊断和预后），要么坐在被书籍包围的桌子前（见图8.4）。

康斯坦丁的翻译计划对一个全新的文本库的出现产生了影响，该文本库主要致力于基于希波克拉底－盖伦原则的权威传统的专业医疗实践，即所谓的《医学小技》（*Articella*）。这个文集包括约翰尼修斯的《引论》（*Isagoge*），巴格达基督徒医生胡奈因·伊本·伊斯哈格对盖伦《医学艺术》的介绍性文本，带有盖伦评论的希波克拉底的《箴言》，希波克拉底的《预言》，西奥菲勒斯（Theophilus）的《论尿液》（*On Urines*）和费拉雷图斯（Philaretus）的《论脉象》（*On Pulses*）（后者都是7世纪不知名的希腊作者）。对《医学小技》的形成及其起源的传统理解有时表明与蒙特卡西诺有关，也有研究认为它是受到了阿尔法努斯大主教的影响②。然而，最近对《医学小技》最早的手稿进行了古文字学上的重新定位，将其制作时间定在11世纪的最后四分之一，并将其定位在蒙特卡西诺，也就是将这一核心文本的引入与康斯坦丁和他的同事助手们联系在一起，这比迄今为止的所有认识更贴近事实。同样值得注意的是，这个最早的11世纪末的副本包括盖伦的《医学艺术》

---

① Newton 2011.

② Nutton 1995：142；Wallis 2011.

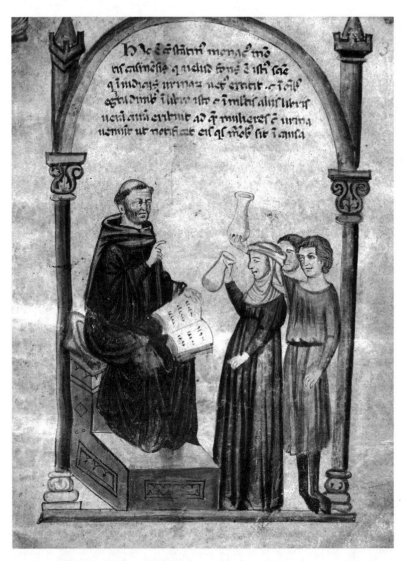

图 8.4　非洲的康斯坦丁判断尿液，《医学论文汇编》(*Various medical treatises*)，14 世纪，牛津大学图书馆，MS Rawlinson C.328,fol.3。来源：Bodleian Library。

和当代的旁注，以及希波克拉底的《论急性病摄生法》（*On Regimen in Acute Diseases*）；以前的学术研究认为这些文本是在大约公元1150年之后才被添加到《医学小技》中的 [1]。

这部新的典籍在12世纪成为萨勒诺医学研究的主要焦点，此后不久，蒙彼利埃、巴黎和其他地方的学校也开始了医学研究。到中世纪末，欧洲各地有50多所大学提供了非常相似的医学课程 [2]。在犹太人聚居的地区，也有希伯来语的翻译，从而使犹太人尽管不被允许上大学，但仍能继续成为医学专家 [3]。即使在许多新的权威文本从希腊和阿拉伯文翻译成拉丁文并被广泛应用之后，《医学小技》仍然是识字者专业培训的重要组成部分，而且其中许多是在伊比利亚半岛翻译的，该半岛在多元文化和政治复杂性方面与意大利南部相似。康斯坦丁之后还有其他多产的翻译家，如比萨/安条克的斯蒂芬（Stephen of Pisa/Antioch，活跃于 12世纪上半叶）、克雷莫纳的杰拉德（Gerard of Cremona，卒于约1187年）、比萨的布尔古迪奥（Burgundio of Pisa，卒于1193年）和尼科洛·达·雷焦（Niccolò da Reggio，活跃于 14世纪上半叶）。

从12世纪开始，教授《医学小技》和其他文本的主要方法是让学校——以及12世纪末以后的大学——的校长对它们提供萨勒诺风格的评论讲座。这样一来，新的大师们在自己的权力中确立了自己和文本的权威。因此，萨勒诺在欧洲的声誉达到了传奇的地位，他

---

[1]　Kwakkel & Newton 2019.

[2]　Demaitre 2013: 4 – 33; O' Boyle 1998.

[3]　Shatzmiller 1995; Fidora et al 2013.

们的评论文本、他们所评论的文本，以及康斯坦丁和他圈子的新译本的副本以惊人的速度在欧洲传播①。萨勒诺的许多12世纪的医师们也欣赏文字性的力量，以传达治疗的权威。他们编写了实用手册（*Practicae*），就像加里奥蓬图斯之前所做的那样，但整合了最新的理论和治疗材料。他们以自己的名字命名他们的手册，如普拉泰里乌斯（卒于约1161年）手册，阿尔希马特修斯（Archimattheus，活跃于12世纪中期）手册，以及科福（Copho，活跃于12世纪早期）和巴尔托洛梅乌斯（Bartholomaeus，活跃于12世纪中期）手册。几乎所有这些大师都重新看重向公众和更广泛的市场展示他们治疗专长的机会，并将这种专长建立在他们自己在课堂上教授的经典文本和古代权威的知识上②。

12世纪萨勒诺出现的最早的新文本之一——既非翻译，也非其他作品的汇编——是《萨勒诺的尼古拉斯的解毒剂》（*Antidotarium Nicolai*）。该文本以作者的第一人称陈述开始，以关于标准重量和度量衡的章节结束，包含100多个命名的药方。另一个新的萨勒诺文本是归属于普拉泰里乌斯的《医书》（*Circa instans*）。《萨勒诺的尼古拉斯的解毒剂》规定了由若干成分组成的复合疗法，并仔细列出了精确的重量和计量，而《医书》则描述了每种简单成分的力量或"强度"——无论是植物、动物还是矿物来源——以及精确的冷度、热度、干度或湿度。通过使用这个文本医生可以混合多种

---

① Glaze 2000.

② Wallis 2005；Recio Muñoz 2016.

成分，精心计算，用以对抗病人的某种疾病。《萨勒诺的尼古拉斯的解毒剂》和《医书》被广泛使用了几个世纪——事实上，到15世纪，它们已成为许多地区药房的必读书目，并被翻译成几乎所有地区的方言[①]。

在新的作者和实践者中，最著名的也许是一位被称为萨勒诺的特罗塔（Trota of Salerno）或特罗克塔（Trocta）的妇女。她的实践专长融汇了萨勒诺妇女（*mulieres Salernitanae*）的传统智慧，她擅长治疗妇女分娩前产后的病症，制作化妆品以及治疗皮肤病。当保留了她的治疗方法的名为《妇女疗法》（*De curis mulierum*）一书与其他两部关于妇女医学的书结合在一起，形成后来被称为《特罗塔》（*Trotula*）的书时，特罗塔女性权威的名声更大了[②]。后来，人们可能把书的名字和这位女性权威的名字搞混了，以至于大家都称她为"特罗塔"。特罗塔几乎是一个独特的案例，一位女医师的专业知识为她赢得了持久而广泛的名声。具有讽刺意味的是，尽管特罗塔是中世纪欧洲第一部妇科医学著作的作者，但随着大学的发展和女性被排除在大学之外，妇产科成为一个越来越男性化的专业[③]。

---

① Roberg 2002, 2007, 2011; Ventura 2012.

② Green, ed. 2001.

③ Green 2008.

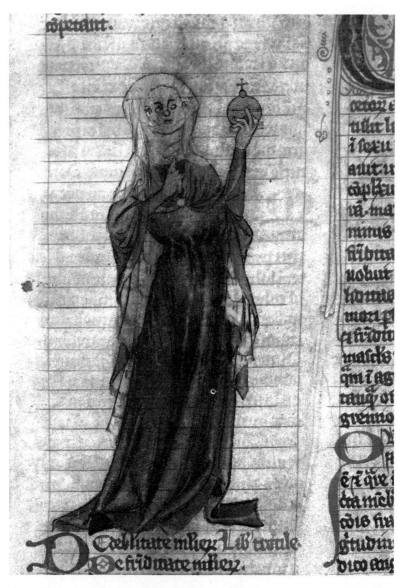

图 8.5　特罗塔，《医学杂记》第 18 篇（*Miscellanea Medica* XVIII），14 世纪初。伦敦，惠康图书馆，MS 544,p.65。来源：Wellcome Library/Public Domain。

| 结论

本章表明，到 12 世纪末，人们普遍信任书面医学知识的权威性，特别是古代和近代的伟大医学家，他们来自多个宗教传统。在整个中世纪早期，医学声誉的建立是基于经验和适应新时代、新地点的娴熟的文本编纂。中世纪早期的文本权威之所以兴盛，是因为它以古代医学文本为基础，但又能不断创新，吸收新的思想、实践和材料。随着《医学小技》的形成以及相关评论和新作品的产生，一组固定的文本毫无疑问地被创造出来，将关于人体、健康和疾病的知识以及对每个人的治疗护理完全置于希波克拉底－盖伦的理论方向中。当时的重点是对从业人员进行医学理论基本要素的培训，以帮助、支持治疗实践并为其提供智力基础。萨勒诺人和他们在其他地方的继任者以盖伦的理论为坚实基础，将人类置于复杂的普遍秩序中，强调对疾病的准确诊断、预后和治疗取决于对医学书籍的透彻了解，并得到验证 [1]。从大约1100 年开始，最好的医疗实践是扎根于理论、书本和哲学知识的。然而，不可否认的是，这种对异教、穆斯林和犹太医学权威的接受只是因为它不被认为与基督教相抵触。如果没有对医学权威的这种接受，没有基督教对修道院和少数城市背景下的学习优点的持续关注，在古

---

① Demaitre 2003.

罗马教育中心衰落或消失很久之后，理性和科学的医学可能永远不会发展并在整个西方占据主导地位。

注释

[1]　梵蒂冈图书馆，MS Pal.lat.187,s. 8,N，可在以下网站查阅：http://bibliothecalaureshamensis-digital.de/bav/bav_pal_lat_187/0015（2020年6月29日访问）。

[2]　瑞士圣加仑，Stiftsbibliothek MS Cod Sang 217，可参：www.ecodices. unifr.ch/en/list/one/csg/0217（2020年6月29日访问）。

[3]　图8.2是69号和97号手抄本的照片，年代为9—10世纪。最大的两卷棕色封面的手抄本闭合着放在桌子上。最近的是手抄本69号。打开放在讲台上的大卷是手抄本132号。这是一部11世纪的拉巴努斯·莫罗（Hrabanus Maurus，卒于856年）的百科全书《物性论》（*De rerum naturis*）的插图本，它的尺寸为49厘米 × 35厘米，仅比69和97号手抄本稍大。

参考文献

Abreu, Laurinda and Sally Sheard, eds (2013), *Hospital Life: Theory and Practice from the Medieval to the Modern*, Oxford: Peter Lang.

Abu-Lughod, Lila (1991), 'Writing Against Culture', in Richard Fox (ed.), *Recapturing Anthropology: Working in the Present*, 137–62, Santa Fe: School of American Research Press.

Abu Zayd, Nasr Hamid (2002), 'Illness and Health', in Jane McAuliffe (ed.), *The Encyclopedia of the Qur'ān*, vol. 2, 501–2, Leiden: Brill.

Addyman, Peter (1989), 'The Archaeology of Public Health at York, England', *World Archaeology*, 21: 244–64.

Agnellus of Ravenna (1981), *Lectures on Galen's 'De sectis'*, ed. David Davies, Leendert Westerink, et al., Buffalo: State University of New York Department of Classics.

Agresta, Abigail (2020), 'From Purification to Protection: Plague Response in Late Medieval Valencia', *Speculum*, 95: 371–95.

Agrimi, Jole and Chiara Crisciani (1994), *Les consilia médicaux*, trans. Caroline Viola, Turnhout: Brepols.

Ahmed, Shahab (2016), *What is Islam? The Importance of Being Islamic*, Princeton: Princeton University Press.

Aitchison, Briony (2009), 'Holy Cow! The Miraculous Cures of Animals in Late Medieval England', *European Review of History: Revue européenne d'histoire*, 16: 875–92.

Alain of Lille (1965), *Liber poenitentialis*, ed. Jean Longère, Louvain: Éditions Nauwelaerts.

Albala, Ken (1998), 'Fish in Renaissance Dietary Theory', in Harlan Walker (ed.), *Fish: Food from the Waters: Proceedings of the Oxford Symposium on Food and Cookery 1997*, 9–19, Totnes: Prospect Books.

Albala, Ken (2002), *Eating Right in the Renaissance*, Berkeley: University of California Press.

Albala, Ken (2012), 'Food for Healing: Convalescent Cooking in the Early-Modern Era', *Studies in History and Philosophy of Biological and Biomedical Sciences*, 43: 323–8.

Albertus Magnus (1999), *On Animals*, trans. Kenneth Kitchell and Irven Resnick, Baltimore: Johns Hopkins University Press.

Alcuin (1881), *Carmina*, no. 26, ed. Ernst Dümmler, *Monumenta Germaniae Historica. Poetae latini aevi carolini*, vol. 1, 245–46, Berlin: Weidman.

Aldobrandino of Siena (1911), *Le régime du corps de Maître Aldebrandin de Sienne*, ed. Louis Landouzy and Roger Pepin, Paris: Librairie Ancienne Honoré Champion Éditeur.

Alexander, Michelle, Christopher Gerrard, Alejandra Gutiérrez, and Andrew Millard (2015), 'Diet, Society and Economy in Late Medieval Spain: Stable Isotope Evidence from Muslims and Christians from Gandía, Valencia',

American Journal of Physical Anthropology, 156: 263–73.

Alfani, Guido and Tommy Murphy (2017), 'Plague and Lethal Epidemics in the Pre-Industrial World', *Journal of Economic History*, 77: 314–43.

Álvarez Fernández, Maria (2009), 'Abastecimiento y consumo de pescado en Oviedo a finales de la Edad Média', in (no editor), *La pesca en la Edad Media*, 71–86, Madrid: Xunta de Galicia, Sociedad Española de Estudios Medievales, Universidad de Murcia, CSIC.

Amasuno, Marcelino (2004), 'El saber médico tras el prólogo del Libro de buen amor: "loco amor" y "amor héroes"', in Francisco Toro Ceballos and Bienvenido Morros (eds), *Juan Ruiz, Arcipreste de Hita, u el "Libro de buen amor": Actas del Congreso Internacional del Centro para la Edición de los Clásicos Españoles*, 247–70, Alcalá la Real: Ayuntamiento/Centro para la Edición de los Clásicos Españoles.

Andorlini, Isabella (2007), 'Teaching Medicine in Late Antiquity: Methods, Texts and Contexts', in Patrizia Lendinara, Loredana Lazzari, and Maria D'Aronco (eds), *Form and Content of Instruction in Anglo-Saxon England in the Light of Contemporary Manuscript Evidence*, 401–14, Turnhout: Brepols.

Andrén, Anders (1986), 'I städernas under värld', in Anders Andrén, Marit Anglert, Mats Anglert, et al (eds), *Medeltiden och arkeologin: Festskrift till Erik Cinthio*, 259–70, Lund: Lund University.

Anthimus (2007), *On the Observation of Foods*, ed. Mark Grant, Totnes: Prospect Books.

Aquinas, Thomas (1921), *The 'Summa Theologica' of St Thomas Aquinas, Second Part of the Second Part, Questions 141–70*, vol. 13, trans. by the Fathers of the English Dominican province, London: Burns Oates & Washbourne.

Arano, Luisa Cogliati (1996), *The Medieval Health Handbook: Tacuinum Sanitatis*, New York: George Braziller.

Archambeau, Nicole (2013), 'Tempted to Kill: Miraculous Consolation for a Mother after the Death of her Infant Daughter', in Elena Carrera (ed.), *Emotions and Health, 1200–1700*, 47–66, Leiden: Brill.

Armstrong, Edward (1900), 'The Sienese Statutes of 1262', *English Historical Review* 15: 1–19.

Arnau de Vilanova (1996), *Regimen sanitatis ad Regem Aragonum*, ed. Luis García Ballester, et al., Barcelona: Fundació Noguera/Universitat de Barcelona.

Arnau de Vilanova (1999), *De esu carnium*, ed. Dianne Bazell, Barcelona: Fundació Noguera/Universitat de Barcelona.

Arner, Timothy (2019), 'The Disappearing Scar of Henry V: Triage, Trauma, and the Treatment of Henry's Wounding at the Battle of Shrewsbury', *Journal of Medieval and Early Modern Studies*, 49: 347–76.

Arnold, Ken, Roy Porter, and Lise Wilkinson (1994), *Animal Doctor: Birds and Beasts in Medical History: An Exhibition at the Wellcome Institute for the History of Medicine*, London: Wellcome Trust.

Arrizabalaga, Jon (2002), 'Problematizing Retrospective Diagnosis in the History of Disease', *Asclepio*, 54: 51–70.

Asfora, Wanessa (2011), 'Aspects of the Incorporation of a Cookery Book in the Early Middle Ages', unpublished paper presented at the International Medieval Congress, University of Leeds, 11–14 July 2011, originally available from the author's academia.edu page (accessed 6 July 2018).

Asfora Nadler, Wanessa (2016), 'Apicius in the Early Medieval Manuscripts: Medieval or Roman Cookery book?' in (no editor), *L'Alimentazione nell'Alto Medioevo: pratiche, simboli, ideologie*, Atti delle Settimane 63: 493–513, Spoleto: Fondazione Centro Italiano di Studi sull'Alto Medioevo.

al-'Asqalānī, Ibn Ḥajar (1990), *Badhl al-Māa'ūn fī fadl al-ṭā'ūn*, ed. Ahmad 'Ass ām 'Abd al-Qādir al-Kātib, Riyad: Dar al-'Aṣīma.

Aston, Mick, ed. (1988), *Medieval Fish, Fisheries and Fishponds in England*, 2 vols, Oxford: BAR Publishing.

Atat, Ayman Yasin (2020), 'Bathtubs as a Healing Approach in Fifteenth-Century Ottoman Medicine', in Sara Ritchey and Sharon Strocchia (eds), *Gender, Health and Healing, 1250–1550*, 245–63, Amsterdam: University of Amsterdam.

Atkinson, Paul (1997), 'Narrative Turn or Blind Alley?' *Qualitative Health Research*, 7: 325–44.

Attewell, Guy (2007), *Refiguring Unani Tibb: Plural Healing in Late Colonial India*, New Delhi: Orient Longman.

Augustine of Hippo (1996), *De doctrina Christiana*, trans. Roger Green, Oxford: Clarendon Press.

Ausécache, Mireille (2006), 'Des aliments et des médicaments', *Cahiers de recherches médiévales*, 13: 249–58.

Avicenna (1556), *Liber canonis medicinae*, Basel: Ioannes Heruagios.

Aymer, Alphonse (1926), 'Le sachet accoucheur et ses mystères', *Annales du Midi*, 38: 273–347.

Azman, Josip, Amir Muzur, Vedran Frkovic, H. Pavletic, Adriana Prunk, and Ante Skrobonja (2006), 'Public Health Problems in the Medieval Statutes of Vinodol, Vrbnik and Senj (West Croatia)', *Journal of Public Health*, 28: 166–7.

Baader, Gerhard (1984), 'Early Medieval Latin Adaptations of Byzantine Medicine in Western Europe', *Dumbarton Oaks Papers*, 38: 251–9.

Bailey, Anne (2017), 'Miracles and Madness: Dispelling Demons in Twelfth-Century Hagiography', in Siam Bhayro and Catherine Rider (eds), *Demons and Illness from Antiquity to the Early-Modern Period*, 233–55, Leiden: Brill.

Bailey, Charles (1856), *Transcripts from the Municipal Archives of Winchester*,

Winchester: Hugh Barclay.

Banham, Debby (2006), 'A Millennium in Medicine? New Medical Texts and Ideas in England in the Eleventh Century', in Simon Keynes and Alfred Smyth (eds), *Anglo-Saxons: Studies Presented to Cyril Roy Hart*, 230–42, Dublin: Four Courts Press.

Banham, Debby and Christine Voth (2015), 'The Diagnosis and Treatment of Wounds in the Old English Medical Collections: Anglo-Saxon Surgery?' in Larissa Tracy and Kelly DeVries (eds), *Wounds and Wound Repair in Medieval Culture*, 153–74, Leiden: Brill.

Barker, Hannah (2019), *That Most Precious Merchandise: The Mediterranean Trade in Black Sea Slaves, 1260–1500*, Philadelphia: University of Pennsylvania Press.

Barrett, James, Alison Locker, and Callum Roberts (2004), '"Dark Age Economics" Revisited: the English Fish Bone Evidence AD 600–1600', *Antiquity*, 78: 618–36.

Barrett, James, and nineteen others (2011), 'Interpreting the Expansion of Sea Fishing in Medieval Europe Using Stable Isotope Analysis of Archaeological Cod Bones', *Journal of Archaeological Science*, 38: 1516–24.

Barrett, James and David Orton, eds (2016), *Cod and Herring: The Archaeology and History of Medieval Sea Fishing*, Oxford: Oxbow.

Bartholomaeus Anglicus (1483, spine reads 1482), *De proprietatibus rerum*, ed. Petrus Ungarus, London: Anton Koberger.

Bartolomeo de Montagnana (1497), *Consilia CCCV in quibus agitur de universis fere aegritudinibus, humano corpori evenientibus, & mira facilitate, curandi eas adhibetur modus*, Venice: Bonetus Locatellus.

Baumgarten, Elisheva (2019), 'Ask the Midwives: A Hebrew Manual on Midwifery from Medieval Germany', *Social History of Medicine*, 32: 712–33.

Baverio Baviera (1489), *Consilia medica*, Bologna: Franciscus dictus Plato de Benedictis.

Bayless, Martha (2012), *Sin and Filth in Medieval Culture: The Devil in the Latrine*, London: Routledge.

Beaumanoir, Philippe de (1992), *The Coutumes de Beauvaisis of Philippe de Beaumanoir*, ed. and trans. F.R.P. [Ron] Akehurst, Philadelphia: University of Pennsylvania Press.

Beccaria, Augusto (1956), *I codici di medicina del periodo presalernitano (secoli IX, X e XI)*. Rome: Edizioni di storia e letteratura.

Becher, Tony and Paul Trowler (2001), *Academic Tribes and Territories: Intellectual Enquiry and the Culture of Disciplines*, 2nd edn, Buckingham: Society for Research into Higher Education/Open University Press.

Benedek, Thomas (2007), 'Historical Background of Discoid and Systemic Lupus Erythematosus', in Daniel Wallace and Bevra Hahn (eds), *Dubois' Lupus Erythematosus*, 2–15, Philadelphia: Lippincott Williams & Wilkins.

Benito i Monclús, Pere, ed. (2013), *Crisis alimentarias en la Edad Media: modelos, explicaciones y representaciones*, Lleida: Editorial Milenio.

Benso, Silvia (2008), 'The Breathing of the Air: Presocratic Echoes in Levinas', in Brian Schroeder and Silvia Benso (eds), *Levinas and the Ancients*, 9–23, Bloomington, IN: Indiana University Press.

Bergqvist, Johanna (2014), 'Gendered Attitudes Towards Physical Tending Amongst the Piously Religious of Late Medieval Sweden', in Effie Gemi-Ioranou, et al (eds), *Medicine, Healing and Performance*, 86–105, Oxford: Oxbow.

Berlin, Adele, Marc Zvi Brettler, and Michael Fishbane (2014), *The Jewish Study Bible*, New York: Oxford University Press.

Bernard de Gordon (1486), *Lilium medicine*, Ferrara: Andreas Belfortis, Gallus.

Bhayro, Siam and Catherine Rider, eds (2017), *Demons and Illness from Antiquity to the Early-Modern Period*, Leiden: Brill.

Biblia Vulgata (1965), *Biblia Vulgata iuxta Vulgata Clementinam*, ed. Alberto Colunga and Laurentio Turrado, 4th edn, Madrid: La Editorial Católica.

Birrell, Jean (2015), 'Peasants Eating and Drinking', *Agricultural History Review*, 63: 1–18.

Bischoff, Bernard (1966), 'Über gefaltete Handschriften, vornehmlich hagiographischen Inhalts', in Idem (ed.), *Mittelalterliche Studien: Ausgewählte Aufsätze zur Schriftkunde und Literaturgeschichte*, vol. 1, 93–100, Stuttgart: Anton Hiersemann.

Bischoff, Bernard (1967), 'Eine Sammelhandschrift Walahfrid Strabos (cod. Sangall. 878)', in Idem, (ed.), *Mittelalterliche Studien: Ausgewählte Aufsätze zur Schriftkunde und Literaturgeschichte*, vol. 2: 34–51, Stuttgart: Anton Hiersemann.

Black, Winston (2012), '"I will add what the Arab once taught": Constantine the African in Northern European Medical Verse', in Anne Van Arsdall and Timothy Graham (eds), *Herbs and Healers from the Ancient Mediterranean through the Medieval West: Essays in Honor of John Riddle*, 153–86, Farnham: Ashgate.

Blake, Hugo (2015), 'Italian Wares', in Roberta Gilchrist and Cheryl Green (eds), *Glastonbury Abbey: Archaeological Investigations 1904–79*, 270–2, London: Society of Antiquaries of London.

Blumenthal, Debra (2014), 'Domestic Medicine: Slaves, Servants and Female Medical Expertise in Late Medieval Valencia', *Renaissance Studies*, 28: 515–32.

Boddington, Andy (1996), *Raunds Furnells: The Anglo-Saxon Church and Churchyard*, London: English Heritage.

Bonfield, Christopher (2017), 'The First Instrument of Medicine: Diet and

Regimens of Health in Late Medieval England', in Linda Clark and Elizabeth Danbury (eds), *'A Verray Parfit Praktisour'*: *Essays presented to Carole Rawcliffe*, 99–120, Martlesham: The Boydell Press.

Bonfield, Christopher, Jonathan Reinarz, and Teresa Huguet-Termes, eds (2013), *Hospitals and Communities, 1100–1960*, Oxford: Peter Lang.

Bonneuil, Christophe and Jean-Baptiste Fressoz (2017), *The Shock of the Anthropocene: The Earth, History and Us*, trans. David Fernbach, London: Verso.

Booth, Christopher (2017), 'Holy Alchemists, Metallurgists, and Pharmacists: The Material Evidence for British Monastic Chemistry', *The Journal of Medieval Monastic Studies*, 6: 195–215.

Bos, Kirsten, and fourteen others (2011), 'A Draft Genome of *Yersinia Pestis* from Victims of the Black Death', *Nature*, 478: 506–10.

Bouras-Vallianatos, Petros (2018), 'Reading Galen in Byzantium: The Fate of *Therapeutics to Glaucon*', in Petros Bouras-Vallianatos and Sofia Xenophontos (eds), *Greek Medical Literature and its Readers: From Hippocrates to Islam and Byzantium*, 180–230, Abingdon: Routledge.

Boyd, Kenneth (2000), 'Disease, Illness, Sickness, Health, Healing and Wholeness: Exploring Some Elusive Concepts', *Medical Humanities*, 26: 9–17.

Boyde, Patrick (1993), *Perception and Passion in Dante's Comedy*, Cambridge: Cambridge University Press.

Brabant, Rosa Kuhne (2002), 'Al-Razi on When and How to Eat Fruit', in David Waines (ed.), *Patterns of Everyday Life*, 317–27, Aldershot: Ashgate.

Brasher, Sally (2017), *Hospitals and Charity: Religious Culture and Civic Life in Medieval Northern Italy*, Manchester: Manchester University Press.

Brenner, Elma (2013), 'Leprosy and Public Health in Late Medieval Rouen', in Linda Clark and Carole Rawcliffe (eds), *The Fifteenth Century XII: Society in an Age of Plague*, 123–38, Woodbridge: The Boydell Press.

Brenner, Elma (2015), *Leprosy and Charity in Medieval Rouen*, London: Royal Historical Society.

Brentjes, Sonja, Taner Edis, and Lutz Richter-Bernburg, eds (2016), *1001 Distortions: How (Not) to Narrate History of Science, Medicine, and Technology in Non-Western Cultures*, Würzburg: Ergon. *British Archaeology* news item (2016), 'Britain in Archaeology', *British Archaeology*, 149, July–August: 10–11.

Brodersen, Kai (2017), review of *Popular Medicine in Graeco-Roman Antiquity: Explorations*, ed. William Harris. Leiden, Brill, 2017, *Bryn Mawr Classical Review* (25.09.2017). Available online: http://bmcr.brynmawr.edu/2017/2017-09-25.html (accessed 29 June 2020).

Brody, Saul (1974), *The Disease of the Soul: Leprosy in Medieval Literature*, Ithaca: Cornell University Press.

Brown, Jonathan (2007), *The Canonization of al-Bukhārī and Muslim: The Formation and Function of the Sunnī Hadīth Canon*, Leiden: Brill.

Brown, Peter ([1971] 1989), *The World of Late Antiquity*, London: Norton.

Brumann, Christoph (1999), 'Writing for Culture: Why a Successful Concept Should Not Be Discarded', *Current Anthropology*, 40: 1–27.

Bürgel, Johann Christoph ([1968] 2016), *Ärztliches Leben und Denken im arabischen Mittelalter*, Leiden: Brill.

Buhrer, Eliza (2014), 'Law and Mental Competency in Late Medieval England', *Reading Medieval Studies*, 40: 82–100.

Buquet, Thierry (2016), 'De la pestilence à la fragrance: l'origine de l'ambre gris selon les auteurs arabes', *Bulletin d'études orientales*, 64: 113–33.

Burnett, Charles, ed. (1987), *Adelard of Bath: An English Scientist and Arabist of the Early Twelfth Century*, London: Warburg Institute.

Burnett, Charles (2001), 'The Coherence of the Arabic-Latin Translation Program in Toledo in the Twelfth Century', *Science in Context*, 14: 249–88.

Burnett, Charles (2013), 'Simon of Genoa's Use of the *Breviarium* of Stephen, the Disciple of Philosophy', in Barbara Zipser (ed.), *Simon of Genoa's Medical Lexicon*, 67–78, London: Versita.

Burnett, Charles and Danielle Jacquart, eds (1994), *Constantine the African and Ali ibn al-Abbas al-Maǧūsī: The Pantegni and Related Texts*, Leiden: Brill.

Burridge, Claire (2020), 'Incense in Medicine: Early Medieval Perspectives', *Early Medieval Europe*, 28: 219–55.

Butler, Sara (2015), *Forensic Medicine and Death Investigation in Medieval England*, New York: Routledge.

Bylebyl, Jerome (1990), 'The Medical Meaning of *Physica*', *Osiris*, 2nd series, 6: 16–41.

Bynum, Caroline Walker (1995), *The Resurrection of the Body in Western Christianity, 200–1336*, New York: Columbia University Press.

Caciola, Nancy (2000), 'Mystics, Demoniacs, and the Physiology of Spirit Possession in Medieval Europe', *Comparative Studies in Society and History*, 42: 268–306.

Caesarius of Heisterbach (1851), *Dialogus miraculorum: Textum ad quatuor codicum manuscriptorum editionisque principis fidem*, ed. Joseph Strange, Cologne: J.M. Heberle.

Cambell, Jacques, ed. (1978), *Enquête pour le procès de canonization de Dauphine de Puimichel comtesse d'Ariano*, Torino: Bottega d'Erasmo.

Cameron, Malcolm (1983a), 'The Sources of Medical Knowledge in Anglo-Saxon England', *Anglo-Saxon England*, 11 (1983): 135–55.

Cameron, Malcolm (1983b), 'Bald's *Leechbook*: its Sources and their Use in its Compilation', *Anglo-Saxon England*, 12: 153–82.

Cameron, Malcolm (1993), *Anglo-Saxon Medicine*, Cambridge: Cambridge

University Press.

Campbell, Bruce (2016), *The Great Transition: Climate, Disease and Society in the Late Medieval World*, Cambridge: Cambridge University Press.

Campbell, James (2002), 'Domesday Herrings', in Christopher Harper-Bill, Carole Rawcliffe and Richard Wilson (eds), *East Anglia's History: Studies in Honour of Norman Scarfe*, 5–17, Woodbridge: The Boydell Press/Centre of East Anglian Studies, University of East Anglia.

Cardwell, Peter (1995), 'The Hospital of St Giles by Brompton Bridge, North Yorkshire', *The Archaeological Journal*, 152: 109–245.

Carpenter, Christine and Charles Lethbridge Kingsford, eds (1996), *The Stonor Letters and Papers, 1290–1483*, Cambridge: Cambridge University Press.

Carr, David (2008), 'Controlling the Butchers in Late Medieval English Towns', *The Historian*, 70: 450–61.

Carraway Vitiello, Joanna (2014), 'Forensic Evidence, Lay Witnesses and Medical Expertise in the Criminal Courts of Late Medieval Italy', in Wendy J. Turner and Sara Butler (eds), *Medicine and the Law in the Middle Ages*, 133–56, Leiden: Brill.

Carr-Riegel, Leslie (2016), 'Waste Management in Medieval Krakow: 1257–1500', MA diss., Central European University, Budapest, Hungary.

Carruthers, Mary, ed. (2002), *Medieval Craft of Memory: An Anthology of Texts and Pictures*, Philadelphia: University of Pennsylvania Press.

Carruthers, Mary (2008), *The Book of Memory: A Study of Memory in Medieval Culture*, Cambridge and New York: Cambridge University Press.

Castle, Jo, Brendan Derham, Jeremy Montagu, Robin Wood, and Jon Hather (2005), 'The Contents of the Barber-Surgeon's Cabin', in Julie Gardiner with Michael Allen (eds), *Before the Mast: Life and Death Aboard the Mary Rose*, 189–225, Portsmouth: The Mary Rose Trust Ltd.

Cátedra García, Pedro, ed. (1994), *Sermón, Sociedad y Literatura en la Edad Media: San Vicente Ferrer en Castilla (1411–12)*, Valladolid: Junta de Castilla y León.

Cavadini, John (1993), *The Last Christology of the West: Adoptionism in Spain and Gaul, 785–820*, Philadelphia: University of Pennsylvania Press.

Cavallo, Sandra (2017), 'Conserving Health: The Non-Naturals in Early-Modern Culture and Society', in Sandra Cavallo and Tessa Storey (eds), *Conserving Health in Early-Modern Culture: Bodies and Environment in Italy and England*, 1–19, Manchester: Manchester University Press.

Cavallo, Sandra and Tessa Storey (2013), *Healthy Living in Late Renaissance Italy*, Oxford: Oxford University Press.

Celestine III (1853), *Epistolae et Privilegia*, Patrologia Latina 206, ed. Jacques-Paul Migne, Paris: Imprimerie Catholique.

Cessford, Craig (2015), 'The St. John's Hospital Cemetery and Environs, Cambridge: Contextualizing the Medieval Urban Dead', *The Archaeological Journal*, 172: 52–120.

Chakrabarty, Dipesh (2007), *Provincializing Europe: Postcolonial Thought and Historical Difference*, 2nd edn, Princeton: Princeton University Press.

Champollion-Figeac, Jacques-Joseph, ed. (1839), *Lettres de Rois, Reines et autres Personnages des Cours de France et d'Angleterre*, Paris: Imprimerie Royale.

Charleston, Robert (1975), 'Introduction', in Colin Platt and Richard Coleman-Smith, *Excavations in Medieval Southampton 1953–1969*, Volume 2, 204–15, Leicester: Leicester University Press.

Chaucer, Geoffrey (1899), 'Romaunt of the Rose: Minor Poems', in Walter Skeat (ed.), *The Complete Works of Geoffrey Chaucer*, vol. 1, Oxford: Clarendon Press.

Chaucer, Geoffrey (1933), *Romaunt of the Rose*, in Fred Robinson (ed.), *The*

Complete Works of Chaucer, 664–739, Boston: Houghton Mifflin.

Chew, Helena and William Kellaway (1973), *London Assize of Nuisance 1301– 1431: A Calendar*, London: London Record Society.

Childs, Wendy and Maryanne Kowaleski (2000), 'Fishing and Fisheries in the Middle Ages' and 'The Internal and International Fish Trades of Medieval England and Wales', in David Starkey, Chris Reid and Neil Ashcroft (eds), *England's Sea Fisheries: The Commercial Sea Fisheries of England and Wales Since 1300*, 19–35, London: Chatham Publishing.

Chipman, Leigh, Peter Pormann and Miriam Shefer-Mossensohn (2017), 'Introduction', Special Issue on Medicine, Part 1, *Intellectual History of the Islamicate World*, 5: 201–209.

Chipman, Leigh (2018), 'Islamic Medicine: Refractions of the Classical Past', in Roberta Casagrande-Kim, Samuel Thrope and Raquel Ukeles (eds), *Romance and Reason: Islamic Transformations of the Classical Past*, 64–83, Princeton: Princeton University Press.

Chiquart (2010), *Du fait de cuisine:* On Cookery *of Master Chiquart (1420)*, ed. Terence Scully, Tempe AZ: ACMRS.

Chouin, Gérard, ed. (2018), 'Sillages de la peste noire en Afrique subsaharienne: une exploration critique du silence/Black Death and its Aftermaths in Sub-Saharan Africa: A Critical Exploration of Silence', *Afriques*, 9. Available online: https://doi.org/10.4000/afriques.2084 (accessed 29 June 2020).

Choyke, Alice and Gerhard Jaritz, eds (2017), *Animaltown: Beasts in Medieval Urban Space*, Oxford: BAR Publishing.

Ciecieznski, Natalie (2013), 'The Stench of Disease: Public Health and the Environment in Late-medieval English Towns and Cities', *Health, Culture and Society*, 4: 91–104.

Cifuentes, Lluis and Carmel Ferragud (1999), 'El Libre de la menescalia de Manuel

Díes: de espejo de caballeros a manual de albéitares', *Asclepio*, 60: 93–127.

Citrome, Jeremy (2006), *The Surgeon in Medieval English Literature*, New York: Palgrave Macmillan.

Clark, John Willis, ed. (1897), *The Observances in Use at the Augustinian Priory of St Giles and St Andrew at Barnwell, Cambridgeshire*, Cambridge: Macmillan and Bowes.

Clarke, Basil (1975), *Mental Disorder in Earlier Britain: Exploratory Studies*, Cardiff: University of Wales Press.

Clavel, Benoît (2001), 'L'Animal dans l'alimentation medieval et moderne en France du Nord (XIIIe-XVIe siècles)', special whole issue, *Revue Archéologique de Picardie*, 19.

Clover, Helen and Margaret Gibson, eds (1979), *The Letters of Lanfranc, Archbishop of Canterbury*, Oxford: Clarendon Press.

Cockayne, Emily (2007), *Hubbub: Filth, Noise and Stench in England, 1600–1770*, New Haven: Yale University Press.

Codoñer, Carmen (2008), 'Textes médicaux insérés dans les *Etymologiae* isidoriennes', *Cahiers de recherches médiévales*, 16: 17–37.

Cohen, Esther (2010), *The Modulated Scream: Pain in Late Medieval Culture*, Chicago: University of Chicago Press.

Cohen, Jennie (2012), 'Perforated Skulls from Middle Ages Found in Spain', *History in the Headlines*, 9 May, A+E Networks. Available online: www.history.com/news/perforated-skulls-from-middle-ages-found-in-spain (accessed 29 June 2020).

Cohen-Hanegbi, Naama and Uri Melammed (2013), 'Appendix: Jean of Avignon's Introduction to his Translation of *Lilium medicine*, an Annotated Critical Edition and Translation', in Gad Freudenthal and Resianne Fontaine (eds), *Latin into Hebrew, vol. 1: Studies*, 146–59, Leiden: Brill.

Cohen-Hanegbi, Naama (2016), 'Jean of Avignon: Conversing in Two Worlds', *Medieval Encounters*, 22: 165–92.

Cohen-Hanegbi, Naama (2017), *Caring for the Living Soul: Emotions, Medicine and Penance in the Late Medieval Mediterranean*, Leiden: Brill.

Cohn, Samuel (2013), 'The Historian and the Laboratory: The Black Death Disease', in Linda Clark and Carole Rawcliffe (eds), *Society in an Age of Plague*, 195–212, Woodbridge: The Boydell Press.

Collins, Minta (2000), *Medieval Herbals: The Illustrated Traditions*, London: British Library.

Connell, Brian, Amy Gray Jones, Rebecca Redfern, and Don Walker (2012), *A Bioarchaeological Study of Medieval Burials on the Site of St Mary Spital: Excavations at Spitalfield Market, London E1, 1991–2007*, London: Museum of London Archaeology.

Connelly, Erin and Stefanie Künzel, eds (2018), *Disease, Disability and Medicine in Medieval Europe*, Oxford: Archaeopress.

Cook, Michael (1986), 'Early Islamic Dietary Law', *Jerusalem Studies in Arabic and Islam*, 7: 217–77.

Cooke, Rachel (2016): 'Too Many Cookbooks Not Enough Broth', *The Guardian*, food and drink feature, Sunday 17 April. Available online: www.theguardian. com/commentisfree/2016/apr/17/too-many-cookbooks-not-enough-broth-gwyneth-paltrow (accessed 29 June 2020).

Condrau, Flurin (2007), 'The Patient's View Meets the Clinical Gaze', *Social History of Medicine*, 20: 525–40.

Coomans, Janna (2018), 'In Pursuit of a Healthy City: Sanitation and the Common Good in the Late Medieval Low Countries', PhD thesis, University of Amsterdam, Amsterdam, Netherlands.

Coomans, Janna (2019), 'The King of Dirt: Public Health and Sanitation in Late-

Medieval Ghent', *Urban History*, 46: 82–105.

Coomans, Janna and Guy Geltner (2013), 'On the Street and in the Bathhouse: Medieval Galenism in Action?' *Anuario de Estudios Medievales*, 43: 53–82.

Cormack, Margaret, ed. (2012), 'Approaches to Childbirth in the Middle Ages', special issue, *Journal of the History of Sexuality*, 21: 201–324.

Corner, George (1927), *Anatomical Texts of the Earlier Middle Ages: A Study in the Transmission of Culture*. Washington DC: Carnegie.

Corporation of Nottingham (1882), *Records of the Borough of Nottingham*, vol. 1, London: Bernard Quaritch.

Cosman, Madeline (1973), 'Medieval Medical Malpractice: The *Dicta* and the Dockets', *Bulletin of the New York Academy of Medicine*, 49: 22–47.

Cosnet, Bertrand (2015), 'La transmission de l'iconographie des vertus dans les manuscrits italiens du XIVe siècle: La réinvention de la *Somme le roi*', in Joris Heyder and Christine Seidel (eds), *Re-Inventing Traditions: On the Transmission of Artistic Patterns in Late Medieval Manuscript Illumination*, 33–47, Berlin: Peter Lang.

Coste, Joël, Danielle Jacquart, and Jackie Pigeaud, eds (2012), *La rhétorique médicale à travers les siècles*, Geneva: Droz.

Crawford, Sally and Christina Lee, eds (2014), *Social Dimensions of Medieval Disease and Disability*, Oxford: Archaeopress.

Crisciani, Chiara (2004), 'Consilia, responsi, consulti: I pareri del medico tra insegnamento e professione', in Carla Casagrande, Chiara Crisciani, and Silvana Vecchio (eds), *Consilium: Teorie e pratiche*, 259–79, Florence: SISMEL/Edizioni del Galluzzo.

Cunningham, Andrew (2002), 'Identifying Disease in the Past: Cutting the Gordian Knot', *Asclepio*, 54: 13–34.

Curth, Louise Hill (2013), *A Plaine and Easie Waie to Remedy a Horse: Equine*

Medicine in Early Modern England, Leiden: Brill.

Curtis, Valerie and Adam Birna (2001), 'Dirt, Disgust, and Disease: Is Hygiene in Our Genes?' *Perspectives in Biology and Medicine*, 44: 17–31.

Daileader, Philip (2016), *Saint Vincent Ferrer, His World and Life*, New York: Palgrave Macmillan.

Dam, Raymond van (1985), *Leadership and Community in Late Antique Gaul*, Berkeley: University of California Press.

D'Aronco, Maria (2007), 'The Transmission of Medical Knowledge in Anglo-Saxon England: The Voices of the Manuscripts', in Patrizia Lendinara, Loredana Lazzari and Maria D'Aronco (eds), *Form and Content of Instruction in Anglo-Saxon England in the Light of Contemporary Manuscript Evidence*, 35–58, Turnhout: Brepols.

Davis, Norman, ed. (1971), *Paston Letters and Papers of the Fifteenth Century*, part 1, Oxford: Oxford University Press.

De Groote, Koen (2005), 'The Use of Ceramics in Late Medieval and Early Modern Monasteries: Data from Three Sites in East Flanders (Belgium)', *Medieval Ceramics*, 29: 31–43.

Demaitre, Luke (1998), 'Medieval Notions of Cancer: Malignancy and Metaphor', *Bulletin of the History of Medicine*, 72: 609–37.

Demaitre, Luke (2003), 'The Art and Science of Prognostication in Early University Medicine', *Bulletin of the History of Medicine*, 77: 765–88.

Demaitre, Luke (2007), *Leprosy in Premodern Medicine: A Malady of the Whole Body*, Baltimore: Johns Hopkins University Press.

Demaitre, Luke (2013), *Medieval Medicine: The Art of Healing, from Head to Toe*, Santa Barbara: Praeger.

Demaitre, Luke (2015), 'Review of *Walking Corpses: Leprosy in Byzantium and the Medieval West*', *Bulletin of the History of Medicine*, 89: 339–40.

Deputy Keeper of the Records (1911), *Calendar of Close Rolls Preserved in the Public Record Office: Edward III*, vol. 13, 1369–1374, London: HMSO.

Deputy Keeper of the Records (1914), *Calendar of Patent Rolls Preserved in the Public Record Office: Edward III*, vol. 15, 1370–1374, London: HMSO.

Derham, Brendan (2002), 'The *Mary Rose* Medical Chest', in Robert Arnott (ed.), *The Archaeology of Medicine: Papers Given at a Session of the Annual Conference of the Theoretical Archaeology Group Held at the University of Birmingham on 20 December 1998*, 105–11, Oxford: BAR Publishing.

DeWitte, Sharon and Maryanne Kowaleski (2017), 'Black Death Bodies', *Fragments*, 6. Available online: http://hdl.handle.net/2027/spo.9772151.0006.001 (accessed 29 June 2020).

DeWitte, Sharon and Philip Slavin (2013), 'Between Famine and Death: England on the Eve of the Black Death: Evidence from Paleoepidemiology and Manorial Accounts', *Journal of Interdisciplinary History*, 44: 37–60.

Dickson, Camilla (1996), 'Food, Medicinal and Other Plants from the 15th Century drains of Paisley Abbey, Scotland', *Vegetation History and Archaeobotany*, 5: 25–31.

DiMeo, Michelle and Sara Pennell, eds (2013), *Reading and Writing Recipe Books, 1550–1800*, Manchester: Manchester University Press.

Dixon, Piers, Ian Rogers, and Jerry O'Sullivan (2000), *Archaeological Excavations at Jedburgh Friary, 1983–1992*, Edinburgh: Scottish Trust for Archaeological Research.

Dobson, Mary (1997), *Contours of Death and Disease in Early Modern England*, Cambridge: Cambridge University Press.

Dols, Michael (1977), *The Black Death in the Middle East*, Princeton: Princeton University Press.

Doob, Penelope (1974), *Nebuchadnezzar's Children: Conventions of Madness in*

Middle English Literature, New Haven: Yale University Press.

Douglas, Mary (1969), *Purity and Danger: An Analysis of the Concepts of Pollution and Taboo*, 2nd impression with corrections, London: Routledge & Kegan Paul.

Drobnick, Jim, ed. (2006), *The Smell Culture Reader*, Oxford and New York: Berg.

Duarte, King of Portugal (2011), *Leal Conselheiro*, ed. João Dionísio, Ibero-American Electronic Texts Series, Madison: University of Wisconsin-Madison. Available online: http://digicoll.library.wisc.edu/cgibin/IbrAmerTxt-/IbrAmerT xtidx?type=header&id=IbrAmerTxt.LealConsel (accessed 29 June 2020).

Dufeu, Val (2018), *Fish Trade in Medieval North Atlantic Societies: An Interdiscplinary Approach to Human Ecodynamics*, Amsterdam: Amsterdam University Press.

Duffin, Jacalyn (2007), 'The Doctor Was Surprised; Or How, to Diagnose a Miracle', *Bulletin of the History of Medicine*, 81: 699–729.

Dunning, Gerald (1969), 'The Apothecary's Mortar from Maison Dieu, Arundel', *Sussex Archaeological Collections*, 107: 77–8.

Durham, Brian (1992), 'The Infirmary and Hall of the Medieval Hospital of St John the Baptist at Oxford', *Oxoniensia*, 56: 17–75.

Dyer, Christopher (2006), 'Gardens and Garden Produce in the Later Middle Ages', in Christopher Woolgar, Dale Serjeantson and Tony Waldron (eds), *Food in Medieval England: Diet and Nutrition*, 27–40, Oxford: Oxford University Press.

Eamon, William and Gundolf Keil (1987), '"Plebs amat empirica:" Nicholas of Poland and his Critique of the Mediaeval Medical Establishment', *Sudhoffs Archiv*, 71: 180–96.

Ebner, Margaret (1993), *Major Works*, ed. Leonard Hindsley, New York: Paulist

Press.

Egan, Geoff (1998), *The Medieval Household: Daily Living*, c. *1150–c. 1450*, London: HMSO.

Egan, Geoff (2007), 'Material Culture of Care for the Sick: Some Excavated Evidence from English Medieval Hospitals and Other Sites', in Barbara Bowers (ed.), *The Medieval Hospital and Medical Practice*, 65–76, Aldershot: Ashgate.

Egan, Geoff (2019), 'The Accessioned Finds', in Chiz Harward, Nick Holder, Christopher Phillpotts, and Christopher Thomas, *The Medieval Priory and Hospital of St Mary Spital and Bishopsgate Suburb: Excavations at Spitalfields Market, London E1, 1991–2007*, 256–83, London: MOLA Monograph.

Egan, Geoff and Frances Pritchard (2002), *Dress Accessories*, c. *1150–c. 1450*, Woodbridge: The Boydell Press.

Eijk, Philip van der (2005), 'The Heart, the Brain, the Blood and the *Pneuma*: Hippocrates, Diocles and Aristotle on the Location of Cognitive Processes', in Idem, *Medicine and Philosophy in Classical Antiquity: Doctors and Philosophers on Nature, Soul, Health and Disease*, 119–38, Cambridge: Cambridge University Press.

Eliav-Feldon, Miriam, Benjamin Isaac, and Joseph Ziegler, eds (2009), *The Origins of Racism in the Medieval West*, Cambridge: Cambridge University Press.

Ereshefsky, Marc (2009), 'Defining "Health" and "Disease" ', *Studies in History and Philosophy of Biological and Biomedical Sciences*, 40: 221–27.

Ermacora, Davide (2015), 'Pre-Modern Bosom Serpents and Hippocrates, *Epidemiae* 5: 86: A Comparative and Contextual Folklore Approach', *Journal of Ethnology and Folkloristics*, 9: 75–119.

Eyler, Joshua, ed. (2010), *Disability in the Middle Age: Reconsiderations and Reverberations*, Farnham: Ashgate.

Fagan, Brian (2006), *Fish on Friday: Feasting, Fasting and the Discovery of the New World*, New York: Basic Books.

Fancy, Nahyan (2013), *Science and Religion in Mamluk Egypt: Ibn al-Nafīs, Pulmonary Transit and Bodily Resurrection*, New York: Routledge.

Ferngren, Gary (2009), *Medicine and Health Care in Early Christianity*, Baltimore: Johns Hopkins University Press.

Ferragud, Carmel (2013), 'The Role of Doctors in the Slave Trade During the Fourteenth and Fifteenth Centuries within the Kingdom of Valencia', *Bulletin of the History of Medicine*, 87: 143–69.

Ferragud, Carmel (2014), 'Expert Examination of Wounds in the Criminal Court of Justice in Cocentaina (Kingdom of Valencia) During the Late Middle Ages', in Wendy J. Turner and Sara Butler (eds), *Medicine and the Law in the Middle Ages*, 109–32, Leiden: Brill.

Ferrer, Saint Vincent (1932–1938), *Sermons*, eds Josep Sanchis Sivera and Gret Schib, Editorial Barcino: Barcelona, 6 vols.

Ferrer, Saint Vincent (1973), *Sermons de Quaresma*, ed. M. Sanchs Guarner, 2 vols, Albatross Editions, Valencia.

Fidora, Alexander et al (2013), 'Introducing a Neglected Chapter in European Cultural History', in Resianne Fontain and Gad Freudenthal (eds), *Latin-into-Hebrew*, vol. 1: *Studies*, 9–18, Leiden: Brill.

Finger, Stanley (2001), *Origins of Neuroscience: A History of Explorations into Brain Function*, Oxford: Oxford University Press.

Finucane, Ronald (1977), *Miracles and Pilgrims: Popular Beliefs in Medieval England*, London: Dent.

Finucane, Ronald (1997), *The Rescue of the Innocents: Endangered Children in Medieval Miracles*, New York: St Martin's Press.

Fischer, Klaus-Dietrich (2000a), 'Dr. Monk's Medical Digest', *Social History of*

Medicine, 13: 239–51.

Fischer, Klaus-Dietrich (2000b), 'The *Isagoge* of Pseudo-Soranus', *Medizinhistorisches Journal*, 35: 3–30.

Fischer, Klaus-Dietrich (2003), 'Der pseudogalenische *Liber tertius*', and 'Galeni qui fertur ad Glauconem Liber tertius ad fidem codicis Vindocinensis 109', in Ivan Garofalo and Amneris Roselli (eds), *Galenismo e Medicina tardoantica: fonti greche, latine e arabe*, 101–32 and 283–346, Naples: Annali dell'Istituto Universitario.

Fischer, Klaus-Dietrich (2007), 'Die Quellen des *Liber passionalis*', in Arsenio Ferraces Rodríquez (ed.), *Tradición griega y textos médicos latinos en el período presalernitano*, 105–25, A Coruña: Universidade da Coruña, Servicio de publicaciones.

Fischer, Klaus-Dietrich (2010), 'Das *Lorscher Arzneibuch* im Widerstreit der Meinung', *Medizinhistorisches Journal*, 45: 165–88.

Fischer, Klaus-Dietrich (2012), 'Wenn kein Arzt erreichbar ist: medizinische Literatur für Laien in der Spätantike', *Medicina nei Secoli: Arte e Scienza*, 24: 379–401.

Fischer, Klaus-Dietrich (2013), 'Two Latin Pre-Salernitan Medical Manuals, the *Liber passionalis* and the *Tereoperica (Ps. Petroncellus)*', in Barbara Zipser (ed.), *Medical Books in the Byzantine World*, 35–56, Bologna: Eikasmós Online II.

Fissell, Mary (2004), 'Making Meaning from the Margins: The New Cultural History of Medicine', in Frank Huisman and John Harley Warner (eds), *Locating Medical History: The Stories and their Meanings*, 364–89, Baltimore: Johns Hopkins University Press.

Flanagan, Sabina (2005), 'Heresy, Madness, and Possession in the High Middle Ages', in Ian Hunter, John Laursen and Cary Nederman (eds), *Heresy in Transition: Transforming Ideas of Heresy in Medieval and Early Modern*

Europe, 29–41, Aldershot: Ashgate.

Flandrin, Jean-Louis (2013): 'Seasoning, Cooking and Dietetics in the Late Middle Ages', in Jean-Louis Flandrin and Massimo Montanari (eds), *Food: A Culinary History*, trans. Albert Sonnenfeld, 313–27, New York: Columbia University Press.

Flemming, Rebecca (2000), *Medicine and the Making of Roman Women: Gender, Nature and Authority from Celsus to Galen*, Oxford: Oxford University Press.

Flint, Valerie (1989), 'The Early Medieval *medicus*, the Saint – and the Enchanter', *Social History of Medicine*, 2: 127–45.

Forcada, Miquel (2011), *Ética e ideología de la Ciencia: el medico-filósofo en al-Andalus*, Almería: Fundación Ibn Tufayl.

Foscati, Alessandra (2019), '"Nonnatus dictus quod caeso defunctae matris utero prodiit:" Postmortem Caesarean Section in the Late Middle Ages and Early Modern Period', *Social History of Medicine*, 32: 465–80.

Foucault, Michel (1961), *Histoire de la Folie*, Paris: Librairie Plon.

Fowden, Garth (1993), *Empire to Commonwealth: Consequences of Monotheism in Late Antiquity*, Princeton: Princeton University Press.

Fowden, Garth (2014), *Before and After Muh.ammad: The First Millennium Refocused*, Princeton: Princeton University Press.

Foxhall, Katherine (2014), 'Making Modern Migraine Medieval: Men of Science, Hildegard of Bingen and the Life of a Retrospective Diagnosis', *Medical History*, 58: 354–74.

Franklin-Lyons, Adam (2009), 'Famine: Preparation and Response in Catalonia after the Black Death', PhD diss., Yale University, New Haven, USA.

Frantzen, Allen (2014), *Food, Eating and Identity in Early Medieval England*, Woodbridge: The Boydell Press.

Freedman, Paul (2008), *Out of the East: Spices and the Medieval Imagination*,

New Haven: Yale University Press.

Freidenreich, David (2011), *Foreigners and their Food: Constructing Otherness in Jewish, Christian and Islamic Law*, Berkeley: University of California Press.

French, Katherine (2016), 'The Material Culture of Childbirth in Late Medieval London and its Suburbs', *Journal of Women's History*, 28: 126–48.

Frioux, Stéphane (2012), 'At a Green Crossroads: Recent Theses in Urban Environmental History in Europe and North America', *Urban History*, 39: 529–39.

Frohne, Bianca (2015), 'Performing Dis/ability? Constructions of "Infirmity" in Late Medieval and Early Modern Life Writing', in Christian Krötzl, Katariina Mustakallio and Jenni Kuuliala (eds), *Infirmity in Antiquity and the Middle Ages: Social and Cultural Approaches to Health, Weakness and Care*, 51–70, Farnham: Ashgate.

Frugard, Roger (1994), *Chirurgia*, in Tony Hunt (ed.), *Anglo-Norman Medicine*, vol. 1, 1–145, Cambridge: D.S. Brewer.

Fulbert of Chartres (1976), *The Letters and Poems of Fulbert of Chartres*, ed. And trans. Frederick Behrend, Oxford: Clarendon Press.

Furnivall, Frederick, ed. (1903), 'Of the Seats of the Passions', in Idem (ed.), *Political, Religious, and Love Poems*, London: Kegan Paul.

Furnivall, Frederick, ed. (1964), *Fifty Earliest English Wills in the Court of Probate, London: A. D. 1387–1439*, London, New York and Toronto: Oxford University Press. Available online: http://quod.lib.umich.edu/c/cme/EEWills (accessed 30 June 2020).

Galloway, James (2017), 'Fishing in Medieval England', in Michel Balard (ed.), *The Sea in History: The Medieval World*, 629–41, Woodbridge: The Boydell Press.

García Ballester, Luis (2002), 'On the Origins of the Six Non-Natural Things in Galen', in Idem, *Galen and Galenism: Theory and Medical Practice from*

Antiquity to the European Renaissance, article IV, Aldershot: Ashgate Variorum Reprints.

García González, Alejandro, ed. (2007), *Alphita*, Florence: SISMEL/Edizioni del Galluzzo.

García González, Alejandro (2008), '*Hermeneumata medicobotanica vetustiora*: apuntes para una edición completa de los glosarios médico-botánicos altomedievales (siglos VIII–XI)', *Studi medievali*, 49: 119–39.

García Marsilla, Juan Vicente (2013), 'Alimentación y salud en la Valencia medieval: teorías y prácticas', *Anuario de Estudios Medievales*, 43: 115–58.

García Marsilla, Juan Vicente (2018), 'Food in the Accounts of a Travelling Lady: Maria de Luna, Queen of Aragon, in 1403', *Journal of Medieval History*, 44: 569–94.

Garden, Kenneth (2014), *The First Islamic Reviver: Abū Ḥāmid al-Ghazālī*, Oxford: Oxford University Press.

Gasper, Giles (2004), '"A Doctor in the House"? The Context for Anselm of Canterbury's Interest in Medicine with Reference to a Probable Case of Malaria', *Journal of Medieval History*, 30: 245–61.

Gasper, Giles and Faith Wallis (2016), '*Salsamenta Pictavensium*: Gastronomy and Medicine in Twelfth-Century England', *English Historical Review*, 131 (2016): 1353–85.

Geary, Patrick (1996), *Phantoms of Remembrance: Memory and Oblivion at the End of the First Millennium*, Princeton: Princeton University Press.

Gell, Alfred (1998), *Art and Agency: An Anthropological Theory*, Oxford: Clarendon Press.

Geltner, Guy (2011), 'Public Health and the Pre-Modern City: A Research Agenda', *History Compass*, 10: 231–45.

Geltner, Guy (2013), 'Healthscaping a Medieval City: Lucca's *Curia viarum* and the Future of Public Health History', *Urban History*, 40: 395–415.

Geltner, Guy (2014), 'Finding Matter Out of Place: Bologna's Fango ("Dirt") Notary in the History of Premodern Public Health', in Rosa Smurra, Hubert Houben and Manuela Ghizzoni (eds), *Lo sguardo lungimirante delle capitali: saggi in onore di Francesca Bocchi / The Far-sighted Gaze of Capital Cities: Essays in Honour of Francesca Bocchi*, 307–21, Rome: Viella.

Geltner, Guy (2018), 'Public Health', in Sarah Rubin Blanshei (ed.), *A Companion to Medieval Bologna*, 103–28, Leiden: Brill.

Geltner, Guy (2019a), 'In the Camp and on the March: Military Manuals as Sources for Studying Premodern Public Health', *Medical History*, 63: 44–60.

Geltner, Guy (2019b), *Roads to Health: Infrastructure and Urban Wellbeing in Later Medieval Italy*, Philadelphia, University of Pennsylvania Press.

Gentilcore, David (2016), *Food and Health in Early Modern Europe: Diet, Medicine and Society, 1450–1800*, London: Bloomsbury.

Gerrard, Chris and David Petley (2013), 'A Risk Society? Environmental Hazards, Risk and Resilience in the Later Middle Ages in Europe', *Natural Hazards*, 69: 1051–79.

Getz, Faye, ed. (1991), *Healing and Society in Medieval England: A Medieval Translation of the Pharmaceutical Writings of Gilbertus Anglicus*, Wisconsin: University of Wisconsin Press.

al-Ghazali (2001), *Faith in Divine Unity and Trust in Divine Providence*, trans. David Burrell, Louisville: Fons Vitae.

Gilbertus Anglicus (1510), *Compendium medicine Gilberte Anglici*, Lyons: Jacobus Sacconus.

Gil Sotres, Pedro (1998), 'The Regimens of Health', in Mirko Grmek, (ed.), *Western Medical Thought from Antiquity to the Middle Ages*, coord. Bernardino Fantini, trans. Antony Shugaar, 291–318, Cambridge MA: Harvard

University Press.

Giladi, Avner (2015), *Muslim Midwives: The Craft of Birthing in the Pre-Modern Middle East*, New York: Cambridge University Press.

Gilchrist, Roberta (1992), 'Christian Bodies and Souls: The Archaeology of Life and Death in Later Medieval Hospitals', in Steven Bassett (ed.), *Death in Towns: Urban Responses to the Dying and the Dead, 100–1600*, 101–18, London and New York: Leicester University Press.

Gilchrist, Roberta (1995), *Contemplation and Action: The Other Monasticism*, London and New York: Leicester University Press.

Gilchrist, Roberta (2005), *Norwich Cathedral Close: The Evolution of the English Cathedral Landscape*, Woodbridge: The Boydell Press.

Gilchrist, Roberta (2008), 'Magic for the Dead? The Archaeology of Magic in Later Medieval Burials', *Medieval Archaeology*, 52: 119–59.

Gilchrist, Roberta (2012), *Medieval Life: Archaeology and the Life Course*, Woodbridge: The Boydell Press.

Gilchrist, Roberta (2020), *Sacred Heritage: Monastic Archaeology, Identities, Beliefs*, Cambridge: Cambridge University Press.

Gilchrist, Roberta and Barney Sloane (2005), *Requiem: The Medieval Monastic Cemetery in Britain*, London: Museum of London Archaeology Service.

Gilmour, Brian and David Stocker (1986), *St Mark's Church and Cemetery*, London: Council for British Archaeology.

Giovanni Battista da Monte (1559), *Consilia Medica Omnia*, Nuremberg: in officina Ioannem Montanum, & Vlricum Neuberum.

Giovanni Matteo Ferrari da Grado (1535), *Consilia*, Lyon: In aedibus Jacobi Giunti.

Glaze, F. Eliza (2000), 'The Perforated Wall: The Ownership and Circulation of Medical Books in Medieval Europe, *c*. 800–1200', PhD diss., Duke

University, Durham, USA.

Glaze, F. Eliza (2005), 'Galen Refashioned: Gariopontus of Salerno's *Passionarius* in the Later Middle Ages and Renaissance', in Elizabeth Lane Furdell (ed.), *Textual Healing, Essays in Medieval and Early Modern Medicine*, 53–77, Leiden: Brill.

Glaze, F. Eliza (2007), 'Master-Student Medical Dialogues: The Evidence of London, BL Sloane 2839', in Patrizia Lendinara, Loredana Lazzari and Maria D'Aronco (eds), *Form and Content of Instruction in Anglo-Saxon England in the Light of Contemporary Manuscript Evidence*, 467–94, Turnhout: Brepols.

Glaze, F. Eliza (2008), 'Gariopontus and the Salernitans: Textual Traditions in the Eleventh and Twelfth Centuries', in Danielle Jacquart and Agostino Paravicini Bagliani (eds), *La 'Collectio Salernitana' di Salvatore De Renzi*, 149–90, Florence: SISMEL/Edizioni del Galluzzo.

Glaze, F. Eliza (2012), 'Medical Wisdom and Glossing Practices in and around Salerno, *c*. 1040–1200', in Anne Van Arsdall and Timothy Graham (eds), *Herbs and Healers from the Ancient Mediterranean through the Medieval West: Essays in Honor of John M. Riddle*, 63–107, Farnham: Ashgate.

Glaze, F. Eliza (2018), 'Salerno's Lombard Prince: Johannes "Abbas de Curte", as Medical Practitioner', *Early Science and Medicine*, 23: 177–216.

Glaze, F. Eliza (2019), 'Introduction. Constantine the African and the *Pantegni* in Context', in Erik Kwakkel and Francis Newton, *Medicine at Monte Cassino: Constantine the African and the Oldest Manuscript of his 'Pantegni'*, 1–29, Turnhout: Brepols.

Glaze, F. Eliza and Brian Nance, eds (2011), *Between Text and Patient: The Medical Enterprise in Medieval and Early Modern Europe*, Florence: SISMEL/Edizioni del Galluzzo.

Gläser, Manfred, ed. (2004), *Lübecker Kolloquium zur Stadtarchäologie im*

Hanseraum IV: Die Infrastruktur, Lübeck: Schmidt-Römhild.

Gomes, Sandra Rute Fonseca (2011), 'Territórios medievais do pescado do Reino de Portugal', MA diss., University of Coimbra, Coimbra, Portugal.

Goodey, Christopher (2011), *A History of Intelligence and 'Intellectual Disability': The Shaping of Psychology in Early Modern Europe*, Farnham: Ashgate.

Goodich, Michael (2005), 'Microhistory and the *Inquisitiones* into the Life and Miracles of Philip of Bourges and Thomas of Hereford', in Werner Verbeke, Ludo Milis and Jean Goossens (eds), *Medieval Narrative Sources: A Gateway into the Medieval Mind*, 91–106, Leuven: Leuven University Press.

Goodich, Michael (2007), *Miracles and Wonders: The Development of the Concept of Miracle, 1150–1350*, Aldershot: Ashgate.

Gordon, Stephen (2014), 'Disease, Sin and the Walking Dead in Medieval England, *c*. 1100–1350: A Note on the Documentary and Archaeological Evidence', in Effie Gemi-Ioranou, et al (eds), *Medicine, Healing and Performance*, 56–70, Oxford: Oxbow.

Gordon, Stephen (2015), 'Medical Condition, Demon or Undead Corpse? Sleep Paralysis and the Nightmare in Medieval Europe', *Social History of Medicine*, 28: 425–44.

Govantes-Edwards, David, Chloë Duckworth, and Ricardo Córdoba (2016), 'Recipes and Experimentation? The Transmission of Glassmaking Techniques in Medieval Iberia', *Journal of Medieval Iberian Studies*, 8: 176–95.

Gower, John (1901), 'Confessio Amantis', Book 6, in George Macaulay (ed.), *The English Works of John Gower*, vol. 2, London: Kegan Paul, Trench, Trubner & Co.

Gowland, Rebecca and Bennjamin Penny-Mason (2018), 'Overview: Archaeology and the Medieval Life Course', in Christopher Gerrard and Alejandra Gutiérrez (eds), *The Oxford Handbook of Later Medieval Archaeology in Britain*, 759–73, Oxford: Oxford University Press.

Grainger, Ian, Duncan Hawkins, Lynn Cowal, and Richard Mikulski (2008), *The Black Death Cemetery, East Smithfield, London*, London: Museum of London.

Grant, Edward, ed. (1974), *A Source Book in the History of Science*, Cambridge, MA: Harvard University Press.

Grant, Mark, ed. (1997), *Dieting for an Emperor: A Translation of Books 1 and 4 of Oribasius' Medical Compilations with an Introduction and Commentary*, Leiden: Brill.

Grant, Mark, ed. (2000), *Galen on Food and Diet*, London: Routledge.

Gratian (1861), *Decretum*, Patrologia Latina 187, ed. Jacques-Paul Migne, Paris: Imprimerie Catholique.

Graves, C. Pamela (2008), 'From an Archaeology of Iconoclasm to an Anthropology of the Body: Images, Punishment and Personhood in England, *c*. 1500–1660', *Current Anthropology*, 49: 35–60.

Greco, Gina and Christine Rose, eds (2009), *The Good Wife's Guide:* Le Ménagier de Paris, *A Medieval Household Book*, Ithaca: Cornell University Press.

Green, Monica (1989), 'Women's Medical Practice and Health Care in Medieval Europe', *Signs: Working Together in the Middle Ages: Perspectives on Women's Communities*, 14: 434–73.

Green, Monica (2005), 'Bodies, Gender, Health, Disease: Recent Work on Medieval Women's Medicine', *Studies in Medieval and Renaissance History*, 3rd series, 2: 1–49.

Green, Monica (2008), *Making Women's Medicine Masculine: The Rise of Male Authority in Pre-Modern Gynaecology*, Oxford: Oxford University Press.

Green, Monica (2009), 'Integrative Medicine: Incorporating Medicine and Health into the Canon of Medieval European History', *History Compass*, 7: 1218–45.

Green, Monica (2010), 'The Diversity of Human Kind', in Linda Kalof (ed.), *A Cultural History of the Human Body in the Middle Ages*, 173–90, Oxford: Berg.

Green, Monica (2011), 'History of Medicine or History of Health?' *Past and Future*, 9: 7–9. Available online: www.academia.edu/5219204/Monica_H._Green_History_of_Medicine_or_History_of_Health_Past_and_Future_issue_9_Spring_Summer_2011_7-9 (accessed 29 June 2020).

Green, Monica (2012), 'The Value of Historical Perspective', in Ted Schrecker (ed.), *The Ashgate Research Companion to the Globalization of Health*, 17–37, Aldershot: Ashgate.

Green, Monica (2015), 'Crafting a (Written) Science of Surgery: The First European Surgical Texts', REMEDIA: The History of Medicine in Dialogue with its Present. Available online: https://remedianetwork.net/2015/10/13/crafting-a-written-science-of-surgery-the-first-europeansurgical-texts/ (accessed 29 June 2020).

Green, Monica (2017), "Cliff-Notes' on the Circulation of the Gynecological Texts of Soranus and Muscio in the Middle Ages', available online: www.academia. edu/7858536/Monica_H._Green_Cliff_Notes_on_the_Circulation_of_the_Gynecological_Texts_of_Soranus_and_Muscio_in_the_Middle_Ages_2017 (accessed 29 June 2020).

Green, Monica (2018), 'Medical Books', in Erik Kwakkel and Rodney Thomson (eds), *The European Book in the Twelfth Century*, 277–92, Cambridge: Cambridge University Press.

Green, Monica, ed. (2001), *The Trotula: A Medieval Compendium of Women's Medicine*, Philadelphia: University of Pennsylvania Press.

Green, Monica, ed. (2014), *Pandemic Disease in the Medieval World: Rethinking the Black Death*, Kalamazoo: Arc Medieval Press.

Gregory, Stewart, ed. (1990), *The Twelfth-Century Psalter Commentary in French for Laurette D'Alsace (An Edition of Psalms I–XXXV)*, vol. 1, London: Modern Humanities Research Association.

Gutas, Dimitri (1998), *Greek Thought, Arabic Culture: The Graeco-Arabic Translation Movement in Baghdad and Early 'Abbāsid Society (2nd–4th/8th–10th centuries)*, New York: Routledge.

Haider, Najam (2014), *Shī'ī Islam: An Introduction*, Cambridge: Cambridge University Press.

Hanawalt, Barbara (1986), *The Ties that Bound: Peasant Families in Medieval England*, New York: Oxford University Press.

Handley, Sasha (2016), *Sleep in Early-Modern England*, New Haven: Yale University Press.

Hanson, Ann Ellis and Monica Green (1994), 'Soranus of Ephesus: *Methodicorum Princeps*', *Aufstieg und Niedergang der Römischen Welt*, Teil 2, Band 37.2: 968–1075.

Harper, Stephen (2003), *Insanity, Individuals, and Society in Late-Medieval English Literature: The Subject of Madness*, Lewiston: Edwin Mellen.

Harris, Marvin (1976), 'History and Significance of the Emic/Etic Distinction', *Annual Review of Anthropology*, 5: 329–50.

Harris, Mary Dormer (1907–1913), *The Coventry Leet Book: Or Mayor's Register, Containing the records of the City Court Leet or View of Frankpledge, A.D. 1420–1555, with Divers other matters*, 4 parts, London: Kegan Paul, Trench, Trübner & Co.

Harris, Nichola E. (2016), 'Loadstones are a Girl's Best Friend: Lapidary Cures, Midwives and Manuals of Popular Healing in Medieval and Early-Modern England', in Barbara Bowers and Linda Keyser (eds), *The Sacred and the Secular in Medieval Healing: Sites, Objects, and Texts*, 182–218, New York: Routledge.

Harris-Stoertz, Fiona (2014), 'Midwives in the Middle Ages? Birth Attendants, 600–1300', in Sara Butler and Wendy J. Turner (eds), *Medicine and the Law in the Middle Ages*, 58–87, Leiden: Brill.

Hartnell, Jack (2017a), 'Surgical Saws and Cutting Edge Agency', in Grażyna Jurkowlaniec, Ika Matyjaszkiewicz and Zuzann Sarnecka (eds), *The Agency of Things in Medieval and Early Modern Art: Materials, Power and Manipulation*, 156–71, Abingdon: Routledge.

Hartnell, Jack (2017b), 'Tools of the Puncture: Skin, Knife, Bone, Hand', in Larissa Tracy (ed.), *Flaying in the Pre-Modern World: Practice and Representation*, 20–50, Woodbridge: The Boydell Press.

Hartnell, Jack (2018), *Medieval Bodies: Life, Death and Art in the Middle Ages*, London: Wellcome Collection.

Harvey, Barbara (1993), *Living and Dying in England 1100–1540: The Monastic Experience*, Oxford: Clarendon Press.

Harward, Chiz, Nick Holder, Christopher Phillpotts, and Christopher Thomas (2019), *The Medieval Priory and Hospital of St Mary Spital and Bishopsgate Suburb: Excavations at Spitalfields Market, London E1, 1991–2007*, London: MOLA Monograph.

Hasse, Dag Nikolaus (2016), *Success and Suppression: Arabic Sciences and Philosophy in the Renaissance*, Cambridge MA: Harvard University Press.

Havlíček, Filip, Adéla Pokorná and Jakub Zálešák (2017), 'Waste Management and Attitudes Towards Cleanliness in Medieval Central Europe', *Journal of Landscape Ecology*, 10: 266–87.

Heng, Geraldine (2018), *The Invention of Race in the European Middle Ages*, Cambridge: Cambridge University Press.

Henri de Mondeville (1893), *Chirurgie de maître Henri de Mondeville*, ed. Edouard Nicaise, Paris: Felix Alcan.

Henry of Grosmont (2014), *The Book of Holy Medicines*, ed. Catherine Batt, Tempe: ACMRS.

Hieatt, Constance and Sharon Butler, eds (1985), *Curye on Inglysch: English Culinary Manuscripts of the Fourteenth Century (Including the* Forme of Cury), London: Early English Text Society/Oxford University Press.

Hildburgh, Walter (1908), 'Notes on Some Amulets of the Three Magi Kings', *Folklore*, 19: 83–7.

Hillson, Simon (1996), *Dental Anthropology*, Cambridge: Cambridge University Press.

Hoeniger, Cathleen (2006), 'The Illuminated *Tacuinum sanitatis* Manuscripts from Northern Italy *c.* 1380–1400: Sources, Patrons, and the Creation of a New Pictorial Genre', in Jean Givens, Karen Reeds and Alain Touwaide (eds), *Visualizing Medieval Medicine and Natural History, 1200–1550*, 51–81, Aldershot: Ashgate.

Hoffman, Richard (1996), 'Economic Development and Aquatic Water Systems in Medieval Europe', *American Historical Review*, 101: 631–69.

Holmbäck, Åke and Elias Wessen, eds (1966), *Magnus Erikssons Stadslag i Nusvensk Tolkning*, Lund: Carl Bloms Boktryckeri.

Holmes, Catherine and Naomi Standen, eds (2018), 'The Global Middle Ages', *Past & Present*, 238, supplement 13.

Holton-Krayenbuhl, Anne (1997), 'The Infirmary Complex at Ely', *Archaeological Journal*, 154: 118–72.

Hooper, Jill (2006), 'Waste and its Disposal in Southwark', *The London Archaeologist*, 11: 95–100.

Hopwood, Nick, Rebecca Flemming, and Lauren Kassell, eds (2018), *Reproduction: Antiquity to the Present Day*, Cambridge: Cambridge University Press.

Horden, Peregrine (2007), 'A Non-natural Environment: Medicine Without Doctors and the Medieval European Hospital', in Barbara Bowers (ed.), *The

Medieval Hospital and Medical Practice, 133–46, Aldershot: Ashgate.

Horden, Peregrine (2008), 'Sickness and Healing', in Thomas Noble and Julia Smith (eds), *The Cambridge History of Christianity. Volume 3: Early Medieval Christianities, c. 600–c. 1100*, 416–32, Cambridge: Cambridge University Press.

Horden, Peregrine (2011), 'What's Wrong with Early Medieval Medicine?' *Social History of Medicine*, 24: 5–25.

Horden, Peregrine and Elisabeth Hsu, eds (2013), *The Body in Balance: Humoral Medicines in Practice*, New York: Berghahn.

Howell, Martha (2000), 'The Spaces of Late Medieval Urbanity', in Marc Brown and Peter Stabel (eds), *Shaping Urban Identity in Late Medieval Europe*, 3–24, Louvain, Belgium: Garant Publishers.

Hsy, Jonathan (2015), 'Disability', in David Hillman and Ulrika Maude (eds), *Cambridge Companion to the Body in Literature*, 24–40, Cambridge: Cambridge University Press.

Hudson, William, ed. (1892) *Leet Jurisdiction in the City of Norwich during the XIIIth and XIVth Centuries*, Seldon Society Publication vol. 5, London: B. Quaritch.

Hudson, William and John Cottingham Tingey, eds (1908–1910), *The Records of the City of Norwich*, Norwich: Jarrold & Sons.

Huff, Toby (2003), *The Rise of Early Modern Science: Islam, China, and the West*, 2nd edn, Cambridge: Cambridge University Press.

Huff, Toby (2010), *Intellectual Curiosity and the Scientific Revolution: A Global Perspective*, Cambridge: Cambridge University Press.

Huggon, Martin (2018), 'Medieval Medicine, Public Health, and the Medieval Hospital', in Christopher Gerrard and Alejandra Gutiérrez (eds), *The Oxford Handbook of Later Medieval Archaeology in Britain*, 759–73. Oxford: Oxford University Press.

Hunt, Tony (1990), *Popular Medicine in Thirteenth-century England*. Woodbridge: D.S. Brewer.

Huot, Sylvia (2003), *Madness in Medieval French Literature: Identities Found and Lost*, Oxford: Oxford University Press.

Hydén, Lars-Christer (1997), 'Illness and Narrative', *Sociology of Health & Illness*, 19: 48–89.

Ibn Khaldun (1958), *The Muqaddimah*, trans. Franz Rosenthal, 3 vols, Princeton: Princeton University Press.

Ingram, Hannah (2019), '"Pottes of Tryacle" and "Bokes of Phisyke": The Fifteenth-Century Disease Management Practices of Three Gentry Families', *Social History of Medicine*, 32: 751–72.

Innes, Cosmo Nelson, ed. (1868), *Ancient Laws & Customs of the Burghs of Scotland*, vol. 1: 1124–1424, Edinburgh: Printed for the Scottish Burgh Records Society.

Isabella d'Este (2017), *Selected Letters*, ed. and trans. Deanna Shemek, Toronto: Iter Press.

Isidore of Seville (1911), *Isidori Hispalensis episcopi Etymologiarym sive originum libri XX*, ed. Wallace Lindsay, Oxford: Clarendon Press.

Isidore of Seville (2006), *The Etymologies of Isidore of Seville*, ed. Stephen Barney with Muriel Hall, Cambridge: Cambridge University Press.

Ispahany, Batool, ed. (2000), *Islamic Medical Wisdom: The* Tibb al-a'imma, trans. Andrew Newman, Qom: Ansariyan Publication.

Ivo of Chartres (1854), *Opera Omnia*, Patrologia Latina 162, ed. Jacques-Paul Migne, Paris: Imprimerie Catholique.

Ivry, Alfred (2012), 'Arabic and Islamic Psychology and Philosophy of Mind', in Edward Zalta (ed.), *The Stanford Encyclopedia of Philosophy*. Available online: https://plato.stanford.edu/archives/sum2012/entries/arabic-islamic-mind/ (accessed 29 June 2020).

Izkander, Albert (1976), 'An Attempted Reconstruction of the Late Alexandrian Medical Curriculum', *Medical History*, 20: 235–58.

Jackson, Stanley (1986), *Melancholia and Depression from Hippocratic Times to Modern Times*, New Haven: Yale University Press.

Jacques, Kevin (2009), *Ibn Hajar*, New Delhi: Oxford University Press India.

Jansen-Sieben, Ria (1994), 'From Food Therapy to Cookery Book', in Erik Kooper (ed.), *Medieval Dutch Literature in its European Context*, 261–79, Cambridge: Cambridge University Press.

Janson, Horst (1952), *Apes and Ape Lore in the Middle Ages and Renaissance*, London: Warburg Institute.

Jardine, Nick (2004), 'Etics and Emics (Not to Mention Anemics and Emetics) in the History of the Sciences', *History of Science*, 42: 261–78.

Jáuregui, Clara (2018), 'Inside the *Leprosarium*: Illness in the Daily Life of Barcelona', in Erin Connelly and Stefanie Künzel (eds), *Disease, Disability and Medicine in Medieval Europe*, 78–93, Oxford: Archaeopress.

Jean Gobi (1991), *La Scala coeli*, ed. Marie Anne Polo de Beaulieu, Paris: Centre National de la Recherche Scientifique.

John of Salisbury (1990), *Policraticus: of the Frivolities of Courtiers and the Footprints of Philosophers*, ed. Cary Nederman, Cambridge: Cambridge University Press.

Johnston, Ian, trans. (2006), *Galen: On Diseases and Symptoms*, Cambridge: Cambridge University Press.

Jones, Peter Murray (1998), *Medieval Medicine in Illuminated Manuscripts*, London: British Library.

Jones, Peter Murray and Lea Olsan (2015), 'Performative Rituals for Conception and Childbirth in England, 900–1500', *Bulletin of the History of Medicine*, 89:

406–33.

Jones, Peter Murray and Lea Olsan (2019), 'Medicine and Magic', in Sophie Page and Catherine Rider (eds), *The Routledge History of Medieval Magic*, 299–311, Abingdon: Routledge.

Jones, Richard (2013), *The Medieval Natural World*, Harlow: Pearson.

Jordan, William Chester (1996), *The Great Famine: Northern Europe in the Early Fourteenth Century*, Princeton: Princeton University Press.

Jørgensen, Dolly (2008), 'Cooperative Sanitation: Managing Streets and Gutters in Late Medieval England and Scandinavia', *Technology and Culture*, 49: 547–67.

Jørgensen, Dolly (2010a), '"All Good Rule of the Citee": Sanitation and Civic Government in England, 1400–1600', *Journal of Urban History*, 36: 300–315.

Jørgensen, Dolly (2010b), 'Local Government Responses to Urban River Pollution in Late Medieval England', *Water History*, 2: 35–52.

Jørgensen, Dolly (2010c), '*The Metamorphosis of Ajax*, Jakes, and Early-Modern Urban Sanitation', *Early Modern Studies Journal*, 3. Available online, www. uta.edu/english/ees/fulltext/jorgensen3.html (accessed 29 June 2020).

Jørgensen, Dolly (2013a), 'The Medieval Sense of Smell, Stench and Sanitation', in Ulrike Krampl, Robert Beck and Emmanuelle Retaillaud-Bajac (eds), *The Five Senses of the City*, 301–13, Tours: Presses Universitaires François-Rabelais.

Jørgensen, Dolly (2013b), 'Running Amuck? Urban Swine Management in Late Medieval England', *Agricultural History*, 87: 429–51.

Jørgensen, Dolly (2014), 'Modernity and Medieval Muck', *Nature and Culture*, 9: 225–37.

Joyce, Rosemary (2005), 'Archaeology of the Body', *Annual Review of Anthropology*, 34: 139–54.

Katajala-Peltomaa, Sari (2010), 'Recent Trends in the Study of Medieval Canonizations', *History Compass*, 8/9: 1083–92.

Katajala-Peltomaa, Sari and Susanna Niiranen, eds (2014), *Mental (Dis)Order in Later Medieval Europe*, Leiden: Brill.

Kaye, Joel (2014), *A History of Balance, 1250–1375: The Emergence of a New Model of Equilibrium and its Impact on Thought*, Cambridge: Cambridge University Press.

Kaye, J[ohn] M., ed. (1966), *Placita corone; or, La corone pledée devant justices*, London: Quaritch for the Selden Society.

Keene, Derek (1982), 'Rubbish in Medieval Towns', in Allan Hall and Harry Kenward (eds), *Environmental Archaeology in the Urban Context*, 26–30, London: Council for British Archaeology.

Keil, Gundolf and Paul Schnitzer, eds (1991), *Das Lorscher Arzneibuch und die frühmittelalterliche Medizin: Verhandlungen des medizinhistorischen Symposiums im September 1989 in Lorsch*, Lorsch: Verlag Laurissa.

Kelleher, Marie (2013), 'Eating from a Corrupted Table: Food Regulations and Civic Health in Barcelona's "First Bad Year" ', *E-Humanista*, 25: 51–64. Available online:www.ehumanista.ucsb.edu/volumes/25 (accessed 29 June 2020).

Kozodoy, Maud (2019), 'Late Medieval Jewish Physicians and their Manuscripts', *Social History of Medicine*, 32: 734–50.

King, Gary and Charlotte Henderson (2014), 'Living Cheek by Jowl: The Pathoecology of Medieval York', *Quaternary International*, 341: 131–42.

King, Peter (2010), 'Emotions in Medieval Thought', in Peter Goldie (ed.), *The Oxford Handbook of Philosophy of Emotion*, 167–88, Oxford: Oxford University Press.

Kingdom, Mandy (2019), 'The Past People of Exeter: Health, Social Standing and Well-being in the Middle Ages and Early Modern Period', PhD diss.,

University of Exeter, Exeter, UK.

Kirkham, Anne and Cordelia Warr, eds (2014), *Wounds in the Middle Ages*, Farnham: Ashgate.

Klassen, John, ed. (2001), *The Letters of the Rožmberk Sisters: Noblewomen in Fifteenth-Century Bohemia*, Cambridge: D.S. Brewer.

Klein-Franke, Felix (1980), *Die Klassische Antike in der Tradition des Islam*, Darmstadt: Wissenschaftliche Buchgesellschaft.

Kleinman, Arthur (1988), *The Illness Narratives: Suffering, Healing, and the Human Condition*, New York, Basic Books.

Kowaleski, Maryanne (2016), 'The Early Documentary Evidence for the Commercialisation of the Sea Fisheries in Medieval Britain', in James Barrett and David Orton (eds), *Cod and Herring: the Archaeology and History of Medieval Sea Fishing*, 23–41, Oxford: Oxbow.

Kristjánsdóttir, Steinunn (2010), 'The Tip of the Iceberg: The Material of Skriðuklaustur Monastery and Hospital', *Norwegian Archaeological Review*, 43: 44–62.

Kroll, Jerome and Bernard Bachrach (1984), 'Sin and Mental Illness in the Middle Ages', *Psychological Medicine*, 14: 507–14.

Krötzl, Christian, Katariina Mustakallio, and Jenni Kuuliala, eds (2015), *Infirmity in Antiquity and the Middle Ages: Social and Cultural Approaches to Health, Weakness and Care*, Farnham: Ashgate.

Krug, Ilana (2015), 'The Wounded Soldier: Honey and Late Medieval Military Medicine', in Larissa Tracy and Kelly DeVries (eds), *Wounds and Wound Repair in Medieval Culture*, 94–214, Leiden: Brill.

Kucher, Michael (2005), 'The Use of Water and its Regulation in Medieval Siena', *Journal of Urban History*, 31: 504–36.

Kurlansky, Mark (1999), *Cod: A Biography of the Fish that Changed the World*,

London: Vintage.

Kunst, Günther Karl (2017), 'What Makes a Medieval Urban Animal Bone Assemblage Look Urban? Reflections on Feature Types and Recurrent Patterns from Lower Austria and Vienna', in Alice Choyke and Gerhard Jaritz (eds), *Animaltown: Beasts in Medieval Urban Space*, 9–18, Oxford: BAR Publishing.

Kuuliala, Jenni (2016), *Childhood Disability and Social Integration in the Middle Ages: Constructions of Impairments in Thirteenth- and Fourteenth-Century Canonization Processes*, Turnhout: Brepols.

Kwakkel, Erik and Francis Newton (2019), *Medicine at Monte Cassino: Constantine the African and the Oldest Manuscript of his 'Pantegni'*, Turnhout: Brepols.

Ladher, Navjoyt (2016), 'Nutrition Science in the Media: You Are What You Read', *British Medical Journal*, 353. Available online: https://doi.org/10.1136/bmj.i1879 (accessed 29 June 2020).

Lambourn, Elizabeth (2018), *Abraham's Luggage. A Social Life of Things in the Medieval Indian Ocean World*, Cambridge: Cambridge University Press.

Landgraf, Erhard (1928), 'Ein frühmittelalterlicher Botanicus', *Kyklos*, 1: 114–46.

Langermann, Tzvi and Robert Morrison, eds (2016), *Texts in Transit in the Medieval Mediterranean*, University Park: Pennsylvania State University Press.

Langslow, David (2006), *The Latin Alexander Trallianus: The Text and Transmission of a Late Latin Medical Book*, London: Society for the Promotion of Roman Studies.

Langslow, David (2007), 'The *Epistula* in Ancient Scientific and Technical Literature, with Special Reference to Medicine', in Ruth Morello and Andrew Morrison (eds), *Ancient Letters: Classical and Late Antique Epistolography*,

211–34, Oxford: Oxford University Press.

Langum, Virginia (2016), *Medicine and the Seven Deadly Sins in Late Medieval Literature and Culture*, New York: Palgrave Macmillan.

Laurentius Rusius (1867), *La mascalcia di Lorenzo Rusio volgarizzamento del secolo XIV*, ed. Pietro Delprato and Luigi Barbieri, vol. 1, Bologna: Presso Gaetano Romagnoli.

Laurioux, Bruno (2002), *Manger au Moyen Âge*, Paris: Hachette Littératures.

Laurioux, Bruno (2006a), 'Cuisine et médecine au Moyen Âge: alliées ou ennemies?' *Cahiers de recherches médiévales*, 13: 223–38.

Laurioux, Bruno (2006b), *Gastronomie, humanisme et société à Rome au milieu du XVe Siècle: autour du* De honesta voluptate *de Platina*, Florence: SISMEL/ Edizioni del Galluzzo.

Laurioux, Bruno (2016), 'Cuisine, médecine et diététique: traditions, rencontres, distorsions entre le Ve et le XIIe siècle', in (no editor), *L'Alimentazione nell'Alto Medioevo: pratiche, simboli, ideologie*, vol. 1, 467–92, Spoleto: Fondazione Centro Italiano di Studi sull'Alto Medioevo.

Laux, Rudolf (1930), '*Ars medicinae*: Ein frühmittelalterliches Kompendium der Medizin', *Kyklos*, 3: 417–34.

LeClercq, Jean and Henri Rochais, eds (1979), *Sancti Bernardi Opera*, book 7, Rome: Editiones Cistercienses.

Le Cornec, Cécile (2006), 'Les vertus diététiques attribuées aux poissons de mer', in Chantal Connochie-Bourgne (ed.), *Mondes marins du Moyen Âge*, 271–83, Aix-en-Provence: Université de Provence.

Lee, Christina (2012), 'Disability', in Jacqueline Stodnick and Renée Trilling (eds), *A Handbook of Anglo-Saxon Studies*, 23–38, Chichester: Wiley-Blackwell.

Le Goff, Jacques (2015), *Must We Divide History into Periods?* New York: Columbia University Press.

Leguay, Jean-Pierre (1999), *La Pollution au Moyen Age*, Paris: Editions Jean-Paul Gisserot.

Leja, Meg (2016), 'The Sacred Art: Medicine in the Carolingian Renaissance', *Viator*, 47: 1–34.

Leong, Elaine (2014), '"Herbals She Peruseth": Reading Medicine in Early-Modern England', *Renaissance Studies*, 28: 556–78.

Lev, Efraim and Zohar Amar (2008), *Practical Materia Medica of the Medieval Eastern Mediterranean According to the Cairo Genizah*, Leiden: Brill.

Lewicka, Paulina (2011), *Food and Foodways of Medieval Cairenes: Aspects of Life in an Islamic Metropolis of the Eastern Mediterranean*, Leiden: Brill.

Lewicka, Paulina (2014), 'Diet as Culture: on the Medical Context of Food Consumption in the Medieval Middle East', *History Compass*, 12: 607–17.

Lewis, Carenza (2016), 'Disaster Recovery: New Archaeological Evidence for the Long-term Impact of the "Calamitous" Fourteenth Century', *Antiquity*, 90: 777–97.

Leyaker, Josef (1927), 'Zur Entstehung der Lehre von den Hirnventrikeln als Sitz psychischer Vermögen', *Archiv für Geschichte der Medizin*, 19: 253–86.

Lindberg, David (2002), 'Early Christian Attitudes toward Nature', in Gary Ferngren (ed.), *Science and Religion: A Historical Introduction*, 47–56, Baltimore: Johns Hopkins University Press.

Linden, David (1999), 'Gabriele Zerbi's *De cautelis medicorum* and the Tradition of Medical Prudence', *Bulletin of the History of Medicine*, 73: 19–37.

Lister, John, ed. (1917), *Court Rolls of the Manor of Wakefield, vol. III, 1313 to 1316, and 1286*, Leeds: Yorkshire Archaeological Society.

Litzenburger, Laurent (2016), 'La sécurité alimentaire et sanitaire à Metz à la fin du Moyen Âge', *Histoire Urbaine*, 47: 131–48.

Livingston, Michael (2015), '"The Depth of Six Inches": Prince Hal's Head-

Wound at the Battle of Shrewsbury', in Larissa Tracy and Kelly DeVries (eds), *Wounds and Wound Repair in Medieval Culture*, 215–30, Leiden: Brill.

Livius (2016), 'Medieval Copper Scourge Found at Rufford Abbey', *The History Blog*, 4 April. Available online: www.thehistoryblog.com/archives/41442 (accessed 12 September 2017).

Lloyd, Geoffrey, ed. (1978), *Hippocratic Writings*, Harmondsworth: Penguin.

Lugt, Maaike van der (2011), 'Neither Ill nor Healthy: The Intermediate State Between Health and Disease in Medieval Medicine', *Quaderni Storici*, 136: 13–46.

Lydgate, John (1934), 'Tyed with a Lyne', in Henry Noble MacCracken (ed.), *The Minor Poems of John Lydgate: Part II, Secular Poems*, 832–4, London: Oxford University Press.

Maddern, Philippa (2018), '"It is Full Merry in Heaven": The Pleasurable Connotations of "Merriment" in Late Medieval England', in Naama Cohen-Hanegbi and Piroska Nagy (eds), *Pleasure in the Middle Ages*, 21–38, Turnhout: Brepols.

Magilton, John, Frances Lee and Anthea Boylston, eds (2008), *Lepers Outside the Gate: Excavations at the Cemetery of the Hospital of St James and St Mary Magdalene, Chichester, 1986–1987 and 1993*, York: Council for British Archaeology.

Maimonides, Moses (1964), 'Moses Maimonides' Two Treatises on the Regimen of Health: Fī Tadbīr al-Sihhah and Maqālah fi Bayāan Ba'd al-A'rād wa-al-Jawāb 'anhā', ed. Ariel Bar-Sela, Hebbel Hoff and Elias Faris, *Transactions of the American Philosophical Society*, 54: 3–50.

Moses Maimonides (2009), *On Poisons and the Protection against Lethal Drugs*, eds Gerrit Bos and Michael McVaugh, Provo, Utah: Brigham Young University Press.

McCabe, Anne (2007), *A Byzantine Encyclopaedia of Horse Medicine: The Sources, Compilation, and Transmission of the Hippiatrica*, Oxford: Oxford University Press.

McCann, Daniel (2018), *Soul-Health: Therapeutic Reading in Later Medieval England*, Cardiff: University of Wales Press.

MacLehose, William (2013), 'Sleepwalking, Violence and Desire in the Middle Ages', *Culture, Medicine and Psychiatry*, 37: 601–24.

MacLehose, William (2020), 'Captivating Thoughts: Nocturnal Pollution, Imagination and the Sleeping Mind in the Twelfth and Thirteenth Centuries', *Journal of Medieval History*, 46: 98–131.

McCleery, Iona (2009), 'Both "Illness and Temptation of the Enemy": Melancholy, the Medieval Patient and the Writings of King Duarte of Portugal (r.1433–38)', *Journal of Medieval Iberian Studies*, 1: 163–78.

McCleery, Iona (2011), 'Medical "Emplotment" and Plotting Medicine: Health and Disease in Late Medieval Portuguese Chronicles', *Social History of Medicine*, 24: 125–41.

McCleery, Iona (2013), 'Medicine and Disease: The Female "Patient" in Medieval Europe', in Kim Phillips (ed.), *A Cultural History of Women in the Middle Ages*, 85–104, London: Bloomsbury.

McCleery, Iona (2014a), '"Christ more Powerful than Galen?" The Relationship Between Medicine and Miracles', in Matthew Mesley and Louise Wilson (eds), *Contextualizing Miracles in the Christian West, 1100–1500: New Historical Approaches*, 127–54, Oxford: *Medium Ævum*.

McCleery, Iona (2014b), 'Medical Licensing in Late Medieval Portugal', in Wendy J. Turner and Sara Butler (eds), *Medicine and the Law in the Middle Ages*, 196–219, Leiden: Brill.

McCleery, Iona (2014c), 'Wine, Women and Song? Diet and Regimen for Royal

Well-being (King Duarte of Portugal, 1433–1438)', in Sari Katajala-Peltomaa and Susanna Niiranen (eds), *Mental (Dis)Order in Later Medieval Europe*, 177–96, Leiden: Brill.

McCleery, Iona (2015), 'What is "Colonial" about Medieval Colonial Medicine? Iberian Health in a Global Context', *Journal of Medieval Iberian Studies*, 7: 151–75.

McCleery, Iona (2016), 'Getting Enough to Eat: Famine as a Neglected Medieval Health Issue', in Barbara Bowers and Linda Keyser (eds), *The Sacred and the Secular in Medieval Healing: Sites, Objects, and Texts*, 116–39, New York: Routledge.

McCormick, Michael (2001), *Origins of the European Economy: Communications and Commerce AD 300–900*, Cambridge: Cambridge University Press.

McGuire, Brian Patrick (2010), *Friendship and Community: The Monastic Experience, 350–1250*, new edn, Ithaca: Cornell University Press.

MacKinney, Loren (1942a), 'The Vulture in Ancient Medical Lore', *Ciba Symposia*, 4: 1258–71.

MacKinney, Loren (1942b), 'The Vulture in the Medieval World', *Ciba Symposia*, 4: 1272–86.

MacKinney, Loren (1952a), 'Medical Ethics and Etiquette in the Early Middle Ages. The Persistence of Hippocratic Ideals', *Bulletin of the History of Medicine*, 26: 1–31.

MacKinney, Loren (1952b), 'Multiple Explicits of a Medieval Dynamidia', *Osiris* 10: 195–205.

MacInnes, Iain (2015), 'Heads, Shoulders, Knees and Toes: Injury and Death in Anglo-Scottish Combat, *c*. 1296–*c*. 1403', in Larissa Tracy and Kelly DeVries (eds), *Wounds and Wound Repair in Medieval Culture*, 102–127, Leiden: Brill

.McIntosh, Marjorie (1998), *Controlling Misbehavior in England, 1370–1600*,

Cambridge: Cambridge University Press.

McClure, George (1991), *Sorrow and Consolation in Italian Humanism*, Princeton: Princeton University Press.

McSheffrey, Shannon (2006), *Marriage, Sex and Civil Culture in Late Medieval London*, Philadelphia: University of Pennsylvania Press.

McVaugh, Michael (1993), *Medicine Before the Plague: Practitioners and their Patients in the Crown of Aragon, 1285-1345*, Cambridge: Cambridge University Press.

McVaugh Michael (1997), 'Bedside Manners in the Middle Ages', *Bulletin of the History of Medicine*, 71: 201–23.

McVaugh, Michael (2006), *The Rational Surgery of the Middle Ages*, Florence: SISMEL/ Edizioni del Galluzzo.

Magnusson, Roberta (2013), 'Medieval Urban Environmental History', *History Compass*, 11: 189–200.

Masters, Anthony (1977), *Bedlam*, London: Michael Joseph.

Meaney, Audrey (2000), 'The Practice of Medicine in England about the Year 1000', *Social History of Medicine*, 13: 221–37.

Melosi, Martin (1999), *The Sanitary City: Urban Infrastructure in America from Colonial Times to the Present*, Baltimore: Johns Hopkins University Press.

Menestò, Enrico and Silvestro Nessi (1991), *Il Processo di canonizzazione di Chiara da Montefalco*, Perugia: Regione dell'Umbria.

Menestò, Enrico (2007), *Simone da Collazzone francescano e il processo per la sua canonizzazione (1252)*, Spoleto: Fondazione Centro italiano di studi sull'alto Medioevo.

Mengel, David (2011), 'A Plague on Bohemia? Mapping the Black Death', *Past & Present*, 211: 3–34.

Metcalfe, Alex (2003), *Muslims and Christians in Norman Sicily: Arabic Speakers and the End of Islam*, New York: Routledge.

Metcalfe, Alex (2009), *The Muslims of Medieval Italy*, Edinburgh: Edinburgh University Press.

Metzler, Irina (2006), *Disability in Medieval Europe: Thinking About Physical Impairment During the High Middle Ages*, c. *1100*–c. *1400*, London: Routledge.

Metzler, Irina (2013), *A Social History of Disability in the Middle Ages: Cultural Considerations of Physical Impairment*, New York: Routledge.

Metzler, Irina (2016), *Fools and Idiots? Intellectual Disability in the Middle Ages*, Manchester: Manchester University Press.

Miller, H[oward] (2007), 'The Pleasures of Consumption: The Birth of Medieval Islamic Cuisine', in Paul Freedman (ed.), *Food: the History of Taste*, 135–61, London: Thames & Hudson.

Miller, Pat and David Saxby (2007), *The Augustinian Priory of St Mary Merton, Surrey: Excavations 1976–90*, London: Museum of London Archaeology Service.

Miller, Thomas and John Nesbitt (2014), *Walking Corpses: Leprosy in Byzantium and the Medieval West*, Ithaca: Cornell University Press.

Millon, Theodore (2004), *Masters of the Mind: Exploring the Story of Mental Illness from Ancient Times to the New Millennium*, Hoboken: Wiley.

Mitchell, Peter (2007), *The Purple Island and Anatomy in Early Seventeenth-century Literature, Philosophy, and Theology*, Plainsboro, NJ: Associated University Press.

Mitchell, Piers (2004), *Medicine in the Crusades: Warfare, Wounds and the Medieval Surgeon*, Cambridge: Cambridge University Press.

Mitchell, Piers (2011), 'Retrospective Diagnosis and the Use of Historical Texts for Investigating Disease in the Past', *Journal of International*

Palaeopathology, 1: 81–88.

Mitchell, Piers (2015), 'Human Parasites in Medieval Europe: Lifestyle, Sanitation and Medical Treatment', *Advances in Parasitology*, 90: 389–420.

Mitchell, Piers, ed. (2015), *Sanitation, Latrines and Intestinal Parasites in Past Populations*, Farnham: Ashgate.

Moffat, Brian et al. (1986–9), *SHARP Practice 1, 2 and 3: First, Second and Third Reports on Researches into the Medieval Hospital at Soutra, Lothian Region, Scotland*, Edinburgh: SHARP.

Montanari, Massimo (2010), *Cheese, Pears and History in a Proverb*, trans. Beth Archer Brombert, New York: Columbia University Press.

Montanari, Massimo (2012), *Medieval Tastes: Food, Cooking and the Table*, trans. Beth Archer Brombert, New York: Columbia University Press.

Moorhouse, Stephen (1972), 'Medieval Distilling-Apparatus of Glass and Pottery', *Medieval Archaeology*, 16: 79–121.

Moorhouse, Stephen (1993), 'Pottery and Glass in the Late Medieval Monastery', in Roberta Gilchrist and Harold Mytum (eds), *Advances in Monastic Archaeology*, 127–48, Oxford: BAR Publishing.

Morales Muñiz, Dolores, Eufrasia Roselló Izquierdo, and Arturo Morales Muñiz (2009), 'Pesquerías medievales hispanas: las evidencias arqueofaunísticas', in (no editor) *La pesca en la Edad Media*, 145–65, Madrid: Xunta de Galicia, Sociedad Española de Estudios Medievales, Universidad de Murcia, CSIC.

More, Alexander, and ten others (2017), 'Next-generation Ice Core Technology Reveals True Minimum Natural Levels of Lead (Pb) in the Atmosphere: Insights from the Black Death', *GeoHealth*, 1. Available online: https://agupubs. onlinelibrary.wiley. com/doi/10.1002/2017GH000064 (accessed 30 June 2020).

Morello, Ruth and Andrew Morrison (2007), 'Editors' Preface: Why Letters?' in

Ruth Morello and Andrew Morrison (eds), *Ancient Letters: Classical and Late Antique Epistolography*, Oxford: Oxford University Press.

Morrison, Susan (2008), *Excrement in the Late Middle Ages: Sacred Filth and Chaucer's Fecopoetics*, New York: Palgrave Macmillan.

Müldner, Gundula (2009), 'Investigating Medieval Diet and Society by Stable Isotope Analysis of Human Bone', in Roberta Gilchrist and Andrew Reynolds (eds), *Reflections: 50 Years of Medieval Archaeology, 1957–2007*, 327–46, Leeds: Maney.

Murphy, Dominic (2015), 'Concepts of Disease and Health', in Edward Zalta (ed.), *The Stanford Encyclopedia of Philosophy*. Available online: https://plato. stanford.edu/archives/spr2015/entries/health-disease/ (accessed 29 June 2020).

Musacchio, Jacqueline (1999), *The Art and Ritual of Childbirth in Renaissance Italy*, New Haven: Yale University Press.

Neaman, Judith (1975), *Suggestion of the Devil: The Origins of Madness*, New York: Doubleday Anchor Books.

Newfield, Timothy (2009), 'A Cattle Panzootic in Early Fourteenth-Century Europe', *Agricultural History Review*, 57: 155–90.

Newton, Francis (1999), *The Scriptorium and Library at Monte Cassino, 1058–1105*, Cambridge: Cambridge University Press.

Newton, Francis (2011), 'Arabic Medicine and Other Arabic Cultural Influences in Southern Italy in the Time of Constantine the African', in F. Eliza Glaze and Brian Nance, (eds), *Between Text and Patient: The Medical Enterprise in Medieval and Early Modern Europe*, 25–55, Florence: SISMEL/Edizioni del Galluzzo.

Nichols, Stephen, Andreas Kablitz, and Alison Calhoun, eds (2008), *Rethinking the Medieval Senses: Heritage, Fascinations, Frames*, Baltimore: Johns Hopkins University Press.

Nicoud, Marilyn (2000), 'Expérience de la maladie et échange épistolaire: les derniers moments de Bianca Maria Visconti (mai-octobre 1468)', *Mélanges de l'École Française de Rome, Moyen-Âge*, 112: 311–458.

Nicoud, Marilyn (2007), *Les régimes de santé au Moyen Âge: naissance et diffusion d'une écriture médicale (XIIIe–XVe siècle)*, Rome: École Française de Rome.

Nicoud, Marilyn (2014), *Le prince et les médecins: pensée et pratiques médicales à Milan (1402–1476)*, Rome: École Française de Rome.

Nicoud, Marilyn (2015), 'L'Alimentation, un risque pour la santé? Discours médical et pratiques alimentaires au Moyen Âge', *Médiévales*, 69: 149–70.

Nicoud, Marilyn (2017), 'Nutrirsi secondo i medici nell'età antica e medievale', in Chiara Crisciani and Onorato Grassi (eds), *Nutrire il corpo, nutrire l'anima nel Medievo*, 41–68, Pisa: Edizioni ETS.

Niiranen, Susanna (2014), 'Mental Disorders in Remedy Collections: A Comparison of Occitan and Swedish Material', in Sari Katajala-Peltomaa and Susanna Niiranen (eds), *Mental (Dis)Order in Later Medieval Europe*, 151–76, Leiden: Brill.

Nikulin, Dmitri (2015), *Memory: A History*, Oxford: Oxford University Press.

Nolte, Cordula, Bianca Frohne, Uta Halle, and Sonja Kerth (2017), *Dis/ability History der Vormoderne: Ein Handbuch. Premodern Dis/ability History. A Companion*, Korb: Didymos-Verlag.

Nutton, Vivian (1992), 'Healers in the Medical Market Place: Towards a Social History of Graeco-Roman Medicine', in Andrew Wear (ed.), *Medicine in Society*, 15–58, Cambridge: Cambridge University Press.

Nutton, Vivian (1993), 'Humoralism', in William Bynum and Roy Porter (eds), *Companion Encyclopedia of the History of Medicine*, vol. 1: 281–91, London: Routledge.

Nutton, Vivian (1996), 'Medicine in Medieval Western Europe, 1000–1500', in Lawrence Conrad et al, *The Western Medical Tradition 800 BC to AD 1800*, 139–205, Cambridge: Cambridge University Press.

Nutton, Vivian (2004), *Ancient Medicine*, London: Routledge.

Nutton, Vivian (2008), 'The Fortunes of Galen', in Robert Hankinson (ed.), *The Cambridge Companion to Galen*, 355–90, Cambridge: Cambridge University Press.

Nutton, Vivian (2011), 'Pseudonymity and the Critic: Authenticating the Medieval Galen', in F. Eliza Glaze and Brian Nance (eds), *Between Text and Patient: The Medical Enterprise in Medieval and Early Modern Europe*, 481–91, Florence: SISMEL/Edizioni del Galluzzo.

Nutton, Vivian (2013), 'Byzantine Medicine, Genres, and the Ravages of Time', in Barbara Zipser (ed.), *Medical Books in the Byzantine World*, 7–18, Bologna: Eikasmós Online II.

Occhioni, Nicola (1984), *Il processo per la canonizzazione di S. Nicola da Tolentino*, Rome: Padri Agostiniani di Tolentino.

Ocker, Christopher (2002), *Biblical Poetics Before Humanism and Reformation*, Cambridge: Cambridge University Press.

O'Boyle, Cornelius (1998), *The Art of Medicine: Medical Teaching at the University of Paris, 1250–1400*, Leiden: Brill.

O'Connor, Bonnie and David Hufford (2001), 'Understanding Folk Medicine', in Erika Brady (ed.), *Healing Logics: Culture and Medicine in Modern Health Belief Systems*, 13–35, Logan: Utah State University Press.

O'Connor, Terry (2013), *Animals as Neighbors: The Past and Present of Commensal Animals*. East Lansing: Michigan State University Press.

O'Neill, Ynez (1970), 'Another Look at the "Anatomia porci"', *Viator*, 1: 115–24.

Offord, Margaret, ed. (1971), *The Book of the Knight of the Tower, Translated by William Caxton*, London: Early English Text Society.

Olsan, Lea (2003), 'Charms and Prayers in Medieval Medical Theory and Practice', *Social History of Medicine*, 16: 343–66.

Oosten, Roos van (2016), 'The Great Dutch Stink: The End of the Cesspit Era in the Pre-Industrial Towns of Leiden and Haarlem', *European Journal of Archaeology*, 19: 704–27.

Oosterwijk, Sophie (2008), 'The Medieval Child: An Unknown Phenomenon?' in Stephen Harris and Bryon Grigsby (eds), *Misconceptions about the Middle Ages*, 230–5, New York: Routledge.

Ordronaux, John (1871), *Regimen sanitatis salernitanum. Code of Health of the School of Salernum*, Philadelphia: J.B. Lippincott & Co.

Orlemanski, Julie (2019), *Symptomatic Subjects: Bodies, Medicine, and Causation in the Literature of Late Medieval England*, Philadelphia: University of Pennsylvania Press.

Osheim, Duane (1994) 'Pistoia: "Ordinances for Sanitation in a Time of Mortality"', available online: www3.iath.virginia.edu/osheim/pistoia.html (accessed 29 June 2020).

Økland, Bård Gram and Knut Høiaas (2000), *Bare boss? Håntering av avfall gjennom 1000 år*. Bergen: Bryggens Museum.

Page, Sophie and Catherine Rider, eds (2019), *The Routledge History of Medieval Magic*, Abingdon: Routledge.

Palmieri, Nicoletta (2005), *Agnellus de Ravenne, Lectures galéniques: le De pulsibus ad tirones*, Saint-Etienne: Publications de l'Université de Saint-Etienne.

Palmieri, Nicoletta (2008), *L'Ars medica (Tegni) de Galien: lectures antiques et médiévales*, Saint-Etienne: Publications de l'Université de Saint-Etienne.

Patrick, Pip (2014), *The "Obese Medieval Monk": A Multidisciplinary Study of a Stereotype*, British Archaeological Reports 590, Oxford: Oxbow Books.

Paul of Aegina (1846), *The Medical Works of Paulus Aegineta, the Greek Physician*, trans. Francis Adams, vol. 2, London: The Sydenham Society.

Pender, Stephen (2010), 'Subventing Disease: Anger, Passions, and the Non-Naturals', in Jennifer Vaught (ed.), *Rhetorics of Bodily Disease and Health in Medieval and Early-Modern England*, 193–218, Farnham: Ashgate.

Pennell, Sara (2013): 'Food in History: Ingredients in Search of a Recipe', *Past and Future: The Magazine of the Institute for Historical Research*, 13: 6–9. Originally available online: www.history.ac.uk/sites/history.ac.uk/files/newsletters/past-and-future-2013-spring.pdf (accessed 29 March 2018).

Pennell, Sara and Rachel Rich (2016), 'Food the Forgotten Medicine?' introduction to *Food, Feast and Famine*, Virtual Issue 2, *Social History of Medicine*, 23 pages. Available online: https://academic.oup.com/shm/pages/virtual_issue_2 (accessed 29 June 2020).

Pereira, Olegario Nelson Azevedo (2012), 'Em torno da pesca, na costa norte de Portugal, nos séculos finais da Idade Média (1292–1493)', MA diss. University of Porto, Porto, Portugal.

Perho, Imerli (2003), 'Medicine and the Qur'ān', in Jane McAuliffe (ed.), *The Encyclopedia of the Qur'ān*, vol. 3, 349–67, Leiden: Brill.

Perho, Imerli (1995), *The Prophet's Medicine – A Creation of the Muslim Traditionalist Scholars*, Helsinki: The Finnish Oriental Society.

Peter Abelard (2013), *The Letter Collection of Peter Abelard and Heloise*, ed. and revised by David Luscombe after the trans. by Betty Radice, Oxford: Clarendon Press.

(Pseudo-) Peter of Spain (1497), *Summa experimentorum, sive Thesaurus pauperum*, Antwerp: Theodoricum Martini.

Petit, Caroline (2013), 'The Fate of a Greek Medical Handbook in the Medieval West: The *Introduction, or the Physician* Ascribed to Galen', in Barbara Zipser

(ed.), *Medical Books in the Byzantine World*, 57–77, Bologna: Eikasmós
Online II.

Petrarch, Francesco (1863), *Epistolae de rebus familiaribus et variae*, ed. Joseph
Fracassetti, volume 2, Florence: Le Monnier.

Petrus Hispanus (1973), *Obras médicas de Pedro Hispano*, ed. Maria Helena da
Rocha Pereira, Coimbra: Universidade de Coimbra.

Pfau, Aleksandra (2010a), 'Crimes of Passion: Emotion and Madness in French
Remission Letters', in Wendy J. Turner (ed.), *Madness in Medieval Law and
Custom*, 97–122, Leiden: Brill.

Pfau, Aleksandra (2010b), 'Protecting or Restraining? Madness as a Disability in
late Medieval France', in Joshua Eyler (ed.), *Disability in the Middle Ages:
Reconsiderations and reverberations*, 93–104, Farnham: Ashgate.

Pfau, Aleksandra (2008), 'Madness in the Realm: Narratives of Mental Illness in
Late Medieval France', PhD diss., University of Michigan, Ann Arbor, USA.

Phillips, Joanna (forthcoming), 'Who Cared? Locating Caregivers in Chronicles
of the Twelfth- and Thirteenth-Century Crusades', *Social History of Medicine*.
Available online: https://doi.org/10.1093/shm/hkz100 (accessed 12 June
2020).

Pilsworth, Clare (2011), 'Beyond the Medical Text: Health and Illness in Early
Medieval Italian Sources', *Social History of Medicine*, 24: 26–40.

Pilsworth, Clare (2014), *Healthcare in Early Medieval Northern Italy: More to
Life than Leeches?* Turnhout: Brepols.

Pietro d'Abano (1476), *De venenis* in *Conciliator differentiarum philosophorum*,
Venice: Gabriele di Pietro.

Pilsworth, Clare and Debby Banham, eds (2011), 'Medieval Medicine: Theory and
Practice', special issue of *Social History of Medicine*, 24: 2–141.

Pitchon, Véronique (2016), 'Food and Medicine in Medieval Islamic Hospitals:

Preparation and Care in Accordance with Dietetic Principles', *Food & History* 14: 13–33.

Plancas, Josefina (2012), 'The Zodiac and the Stars in a Treatise on Veterinary Medicine of the Crown of Aragon', *Manuscripta*, 52: 269–300.

Platearius (1994), 'Practica brevis', in Tony Hunt (ed.), *Anglo-Norman Medicine*, vol. 1, 149–315, Cambridge: D.S. Brewer.

Platina [Bartolomeo Sacchi] (1998), *On Right Pleasure and Good Health: A Critical Edition and Translation of De honesta voluptate et valetudine*, ed. Mary Ella Milham, Tempe: AMRTS.

Platt, Colin and Richard Coleman-Smith (1975), *Excavations in Medieval Southampton 1953–1969*, vol. 2, Leicester: Leicester University Press.

Pomata, Gianna (1998), *Contracting a Cure: Patients, Healers, and the Law in Early Modern Bologna*, Baltimore and London: Johns Hopkins University Press.

Pormann, Peter (2003), 'Theory and Practice in the Early Hospitals in Baghdad: Al-Kaškarī On Rabies and Melancholy', *Zeitschrift für Geschichte der Arabisch-Islamischen Wissenschaften*, 15: 197–248.

Pormann, Peter and Emilie Savage-Smith (2007), *Medieval Islamic Medicine*, Washington DC: Georgetown University Press.

Porter, Roy (1985), 'The Patient's View: Doing Medical History from Below', *Theory and Society*, 14: 175–98.

Pouchelle, Marie-Christine (1990), *The Body and Surgery in the Middle Ages*, trans. Rosemary Morris, New Brunswick: Rutgers University Press.

Powell, Hilary (2012), 'The "Miracle of Childbirth": The Portrayal of Parturient Women in Medieval Miracle Narratives', *Social History of Medicine*, 25: 795–811.

Price, Roger and Michael Ponsford (1998), *St Bartholomew's Hospital, Bristol: The Excavation of a Medieval Hospital: 1976–8*, York: Council for British

Archaeology.

Prioreschi, Plinio (2003), *Medieval Medicine*, Omaha: Horatius Press.

Proctor, Caroline (2005), 'Perfecting Prevention: The Medical Writings of Maino de Maineri (d. *c*. 1368)', PhD diss., University of St Andrews, St Andrews, UK.

Proctor, Caroline (2007), 'Physician to the Bruce: Maino de Maineri in Scotland', *Scottish Historical Review*, 86: 16–26.

Proctor, Caroline (2008), 'Between Medicine and Morals: Sex in the Regimens of Maino de Maineri', in April Harper and Caroline Proctor (eds), *Medieval Sexuality: A Casebook*, 113–31, New York: Routledge.

Ragab, Ahmed (2015), *The Medieval Islamic Hospital: Medicine, Religion and Charity*, Cambridge: Cambridge University Press.

Raine, Angelo, ed. (1940), *York Civic Records*, vol. 2, York: Yorkshire Archaeological Society.

Rasmussen, Kaare Lund and eight others (2008), 'Mercury Levels in Danish Medieval Human Bones', *Journal of Archaeological Science*, 35: 2295–306.

Rawcliffe, Carole (1995), *Medicine and Society in Later Medieval England*, Stroud: Sutton Publishing.

Rawcliffe, Carole (2002a), 'Curing Bodies and Healing Souls: Pilgrimage and the Sick in Medieval East Anglia', in Colin Morris and Peter Roberts (eds), *Pilgrimage: The English Experience from Becket to Bunyan*, 108–40, Cambridge: Cambridge University Press.

Rawcliffe, Carole (2002b), '"On the Threshold of Eternity": Care for the Sick in East Anglian Monasteries', in Christopher Harper-Bill, Carole Rawcliffe and Richard Wilson (eds), *East Anglia's History: Studies in Honour of Norman Scarfe*, 41–72, Woodbridge: The Boydell Press/Centre for East Anglian Studies, University of East Anglia.

Rawcliffe, Carole (2003), 'Women, Childbirth and Religion in Medieval England', in Diana Wood (ed.), *Women and Religion in Medieval England*, 91–117, Oxford: Oxbow.

Rawcliffe, Carole (2006), *Leprosy in Medieval England*, Woodbridge: The Boydell Press.

Rawcliffe, Carole (2011), 'Medical Practice and Theory', in Julia Crick and Elisabeth van Houts (eds), *A Social History of England, 900–1200*, 391–401, Cambridge: Cambridge University Press.

Rawcliffe, Carole (2013a), *Urban Bodies: Communal Health in Late Medieval English Towns and Cities*, Woodbridge: The Boydell Press.

Rawcliffe, Carole (2013b), '"Less Mudslinging and More Facts": A New Look at an Old Debate about Public Health in Late Medieval English Towns', *Bulletin of the John Rylands Library*, 89: 203–21.

Rawcliffe, Carole and Claire Weeda, eds (2019), *Policing the Urban Environment in Premodern Europe*, Amsterdam: Amsterdam University Press.

Recio Muñoz, Victoria (2016), *La "Practica" de Plateario*, Florence: SISMEL/ Edizioni del Galluzzo.

Reinarz, Jonathan (2014), *Past Scents: Historical Perspectives on Smell*, Urbana: University of Illinois Press.

Resl, Brigitte, ed. (2009), *A Cultural History of Animals in the Medieval Age*, Oxford: Berg.

Rhazes (1544), *Abubetri Rhazae Maomethi ob usum experientiamque multiplicem . . .*, Basel Henrichus Petrus.

Richardson, Kristina (2012), *Difference and Disability in the Medieval Islamic World: Blighted Bodies*, Edinburgh: Edinburgh University Press.

Richer (2011), *Histories*, Volume 2, Books 3–4, ed. Justin Lake, Cambridge, MA: Harvard University Press.

Riddle, John (1965), 'The Introduction and Use of Eastern Drugs in the Early

Middle Ages', *Sudhoffs Archiv*, 49: 185–98.

Riddle, John (1980), 'Dioscorides', in F. Edward Cranz and Paul Oskar Kristeller (eds), *Catalogus translationum et commentariorum: Mediaeval and Renaissance Translations and Commentaries*, vol. 4, 1–143, Washington, DC: Catholic University of America Press.

Rider, Catherine (2011), 'Medical Magic and the Church in Thirteenth-Century England', *Social History of Medicine*, 24: 92–107.

Rieder, Paula (2006), *On the Purification of Women: Churching in Northern France, 1100–1500*, New York: Palgrave.

Riley, Henry, ed. (1868), *Memorials of London and London Life in the XIIIth, XIVth, and XVth Centuries*, London: Longmans, Green & Co. Available via British History Online, www.british-history.ac.uk/no-series/memorials-london-life (accessed 29 June 2020).

Rimmon-Kenan, Shlomith (2002), 'The Story of "I": Illness and Narrative Identity', *Narrative*, 10: 9–27.

Ritchey, Sara and Sharon Strocchia, eds (2020), *Gender, Health and Healing, 1250– 1550*, Amsterdam: University of Amsterdam.

Ritvo, Harriet (2007), 'On the Animal Turn', *Daedalus*, 136: 118–22.

Robb, John and Oliver Harris, eds (2013), *The Body in History: Europe from the Palaeolithic to the Future*, New York: Cambridge University Press.

Roberg, Francesco (2002), 'Studien zum *Antidotarium Nicholai* nach den ältesten Handschriften', *Würzburger medizinhistorische Mitteilungen*, 21: 73–129.

Roberg, Francesco (2007), 'Text- und redaktionskritische Probleme bei der Edition von Texten des Gebrauchsschrifttums am Beispiel des "Antidotarium Nicolai" (12.Jahrhundert): Einige Beobachtungen, mit einem Editionsanhang', *Mittellateinisches Jahrbuch*, 42: 1–19.

Roberg, Francesco (2011), 'Nochmals zur Edition des *Antidotarium Nicolai*', in Agostino Paravicini Bagliani (ed.), *Terapie e guarigioni. Convegno internazionale (Ariano Irpino, 5-7 ottobre 2008)*, 129–40, Florence: SISMEL/ Edizioni del Galluzzo.

Roberts, Charlotte (2007), 'A Bioarchaeological Study of Maxillary Sinusitis', *American Journal of Physical Anthropology*, 133: 792–807.

Roberts, Charlotte (2009), 'Health and Welfare in Medieval England: The Human Skeletal Remains Contextualized', in Roberta Gilchrist and Andrew Reynolds (eds), *Reflections: 50 Years of Medieval Archaeology, 1957–2007*, 307–25, Leeds: Maney.

Roberts, Charlotte (2014), 'Surgery', in Michael Lapidge et al (eds), *The Wiley Blackwell Encyclopedia of Anglo-Saxon England*, 445–7, Oxford: Wiley Blackwell.

Roberts, Charlotte (2017), 'Applying the "Index of Care" to a Person who Experienced Leprosy in Late Medieval Chichester, England', in Lorna Tilley and Alecia Schrenk,(eds), *New Developments in the Bioarchaeology of Care*, 101–24, Basel: Springer.

Roberts, Charlotte and Keith Manchester (2005), *The Archaeology of Disease*, 3rd edn, Stroud: Sutton Publishing.

Robertson, James Craigie, ed. (1876), *Materials for the History of Thomas Becket*, 2 vols, London: Rolls Series.

Robinson, Katelynn (2020), *The Sense of Smell in the Middle Ages: A Source of Certainty*, Abingdon: Routledge.

Rodrigues, Lisbeth Oliveira and Isabel dos Guimarães Sá (2015), 'Sugar and Spices in Portuguese Renaissance Medicine', *Journal of Medieval Iberian Studies*, 7: 1–21.

Röhricht, Reinhold (1884), 'Lettres de Ricoldo de Monte-Croce sur la prise d'Acre (1291)', *Archives de l'Orient latin*, 2: 258–96.

Roffey, Simon (2012), 'Medieval Leper Hospitals in England: An Archaeological Perspective', *Medieval Archaeology*, 56: 203–33.

Roffey, Simon and Katie Tucker (2012), 'A Contextual Study of the Medieval Hospital and Cemetery of St Mary Magdalen, Winchester', *International Journal of Paleopathology*, 2: 170–80.

Rogers, Juliet and Tony Waldron (2001), 'DISH and the Monastic Way of Life', *International Journal of Osteoarchaeology*, 11: 357–65.

Rogge, Jörg, ed. (2017), *Killing and Being Killed, Bodies in Battle: Perspectives on Fighters in the Middle Ages*, Bielefeld: Transcript.

Roosen, Joris and Daniel Curtis (2019), 'The "Light Touch" of the Black Death in the Southern Netherlands: An Urban Trick?' *Economic History Review*, 72: 32–56.

Rose, Valentin, ed. (1963), *Anecdota graeca et graecolatina: Mitteilungen aus Handschriften zur Geschichte der griechischen Wissenschaft*, first published, Berlin, 1864–79, reprinted Amsterdam: A.M. Hakkert.

Rosen, George (1964), 'The Mentally Ill and the Community in Western and Central Europe during the Late Middle Ages and the Renaissance', *Journal of the History of Medicine*, 19: 377–88.

Rosenwein, Barbara, ed. (1998), *Anger's Past: The Social Uses of an Emotion in the Middle Ages*, Ithaca: Cornell University Press.

Round, Nicholas (1980), 'La correspondencia del arcediano de Niebla en el archive del real monasterio de Santa María de Guadalupe', *Historia. Instituciones. Documentos*, 7: 215–68.

Rubin, Jonathan (2014), 'The Use of the "Jericho Tyrus" in Theriac: A Case Study in the History of the Exchanges of Medical Knowledge between Western Europe and the Realm of Islam in the Middle Ages', *Medium Ævum*, 83: 234–53.

Rudy, Kathryn (2010), 'Dirty Books: Quantifying Patterns of Use in Medieval Manuscripts Using a Densitometer', *Journal of Historians of Netherlandish*

Art, 2 (Summer), DOI: 10.5092/jhna.2010.2.1.1. Available online, https://jhna. org/articles/dirty-books-quantifying-patterns-of-use-medieval-manuscripts-using-adensitometer/ (accessed 30 June 2020).

Sabine, Ernst (1933), 'Butchering in Mediaeval London', *Speculum*, 8: 335–53.

Sabine, Ernst (1934), 'Latrines and Cesspools of Mediaeval London', *Speculum*, 9:303–21.

Sabine, Ernst (1937), 'City Cleaning in Mediaeval London', *Speculum*, 12: 19–43.

Sálmon, Fernando (1996), 'Academic Discourse and Pain in Medical Scholasticism (Thirteenth-Fourteenth Centuries)', in Samuel Kottek and Luis García-Ballester, (eds), *Medicine and Medical Ethics in Medieval and Early Modern Spain: An Intercultural Approach*, 136–53, Jerusalem: Magnes Press.

Salmón, Fernando (2011), 'Consumo y salud: la comida y la bebida en la medicina medieval', in (no editor), *Comer, beber, vivir: consumo y niveles de vida en la Edad Media hispânica*, 17–56, Logroño: Instituto de Estudios Riojanos.

Salmón, Fernando and Montserrat Cabré (1998), 'Fascinating Women: The Evil Eye in Medieval Scholasticism', in Roger French et al (eds), *From the Black Death to the French Disease*, 53–84, Aldershot: Ashgate.

Saunders, Corinne (2015), 'Mind, Body and Affect in Medieval English Arthurian Romance', in Frank Brandsma, Carolyne Larrington and Corinne Saunders (eds), *Emotions in Medieval Arthurian Literature: Body, Mind, Voice*, 31–46, Cambridge: D.S. Brewer.

Savage-Smith, Emilie, Simon Swain, and Gert van Gelder eds (2020), *A Literary History of Medicine*, Leiden: Brill.

Scalenghe, Sara (2014), *Disability in the Ottoman Arab World, 1500–1800*, Cambridge: Cambridge University Press.

Scarry, Elaine (1985), *The Body in Pain: The Making and Unmaking of the World*, New York: Oxford University Press.

Schmitt, Franciscus, ed. (1984), *S. Anselmi Cantuariensis Archiepiscopi, Opera Omnia*, first published 1938–1961, reprinted Stuttgart: Frommann.

Scully, Terence (1985), 'The *Opusculum de saporibus* of Magninus Mediolanensis', *Medium Ævum*, 54 (1985): 178–207.

Scully, Terence (1992), 'The Sickdish in Early French Recipe Collections', in Sheila Campbell, Bert Hall and David Klausner (eds), 132–40, *Health, Disease and Healing in Medieval Culture*, Basingtoke: Macmillan.

Scully, Terence (1995), 'Mixing it Up in the Medieval Kitchen', in Mary-Jo Arn (ed.), *Medieval Food and Drink*, 1–26, Binghamton NY: Centre for Medieval and Renaissance Studies.

Scully, Terence (2005), *The Art of Cookery in the Middle Ages*. Woodbridge: The Boydell Press.

Scully, Terence (2008), 'A Cook's Therapeutic Use of Garden Herbs', in Peter Dendle and Alain Touwaide (eds), *Health and Healing from the Medieval Garden*, 60–71, Woodbridge, The Boydell Press.

Sellers, Maud (1912–1915), *York Memorandum Book, Parts I & II, Lettered A/Y in the Guildhall Muniment Room*, Durham: Andrews & Co.

Serjeantson, Dale and Christopher Woolgar (2006), 'Fish Consumption in Medieval England', in Christopher Woolgar, Dale Serjeantson and Tony Waldron (eds), *Food in Medieval England: Diet and Nutrition*, 102–30, Oxford: Oxford University Press.

Shapland, Fiona, Mary Lewis, and Rebecca Watts (2015), 'The Lives and Deaths of Young Medieval Women: The Osteological Evidence', *Medieval Archaeology*, 59: 272–89.

Shargrir, Iris (2012), 'The Fall of Acre as a Spiritual Crisis: The Letters of Riccoldo of Monte Croce', *Revue belge de philologie et d'histoire*, 90: 1107–20.

Sharpe, Reginald, ed. (1899), *Calendar of the Letter-books of the City of London:*

A, 1275–1298. London: HMSO. Available via British History Online, www. british-history.ac.uk/london-letter-books/vola (accessed 29 June 2020).

Sharpe, Reginald, ed. (1905), *Calendar of Letter-books of the City of London: G, 1352–1374*, London: HMSO. Available via British History Online, www. british-history.ac.uk/london-letter-books/volg (accessed 29 June 2020).

Sharpe, Reginald, ed. (1909), *Calendar of Letter-books of the City of London: I, 1400–1422*, London: HMSO. Available via British History Online, www. british-history.ac.uk/london-letter-books/voli (accessed 29 June 2020).

Sharpe, Reginald, ed. (1911), *Calendar of Letter-books of the City of London: K, Henry VI*, London: HMSO. Available via British History Online, www.british-history.ac.uk/london-letter-books/volk (accessed 29 June 2020).

Sharpe, William, ed. (1964), *Isidore of Seville: The Medical Writings*. Transactions of the American Philosophical Society, new series, 54, pt. 2, 55–64, Philadelphia: American Philosophical Society.

Shatzmiller, Joseph (1989), *Médecine et justice en Provence médiévale: documents de Manosque, 1262–1348*, Aix-en-Provence: Publications de l'Université de Provence.

Shatzmiller, Joseph (1994), *Jews, Medicine, and Medieval Society*, Berkeley: University of California Press.

Shaw, Brent (2003), 'A Peculiar Island: Maghrib and Mediterranean', *Mediterranean Historical Review*, 18: 93–125.

Shaw, James and Evelyn Welch (2011), *Making and Marketing Medicine in Renaissance Florence*, Amsterdam: Rodopi.

Shaw, Julia and Naomi Sykes (2018), 'New Directions in the Archaeology of Medicine: Deep-Time Approaches to Human-Animal-Environmental Care', *World Archaeology*, 50: 365–83.

Shefer-Mossensohn, Miriam and Keren Abbou Hershkovitz (2013), 'Early Muslim

Medicine and the Indian Context: A Reinterpretation', *Medieval Encounters*, 19: 274–99.

Shehada, Housni Alkhateeb (2012), *Mamluks and Animals: Veterinary Medicine in Medieval Islam*, Leiden: Brill.

Shirley, Walter, ed. (1862), *Royal and Other Historical Letters Illustrative of the Reign of Henry III*, London: Longman.

Shoham-Steiner, Ephraim (2014), *On the Margins of a Minority: Leprosy, Madness and Disability Among the Jews of Medieval Europe*, trans. Haim Watzman, Detroit: Wayne State University Press.

Sigerist, Henry (1960), *Henry E. Sigerist on the History of Medicine*, ed. Felix Marti-Ibañez, New York: MD Publications.

Siraisi, Nancy (1990), *Medieval and Early Renaissance Medicine: An Introduction to Knowledge and Practice*, Chicago: Chicago University Press.

Siraisi, Nancy (1996), 'L'individuale nella medicina tra medioevo e umanesimo: I casi clinici', in Roberto Cardini and Mariangela Regoliosi (eds), *Umanesimo e medicina: Il problema dell 'individuale*, 33–62, Rome: Bulzoni.

Skemer, Don (2006), *Binding Words: Textual Amulets in the Middle Ages*, University Park: Pennsylvania State University Press.

Skinner, Patricia (1997), *Health and Medicine in Early Medieval Southern Italy*, Leiden: Brill.

Skinner, Patricia (2015), 'Visible Prowess? Reading Men's Head and Face Wounds in Early Medieval Europe to 1000 CE', in Larissa Tracy and Kelly DeVries, (eds), *Wounds and Wound Repair in Medieval Culture*, 81–101, Leiden: Brill.

Skinner, Patricia (2017), *Living with Disfigurement in Early Medieval Europe*, New York: Palgrave Macmillan.

Slavin, Philip (2012), 'The Great Bovine Pestilence and its Economic and Environmental Consequences in England and Wales, 1318–50', *Economic*

History Review, 65: 1239–66.

Slavin, Philip (2019), *Experiencing Famine in Fourteenth-century Britain*, Turnhout: Brepols.

Slavin, Philip (forthcoming), 'Mites and Merchants: The Crisis of English Wool and Textile Trade Revisited, *c.* 1275–1330', *Economic History Review*. Available online https://onlinelibrary.wiley.com/doi/full/10.1111/ehr.12969 (accessed 12 June 2020).

Slavin, Philip and Sharon DeWitte (2013), 'Between Famine and Death: England on the Eve of the Black Death – Evidence from Paleoepidemiology and Manorial Accounts', *Journal of Interdisciplinary History*, 44: 37–60.

Sloane, Barney (2012), *The Augustinian Nunnery of St Mary Clerkenwell, London: Excavations 1974–96*, London: MOLA Monograph.

Smith, David Romney (2015), 'Calamity and Transition: Re-Imagining Italian Trade in the Eleventh-Century Mediterranean', *Past and Present*, 228: 15–56.

Smith, G[eorge] H. (1979), 'The Excavation of the Hospital of St Mary of Ospringe, commonly called Maison Dieu', *Archaeologica Cantiana*, 95: 81–184.

Smith, Lesley (1998), 'William of Auvergne and Confession', in Peter Biller and Alastair Minnis (eds), *Handling Sin: Confession in the Middle Ages*, 95–107, Woodbridge: York Medieval Press/The Boydell Press.

Smoller, Laura (2014), *The Saint and the Chopped-Up Baby: The Cult of Vincent Ferrer in Medieval and Early Modern Europe*, Ithaca: Cornell University Press.

Solomon, Michael (2010), *Fictions of Well-Being: Sickly Readers and Vernacular Medical Writing in Late Medieval and Early Modern Spain*, Philadelphia: University of Pennsylvania Press.

Solomon, Michael (2013), 'Non-Natural Love: Coitus, Desire and Hygiene in Medieval and Early-Modern Spain', in Elena Carrera (ed.), *Emotions and*

Health, 1200–1700, 147–58, Leiden: Brill.

Solomon, Michael (2018), 'Breaking Non-Natural Bread: Alimentary Hygiene and Radical Individualism in Juan de Aviñon's *Medicina Sevillana*', in Montserrat Piera (ed.), *Forging Communities: Food and Representation in Medieval and Early-Modern Southwestern Europe*, 146–58, Fayetteville: University of Arkansas.

Sontag, Susan (1978), *Illness as Metaphor*, New York: Farrar, Straus and Giroux.

Spencer, Brian (1998), *Pilgrim Souvenirs and Secular Badges: Medieval Finds from Excavations in London*, London: HMSO.

Sprunger, David (2001), 'Depicting the Insane: A Thirteenth-Century Case Study', in Timothy Jones and David Sprunger (eds), *Marvels, Monsters, and Miracles: Studies in the Medieval and Early Modern Imaginations*, 223–41, Kalamazoo: Western Michigan University.

Staley, Lynn, ed. (1996), *The Book of Margery Kempe*, Kalamazoo: Medieval Institute Publications.

Stamp, A. E., E. Salisbury, E. G. Atkinson, and J. O'Reilly eds (1921), *Calendar of Inquisitions Post-mortem and other Analogous Documents Preserved in the Public Record Office*, volume 10: Edward III, London: HMSO.

Standley, Eleanor (2013), *Trinkets and Charms: The Use, Meaning and Significance of Dress Accessories, 1300–1700*, Oxford: Oxford University School of Archaeology.

Stannard, Jerry (1972), 'Greco-Roman Materia Medica in Medieval Germany', *Bulletin of the History of Medicine*, 46: 455–68.

Stannard, Jerry (1974), 'Medieval Herbals and their Development', *Clio Medica*, 9: 23–33.

Stearns, Justin (2009), 'New Directions in the Study of Religious Responses to the Black Death', *History Compass*, 7: 1–13.

Stearns, Justin (2011), *Infectious Ideas: Contagion in Premodern Islamic and Christian Thought in the Western Mediterranean*, Baltimore: Johns Hopkins University Press.

Stearns, Justin (2016), "'Amwās, plague of', in *Encyclopaedia of Islam Three*, 2: 28–9.

Stearns, Justin (2017), 'Public Health, the State, and Religious Scholarship: Considering Sovereignty in Idrīs al-Bidlīsī's (d.1520) Arguments for Fleeing the Plague', in Zvi Ben-Dor Benite, Stefanos Geroulanos and Nicole Jerr (eds), *The Scaffolding of Sovereignty: Global and Aesthetic Perspectives on the History of a Concept*, 163–85, New York: Columbia University Press.

Steel, Carlos, Guy Guldenstops, and Pieter Beullens, eds (1999), *Aristotle's Animals in the Middle Ages and Renaissance*, Leuven: Leuven University Press.

Stell, Philip, trans. (2003), *The York Bridgemasters' Accounts*, York: York Archaeological Trust.

Stolberg, Michael (2011), *Experiencing Illness and the Sick Body in Early Modern Europe*, New York: Palgrave Macmillan.

Stoll, Ulrich, ed. (1992), *Das Lorscher Arzneibuch: ein medizinisches Kompendium des 8. Jahrhunderts (Codex Bambergensis medicinalis 1)*, *Sudhoffs Archiv*, Supplement 28.

Stones, J[udith] A. (1989), *Three Scottish Carmelite Friaries*, Edinburgh: Society of Antiquaries of Scotland.

Strozzi, Alessandra (1997), *Selected Letters of Alessandra Strozzi, Bilingual edition*, ed. Heather Gregory, California, University of California Press.

Sudhoff, Walther (1913), 'Die Lehre von den Hirnventrikeln in textlicher und graphischer Tradition des Altertums und Mittelalters', *Archiv für Geschichte der Medizin*, 7: 149–205.

Sykes, Naomi (2009), 'Animals, the Bones of Medieval Society', in Robert

Gilchrist and Andrew Reynolds (eds), *Reflections: 50 Years of Medieval Archaeology 1957–2007*, 347–61, Leeds: Maney.

Taddeo Alderotti (1937), *I "Consilia"*, ed. Giuseppe Michele Nardi, Tornio: Minerva Medica.

Taillevent (1988), *The Viandier of Taillevent: An Edition of all Extant Manuscripts*, ed. Terence Scully, Ottowa: University of Toronto Press.

Talbot, Charles (1967), *Medicine in Medieval England*, London: Oldbourne.

Tanner, Norman ed. (1990), *Decrees of the Ecumenical Councils*, London: Georgetown University Press.

Temkin, Owsei (1991), *Hippocrates in a World of Pagans and Christians*, Baltimore: Johns Hopkins University Press.

Thiher, Allen (1999), *Revels in Madness: Insanity in Medicine and Literature*, Ann Arbor: University of Michigan Press.

Thomas, Carol (2010), 'Negotiating the Contested Terrain of Narrative Methods in Illness Contexts', *Sociology of Health & Illness*, 32: 647–60.

Thomas, Christopher, Barney Sloane, and Christopher Phillpotts (1997), *Excavations at the Priory and Hospital of St Mary Spital, London*, London: Museum of London Archaeology Service.

Thomas de Cantimpré (1973), *Liber de natura rerum*, ed. Helmut Boese, Berlin: Walter de Gruyter.

Thomas of Chobham (1968), *Summa Confessorum*, ed. F. Broomfield, Louvain: Éditions Nauwelaerts.

Thomason, Richard (2015), 'Hospitality in a Cistercian Abbey: the case of Kirkstall in the Later Middle Ages', PhD diss., University of Leeds, Leeds, UK.

Thorndike, Lynn (1928), 'Sanitation, Baths, and Street-Cleaning in the Middle Ages and Renaissance', *Speculum*, 3: 192–203.

Thorndike, Lynn (1934), 'A Mediaeval Sauce Book', *Speculum*, 9: 183–90.

TNA C 135, 'Inquisitions Post-mortem, Edward III', Chancery manuscripts, in The National Archive, Public Record Office division, Kew, UK.

TNA C 66, 'Patent Rolls', Chancery manuscripts, in The National Archive, Public Record Office division, Kew, UK.

Toso, Alice (2018), 'Food and Faith in Medieval Portugal', PhD diss., University of York, York, UK.

Totaro, Rebecca (2005), *Suffering in Paradise: The Bubonic Plague in English Literature from More to Milton*, Pittsburgh: Duquesne University Press.

Totelin, Laurence (2004), 'Mithridates' Antidote: A Pharmacological Ghost', *Early Science and Medicine*, 9: 1–19.

Totelin, Laurence (2011), 'Old Recipes, New Practice? The Latin Adaptations of the Hippocratic *Gynaecological Treatises*', *Social History of Medicine*, 24: 74–91.

Tracy, Larissa and Kelly DeVries, eds (2015), *Wounds and Wound Repair in Medieval Culture*, Leiden: Brill.

Trevisa, John (1975), *On the Properties of Things: John Trevisa's translation of Bartholomæus Anglicus De Proprietatibus Rerum*, ed. Michael Seymour, Oxford: Clarendon Press.

Tuke, Daniel Hack (1882), *Chapters in the History of the Insane in the British Isles*, London: Kegan Paul, Trench & Co.

Turner, Bryan (1995), *Medical Power and Social Knowledge*, written with Colin Samson, London: SAGE Publications.

Turner, Marion, ed. (2016), 'Medical Discourse in Premodern Europe', special issue of *Journal of Medieval and Early Modern Studies*, 46: 1–188.

Turner, Marion (2016), 'Illness Narratives in the Later Middle Ages: Arderne, Chaucer and Hoccleve', *Journal of Medieval and Early Modern Studies*, 46: 61–88.

Turner, Wendy J. (2010), 'Silent Testimony: Emotional Displays and Lapses in Memory as Indicators of Mental Instability in Medieval English Investigations', in Wendy J.Turner (ed.), *Madness in Medieval Law and Custom*, 81–95, Leiden: Brill.

Turner, Wendy J. (2013a), *Care and Custody of the Mentally Ill, Incompetent and Disabled in Medieval England*, Turnhout: Brepols.

Turner, Wendy J. (2013b), 'Defining Mental Affliction in Medieval English Administrative Records', in Cory James Rushton, (ed.), *Disability and Medieval Law: History, Literature, Society*, 134–56, Newcastle-upon-Tyne: Cambridge Scholars.

Turner, Wendy J. (2018), 'Mental Health and Homicide in Medieval English Trials', *Open Library of Humanities*, 4. Available online: https://olh. openlibhums.org/articles/10.16995/olh.295/ (accessed 30 June 2020).

Turner, Wendy, J. ed. (2010), *Madness in Medieval Law and Custom*, Leiden: Brill.

Turner, Wendy J. and Sara Butler, eds (2014), *Medicine and the Law in the Middle Ages*, Leiden: Brill.

Turner, Wendy J. and Tory Pearman, eds (2010), *The Treatment of Disabled Persons in Medieval Europe: Examining Disability in the Historical, Legal, Literary, Medical, and Religious Discourses of the Middle Ages*, Lewiston: Edwin Mellen Press.

Turner, Wendy J. and Christina Lee, eds (2018), *Trauma in Medieval Society*, Leiden: Brill.

Tymms, Samuel, ed. (1850), *Wills and Inventories from the Registers of the Commissary of Bury St. Edmund's and the Archdeacon of Sudbury*, London: J.B. Nichols & Son for the Camden Society.

Tyson, Rachel (2000), *Medieval Glass Vessels Found in England, c. AD 1200– 1500*, York: Council for British Archaeology.

Ugo Benzi (1518), *Consilia Ugonis Senensis saluberrima ad omnes egritudines*, Venice: impensa heredum Octauiani Scoti ac sociorum.

Ullman, Manfred (1978), *Islamic Medicine*, Edinburgh: Edinburgh University Press.

Van Arsdall, Anne (2005), 'Reading Medieval Medical Texts with an Open Mind', in Elizabeth Lane Furdell (ed.), *Textual Healing: Essays on Medieval and Early Modern Medicine*, 9–29, Leiden: Brill.

Van Arsdall, Anne (2007), 'Challenging the "Eye of Newt" Image of Medieval Medicine', in Barbara Bowers (ed.), *The Medieval Hospital and Medical Practice*, 195–205, Aldershot: Ashgate.

Van Arsdall, Anne (2011), 'The Transmission of Knowledge in Early Medieval Medical Texts: an Exploration', in F. Eliza Glaze and Brian Nance (eds), *Between Text and Patient: The Medical Enterprise in Medieval and Early Modern Europe*, 201–15, Florence: SISMEL/Edizioni del Galluzzo.

Van Ess, Josef (2001), *Der Fehltritt des Gelehrten: Die "Pest von Emmaus" und ihre theologischen Nachspiele*, Heidelberg: C. Winter.

Varlık, Nükhet (2015), *Plague and Empire in the Early Modern Mediterranean World: The Ottoman Experience, 1347–1600*, Cambridge: Cambridge University Press.

Vaught, Jennifer, ed. (2010), *Rhetorics of Bodily Disease and Health in Medieval and Early Modern England*, Farnham: Ashgate.

Ventura, Iolanda (2005), 'The "Curae ex animalibus" in the Medical Literature of the Middle Ages: The Example of the Illustrated Herbals', in Baudouin Van den Abeele (ed.), *Bestiaires médiévaux: Nouvelles perspectives sur les manuscrits et les traditions textuelles*, 213–48, Louvain-la-Neuve: Université Catholique de Louvain, Institut d'Etudes Médiévales.

Ventura, Iolanda (2010), 'Medicina, Magia e *Dreckapotheke* sull'uso della sostanze animali nella letterature farmceutica tra XII e XV secolo', in

Agostino Paravicini Bagliani (ed.), *Terapie e guarigioni*, 303–62, Florence: SISMEL/Edizioni del Galluzzo.

Ventura, Iolanda (2012), 'Sulla diffusione del *Circa instans* nei manoscritti e nelle biblioteche del tardo medioevo: ricenzione e letteratura di un'opera medica', in Giuseppe de Gregoria and Maria Galante (eds), *La Produzione Scritta Tecnica e Scientifica nel Medioevo: Libro e Documento tra Scuole e Professioni*, 465–549, Spoleto: Fondazione Centro Italiano di Studi sull'alto Medioevo.

Voigts, Linda (1976), 'A New Look at a Manuscript Containing the Old English Translation of the *Herbarium Apulei*', *Manuscripta*, 20: 40–61.

Voigts, Linda (1978), 'The Significance of the name Apuleius to the *Herbarium Apulei*', *Dumbarton Oaks Papers*, 52: 214–27.

Voigts, Linda (1979), 'Anglo-Saxon Plant Remedies and the Anglo-Saxons', *Isis*, 70: 250–68.

Wakefield, Jerome (1992), 'The Concept of Mental Disorder', *American Psychologist*, 47: 373–88.

Waines, David (1999), 'Dietetics in Medieval Islamic Culture', *Medical History*, 43: 228–40.

Walker, Sue Sheridan, ed. (1983), *The Court Rolls of the Manor of Wakefield from October 1331 to September 1333*, Leeds: Yorkshire Archaeological Society.

Walker-Meikle, Kathleen (2012), *Medieval Pets*, Woodbridge: The Boydell Press.

Walker-Meikle, Kathleen (2013–2014), 'Toxicology and Treatment: Medical Authorities and Snake-bite in the Middle Ages', *Korot*, 22: 85–104.

Walker-Meikle, Kathleen (2017), 'Animal Venoms in the Middle Ages', in Philip Wexler (ed.), *Toxicology in the Middle Ages and Renaissance*, 151–58, Amsterdam: Elsevier.

Wallis, Faith (2005), 'Bartholomaeus of Salerno', in Steven Livesey, Thomas

Glick and Faith Wallis (eds), *Medieval Science, Technology and Medicine: An Encyclopedia*, 77–80, London: Routledge.

Wallis, Faith (2011), 'Why was the *Aphorisms* of Hippocrates Re-Translated in the Eleventh Century?' in Carlos Fraenkel et al (eds), *Vehicles of Transmission, Translation and Transformation*, 179–99, Turnhout: Brepols.

Wallis, Faith, ed. (2010), *Medieval Medicine: A Reader*, Toronto: University of Toronto Press.

Watson, Gemma (2013), 'Roger Machado: A Life in Objects', PhD diss., University of Southampton, Southampton, UK.

Watt, John (2014), 'Why Did Ḥunayn, the Master Translator into Arabic, Make Translations into Syriac? On the Purpose of the Syriac Translations of Ḥunayn and his Circle', in Jens Scheiner and Damien Janos (eds) *The Place to Go: Contexts of Learning in Baghdād, 750–1000 CE*, 363–88, Princeton: The Darwin Press.

Weiss Adamson, Melitta (2004), *Food in Medieval Times*, Westport CT: Greenwood Press.

Weiss Adamson, Melitta (1995), *Medieval Dietetics: Food and Drink in* Regimen sanitatis *Literature from 800 to 1400*, Frankfurt-am-Main: Peter Lang.

West, John (2008), 'Ibn al-Nafīs, the Pulmonary Circulation, and the Islamic Golden Age', *Journal of Applied Physiology*, 105: 1877–80.

Wiethaus, Ulrike (1993), '"If I had an Iron Body": Femininity and Religion in the Letters of Maria de Hout', in Karen Cherewatuk and Ulrike Wiethaus (eds), *Dear Sister: Medieval Women and the Epistolary Genre*, 172–91, Philadelphia: University of Pennsylvania Press.

Wheatley, Edward (2010), *Stumbling Blocks before the Blind: Medieval Constructions of a Disability*, Ann Arbor: University of Michigan Press.

Whitaker, Cord (2019), *Black Metaphors*, Philadelphia: University of

Pennsylvania Press.

Whitaker, Elaine (1993), 'Reading the Paston Letters Medically', *English Language Notes*, 31: 19–27.

Whitney, Elspeth (2011), 'What's Wrong with the Pardoner? Complexion Theory, the Phlegmatic Man, and Effeminacy', *The Chaucer Review*, 4: 357–89.

Wickersheimer, Ernest (1909), 'Les secrets et les conseils de Maître Guillaume Boucher et de ses confrères: contribution à l'histoire de la médecine à Paris vers 1400', *Bulletin de la société française d'histoire de la médecine*, 8: 200–306.

Wickersheimer, Ernest (1939), 'Faits cliniques observés a Strasbourg et à Haslach en 1362 et suivis de formules de remèdes', *Bulletin de la société française d'histoire de la médecine*, 33: 85–108.

Willows, Marlo (2017), 'Prayers and Poultices: Medieval Health Care at the Isle of May, Scotland, *c*. 430–1580 AD', in Lindsay Powell, William Southwell-Wright and Rebecca Gowlands (eds), *Care in the Past: Archaeological and Interdisciplinary Perspectives*, 141–66, Oxford: Oxbow.

Wilson, Brett (2007), 'The Failure of Nomenclature: The Concept of "Orthodoxy" in Islamic Studies', *Comparative Islamic Studies*, 3: 169–94.

Winer, Rebecca (2017), 'The Enslaved Wetnurse as Nanny: The Transition from Free to Slave Labor in Childcare in Barcelona after the Black Death (1348)', *Slavery & Abolition: A Journal of Slave and Post-Slave Studies*, 38: 303–19.

Winter, Johanna van (2007), *Spices and Comfits: Collected Papers on Medieval Food*, Totnes: Prospect Books.

Wolf, Kenneth (2011), *The Life and Afterlife of St Elizabeth of Hungary: Testimony from her Canonization Hearing*, New York: Oxford University Press.

Woolgar, Christopher (1999), *The Great Household in Late Medieval England*, New Haven and London: Yale University Press.

Woolgar, Christopher (2000), "'Take this Penance Now, and Afterwards the Fare Will Improve": Seafood and Late Medieval Diet', in David Starkey, Chris Reid and Neil Ashcroft (eds), *England's Sea Fisheries: The Commercial Sea Fisheries of England and Wales Since 1300*, 36–44, London: Chatham Publishing.

Woolgar, Christopher (2006), *The Senses in Late Medieval England*, New Haven: Yale University Press.

Woolgar, Christopher (2007), 'Feasting and Fasting: Food and Taste in Europe in the Middle Ages', in Paul Freedman (ed.), *Food: The History of Taste*, 163–95, London: Thames & Hudson.

Woolgar, Christopher (2010), 'Food and the Middle Ages', *Journal of Medieval History*, 36: 1–19.

Woolgar, Christopher (2016), *The Culture of Food in England, 1200–1500*, New Haven: Yale University Press.

Woolgar, Christopher (2018), 'Medieval Food and Colour', *Journal of Medieval History*, 44: 1–20.

Woolgar, Christopher, Dale Serjeantson, and Tony Waldron, eds (2006), *Food in Medieval England: Diet and Nutrition*, Oxford: Oxford University Press.

World Health Organisation (2000), *General Guidelines for Methodologies on Research and Evaluation of Traditional Medicine*, Geneva. Originally available online: http://apps.who.int/medicinedocs/en/d/Jwhozip42e/ (accessed 29 March 2018).

Wray, Shona Kelly (2004), 'Boccaccio and the Doctors: Medicine and Compassion in the Face of Plague', *Journal of Medieval History*, 30: 301–22.

Wray, Shona Kelly (2009), *Communities and Crisis: Bologna during the Black Death*, Leiden: Brill.

Yearl, Mary (2007), 'Medieval Monastic Customaries on *Minuti* and *Infirmi*', in

Barbara Bowers (ed.), *The Medieval Hospital and Medical Practice*, 175–94, Aldershot: Ashgate.

Yearl, Mary (2014), 'Medicine for the Wounded Soul', in Cordelia Warr and Anne Kirkham (eds), *Wounds in the Middle Ages*, 109–28, Abingdon: Routledge.

Yoeli-Tlalim, Ronit (2019), 'Galen in Asia?' in Petros Bouras-Vllianatos and Barbara Zipser (eds), *Brill's Companion to the Reception of Galen*, 594–608, Brill: Leiden.

Yoshikawa, Naoë Kukita (2009), 'Holy Medicine and Disease of the Soul: Henry of Lancaster and *Le Livre de Seyntz Medicines*', *Medical History*, 53: 397–414.

Yoshikawa, Naoë Kukita, ed. (2015), *Medicine, Religion and Gender in Medieval Culture*, Cambridge: D.S. Brewer.

Ysebaert, Walter (2015), 'Medieval Letters and Letter Collections as Historical Sources: Methodological Questions, Reflections, and Research Perspectives (Sixth-Fifteenth Centuries)', in Christian Høgel and Elisabetta Bartoli (eds), *Medieval Letters between Fiction and Document*, 33–62, Turnhout: Brepols.

Ziegler, Joseph (1998), *Medicine and Religion, c. 1300: The Case of Arnau de Vilanova*, Oxford: Oxford University Press.

Ziegler, Joseph (1999), 'Practitioners and Saints: Medical Men in Canonization Processes in the Thirteenth to Fifteenth Centuries', *Social History of Medicine*, 12: 191–225.

Zipser, Barbara, ed. (2009), *John the Physician's "Therapeutics:" A Medical Handbook in Vernacular Greek*, Leiden: Brill.

Zipser, Barbara, ed. (2013), *Medical Books in the Byzantine World*, Bologna: Eikasmós Online II.

Zupko, Ronald and Robert Laures (1996), *Straws in the Wind: Medieval Urban Environmental Law – The Case of Northern Italy*, Boulder, CO: Westview Press.

索　引

医学文化史：中世纪卷 |

理发师－外科医生 barber-surgeons
173–175, 179, 180, 194

列日主教埃拉克利乌斯 Eraclius,
Bishop of Liège 133

林肯，林肯郡 Lincoln, Lincolnshire 182

《临终的圣餐》Viaticum 134, 300

灵魂 anima / pneuma 45, 81, 120, 167,
168, 171, 172, 186, 191, 194, 197,
217, 218, 220, 231–233, 236–239,
240, 241, 243, 249, 257, 260,
265–268

龙涎香 ambergris 152

卢卡，意大利 Lucca, Italy 43, 45, 54

伦敦"妨害之诉" London Assize of
Nuisance 43, 54

《论吃肉》De esu carnium (On Meat
Eating) 81

罗伯塔·吉尔克里斯特 Gilchrist,
Roberta 161

罗伯特一世，苏格兰国王 Robert I,
King of Scotland 71

罗杰·德·巴伦，《实践医学》Baron,
Roger de, Practica 136

罗杰·弗鲁加德 Frugard, Roger 252, 253

罗杰里乌斯·弗鲁加尔迪 Frugardi,
Rogerius 133

《罗马人故事集》Gesta Romanorum
(Deeds of the Romans) 137, 138

罗伊·波特 Porter, Roy 200

《洛尔什方书》Lorsch Book of
Remedies 104–106, 118, 125, 281,
282, 298

M

麻风病 leprosy 7, 15, 49, 94, 101–103,
114, 115 , 117–119, 120, 121, 124–
128, 134–136, 153, 169, 170, 179,
181, 205

马蒂奥洛 Mattioli, Mattiolo de 198

马尔默，瑞典 Malmö, Sweden 43

马格德堡，德国 Magdeburg,
Germany 47

马拉的威廉 William of Marra 145,
146, 149

马里翁·特纳 Turner, Marion 202

玛格丽·肯普 Kempe, Margery 220

玛嘉雷特·埃布纳 Ebner, Margaret
218

玛丽安·科瓦列斯基 Kowaleski,
Maryanne 83

医学文化史：中世纪卷 |

194, 217

S

萨勒诺的阿尔法努斯 Alfanus of
  Salerno 299–301
萨勒诺的加里奥蓬图斯 Gariopontus
  of Salerno 297, 298, 304
萨勒诺的尼古拉斯 Nicholas of
  Salerno 304, 305
《萨勒诺的尼古拉斯的解毒剂》
  Antidotarium Nicolai 304, 305
萨勒诺的特罗塔 Trota of Salerno 305,
  306
萨勒诺，意大利 Salerno, Italy 296,
  297, 300
萨默塞特格拉斯顿伯里修道院
  Glastonbury Abbey, Somerset 178
塞尼，克罗地亚 Seni, Croatia 44
塞维利亚的伊西多尔 Isidore of seville
  3, 4, 70, 138, 182–185
桑德拉·卡瓦略 Cavallo, Sandra 23
沙特尔的伊沃 Ivo of Chartres 218
疝气带 hernia truss 193
摄生法 regimen 37, 58, 59, 62, 66, 70,
  77, 81, 85, 87–90, 98, 151, 167

神迹 miracles 57, 85, 117, 156, 228,
  229
神经系统 nervous system 242, 251,
  262
《神像小书》 *Libellus de imaginibus
  deorum* (*Little Book on the
  Images of the Gods*) 138
生理学 physiology 242, 278
生命政治 biopolitics 25
生物医学 biomedicine 8
圣阿芒修道院，法国 St. Amand
  Abbey, France 286
圣埃塞德丽达 St. Etheldreda 190
圣安德鲁吉尔伯特修院，约克 St.
  Andrew's Gilbertine Priory, York 181
圣安东尼 St. Anthony 142
圣安东尼医院兄弟会 Hospital
  Brothers of St. Anthony 142, 143
圣安东尼之火（丹毒）St. Antony's fire
  142
圣巴塞洛缪医院，布里斯托尔 St.
  Bartholomew's Hospital, Bristol
  179
圣地 shrines 133, 156, 187
圣痕 stigmata 218

圣克莱尔修道院，佩特海姆 St. Claire
　　Monastery, Petegem 189, 190
圣玛丽·马格达利，温彻斯特 St.
　　Mary Magdalen, Winchester 170,
　　179
圣玛丽·玛德琳医院，雷丁 St. Mary
　　Magdalene Hospital, Reading
　　182, 183
圣玛丽·默顿修道院，萨里郡 St.
　　Mary Merton Priory, Surrey 177,
　　192, 193
圣玛丽医院，伦敦 St. Mary Spital,
　　London 169, 170–172, 176,
　　178–180, 183, 188
圣乔治的弗雷德里克 Fredericus of St.
　　George 230
圣托马斯·坎蒂卢普 St. Thomas
　　Cantilupe 156
《圣训》ḥadīth 106
圣约翰修道院，庞特佛雷特 St.
　　John's Priory, Pontefract 85, 171
圣詹姆斯本笃修道院，布里斯托尔
　　Benedictine Priory of St. lames,
　　Bristol 124
石臼 stone mortars 179, 180

食谱 cookery books 59, 60, 69, 70–72,
　　77, 81, 84–91, 152, 159, 227, 249,
　　254, 283, 288, 290, 292, 294, 299
兽医学 veterinary medicine 153, 154,
　　158, 159
水银 mercury 181, 182
斯蒂芬·戈登 Gordon, Stephen 192,
　　193
斯克里杜克劳斯图尔农场医院，冰
　　岛 hospital of Skriðuklaustur,
　　Iceland 176
斯特罗兹家族 Strozzis family 213, 234
斯托诺爵士 Stonor, Sir Edmund 216
苏格兰的玛蒂尔达，英格兰女王
　　Matilda of Scotland, Queen of
　　England 212
苏格兰杰德堡方济各修道院 Jedburgh
　　Observantine Friary, Scotland 171
苏珊娜·尼拉宁 Niiranen, Susanna 254
苏特拉医院，苏格兰 Soutra Hospital,
　　Scotland 178
索尔·布罗迪 Brody, Saul 102
索尔兹伯里的约翰 John of Salisbury 63
《索拉尼导论》Isagoge Sorani 277,
　　282

译后记

在我国，相比古希腊罗马医学，同属前现代时期的中世纪医学几乎默默无闻。毕竟在科普领域，被誉为"西方医学之父"的希波克拉底（古希腊）和精于解剖学的医学"亚圣"盖伦（古罗马）广为人知，中世纪医学似乎缺乏拿得出手的代表性权威。加之后来众星璀璨的文艺复兴医学和近现代医学，中世纪医学更是被衬托得黯然无光。

事实上，在西方也存在类似的情况。由于人文主义、启蒙运动和进步主义等思潮的相继兴起，中世纪被描述为"黑暗的中世纪"（伏尔泰语），它是一个非理性的、神权专制的、在科技发展上静止的甚至倒退的时代，令人厌恶地横亘在典雅宏伟的古希腊罗马和理性自由的近现代之间长达一千年。但这种充满启蒙偏见的说法能站得住脚吗？

自19世纪中叶以来，欧美历史学界开始出现重新评价中世纪史的研究倾向，其中翘楚如美国中世纪史学家哈斯金斯（Charles Homer

Haskins，1870—1937），他提出了"12世纪文艺复兴"的概念，为中世纪尤其盛期中世纪（11—13世纪）正名，发掘出大量足以证明中世纪并不"黑暗"的知识文化成就，并认为12世纪的文艺复兴为15世纪的文艺复兴打下了基础。20世纪的西方史学界继续推动哈斯金斯的工作，涌现出大批更加客观地对待中世纪文明成就的学术成果。如今，"黑暗的中世纪"对于学术界而言已经成为"粗鲁"和"缺乏学识"的同义词。

《医学文化史：中世纪卷》作为21世纪中世纪医学文化史的前沿研究成果汇编，应当置于这种新的史学研究语境中去理解。虽然古希腊罗马的医学为西方医学奠基，但在近代之前，唯有中世纪为今人留下了成体系的医学文献，覆盖了学术研究和众生百态等各个领域。中世纪医学不仅继承了古代的成果，也在一个相对稳定的社会中发展了这些成果，并在一定程度上影响了现代医学的发展取向。因此，重新评估中世纪的医学成就，就成为一个富有意义的研究课题。

从主题上看，本卷处理的是"医学文化"而非单纯的医学理论与实践。各个专业互相隔离并形成独立的话语体系是一种现代现象。在中世纪，不仅政治和宗教难以分离，医学也和其他文化领域（如哲学、文学、史学、神学、神秘学、炼金术）、各行各业（如城市管理、医院、商贸、屠宰、餐饮）和生活百态（如贵族、平民）形成水乳交融的关系，它本身也被赋予强烈的宇宙论和伦理学含义。换言之，中世纪是一个有机而完整的"小宇宙"，当时人们的医学观点同样深刻反映出他们的世界观。因此，本卷实际上是以医学为切入点，为人们提供一窥中世纪生活风貌的窗户。

为了理解这个"小宇宙"，方法论的革新是必要的。总体而言，本卷没有采用老套的外部研究法，即从实证科学和技术进步的角度把对象当作定量研究的有待审视之物，而是着重揭示中世纪的人与社会的自我理解和自我阐释。本卷第三章"疾病"、第七章"心灵／大脑"和第八章"权威"都是知识学史性质的论文，很好地介绍了从古代晚期到中世纪盛期的医学世界观的流变以及中世纪的情感与思维。只有当我们理解中世纪的思维框架和知识资源，用当时人的眼睛去看当时的世界，才能避免"古代医学是封建迷信"一类的陈词滥调。

中世纪处于近代前夕，因此源自近代的、许多我们已习以为常的医学理解，往往有其中世纪渊源，但在中世纪却未必是天经地义的。第六章"经验"处理的主题是中世纪的人们关于何为"疾病"与"健康"的经验。现代人理解的健康和疾病，实际上是量化的生理指标区间，是可以用仪器测量的，因而两者也在很大程度上是非此即彼的。但在中世纪人看来，疾病的反义词并非健康。疾病可能具有启示性含义，健康则关乎好的生活规范，互相通报有恙与否是贵族圈子扩大交谊的重要手段。总之，两者都具有突出的精神性和社交属性。

中世纪的医学文献未必会如现代人期待的那样，以实证的态度记载医学实践。因此从技术发展的角度看，考古学方法的引入不啻于中世纪医学研究的福音。第五章"物品"便通过翔实的考古证据，揭示了中世纪医学护理的体系性和专业性，打破了中世纪护理偏重精神照料而不重视手术和药物治疗的偏见。

这种跨学科研究的新趋向，也体现在第四章"动物"中。作者力图打破人体医学和兽医学的泾渭分明，证明动物在中世纪的医学符号中占据重要地位。第二章"食物"则建立起医学和营养学与养生学之间的密切关联。第一章"环境"结合卫生学和医学，在全书的开篇为读者勾勒出在传染病学和微生物学出现之前中世纪公共卫生的基本图景。

从时间上看，本卷主要涉及中世纪盛期到中世纪晚期（13世纪——15世纪末）。这种安排似乎有失公允，因为它没有给中世纪前期和中期留下足够的篇幅，又似乎染指不属于它的文艺复兴时期。但事实上，在10世纪之后，由于经济社会的逐渐繁荣和纸张的普及，西方的各类文献和手抄本才呈现几何级增长，这也为现代学者的系统性研究提供了条件。世界观的改变也并非一朝一夕，直到16世纪初的宗教改革发生之前，人文主义者们普遍没有直接攻击罗马天主教会，中世纪的思想氛围和治理体系仍然具有广泛的影响。

长期以来，受西方中心论影响，人们提到"中世纪"只会想到封建神权的西欧、南欧基督教社会，而忽略了与基督教社会毗邻且交往密切的希腊正教社会（东罗马帝国）和黎凡特地区（东地中海沿岸的犹太教与伊斯兰教社会）。事实上，东地中海地区是中古世界最大的知识碎片集散地，保存并发展了古希腊的科学并收集来自印度和远东的知识，在文明发展程度上也胜过西方中世纪社会。如果忽略该地区诸社会的文明成就，既是对它们的不尊重，也是对西方世界的刻意神化。没有该地区对西方持续的知识反哺，西方中世纪医学很可能无法达到它当前的高度。本卷广泛征引来自希腊、阿拉伯和埃及的医学著作、理论和医家。尽管这些新名词和新名字无疑会显得陌生，但也为读者提供了一种包容更多"世界"的世界史视角。

医学与人、家族、社区和社会密切相关，并延伸到心理治疗、宗教和哲学等广阔领域，所以它从来不是某种单纯的技术，而是处于生死之际、缺损与圆满之间的"技艺"。因此，任何具有文明抱负的民族，从来都不会忽视对医学实践的思考，也不会轻易否定本民族的医学实践和伦理传统。"他山之石，可以攻玉。"现代医学并非凭空而来，对西方中古医学文化的回顾有助于刺激我们思考——现代医学是否医学发展的唯一路径，医学的人文关怀和经验基础又可以扩大到何种边界。

本卷涉及大量古典语文如古希腊语、拉丁语、阿拉伯语的专业名词翻译，加之中世纪医学的语境相对陌生，译者才疏学浅，舛漏在所难免，恳请读者方家不吝赐教。

孔钇雅

2024 年 9 月

译丛跋

　　英国医学史家罗杰·库特（Roger Cooter）担任总主编的六卷本"医学文化史"系列是医学文化史领域的权威著作，跨越古代、中世纪、文艺复兴、启蒙时代、帝国时代、现代六个时代，每卷都由多位该领域的专家撰写，涵盖了身体、疾病、治疗、医学实践、医学思想等方面，不但引人入胜、发人深省，而且将改变我们对医学在人类社会中作用的理解。

　　20世纪60年代末至70年代初，反文化运动（counter-culture movement）席卷西方世界，带来对传统价值观和社会制度的挑战，以及对权威、权力和文化规范的质疑和反抗。在这一背景下，科学知识社会学兴起，将科学纳入文化研究视野，整合了历史学、人类学、社会学、科学哲学和性别研究等学科领域，科学实践的历史性、互动性和意义被深入挖掘和审视。法国哲学家布鲁诺·拉图尔（Bruno

Latour）通过案例研究展示其价值，成功地将其取向与社会建构主义联系起来，强调了知识的生产过程。

医学作为一门具有社会人文属性的科学，它与疾病、病痛和身体的内在联系，使其成为透视社会、文化乃至政治的重要媒介。医学知识主张及其实践与机构密不可分，医学社会学、医学人类学、医学与文学等领域的研究表明，医学知识和实践嵌入了科学、社会和文化的语境中，并受其塑造。医学理论和实践深受文化规范和价值观的影响。与此同时，医学的女性主义批判促进了对女性和女性身体观念与实践的历史分析。出于同样原因，对技术的政治批判与当代政治议题（如核能、污染、帝国主义、科学管理）有着密切联系。医学应用范围不断扩大，重塑了社会秩序与身份；疾病的"发明"日益受到"药物"主导；生物医学知识和技术与日常生活相互渗透，由此引发了身体建构、审视和讨论方式的转变。

从20世纪80年代开始，在这种背景下，医学史的文化转向引发激烈争论，也推动了医学新文化史研究热潮。"医学作为文化"的视角得到积极倡导，医学史的研究范畴显著扩大，即使是医学家撰写的技术性医学史也受到这一趋势影响。在这一趋势之下，社会史对健康文化和医疗的理解受到批评，研究者指出医学社会史研究有时倾向于用简化的模型解释医学与社会结构之间的复杂关系，可能忽略医学自身的专业性和内在逻辑。

新的史料来源和面向普通人的历史叙述被提倡，自下而上的历史（相对于精英医学家中心论）为医学史引入了新维度。非医师的治疗者、患者及其家属、社会制度和机构，以及生老病死的不同阶段成为研究者关注的议题，揭示了普通人（包括外行和普通从业者）的生活经历、习俗和信仰。

医学文化史更加强调文化对医学实践、理论和制度的影响，包括医学知识的形成、医学符号的意义以及医学实践的文化背景。这使得医学文化史能够更全面地理解医学的发展和演变，而不仅仅局限于社会结构和经济因素。

医学文化史研究更加关注医学象征和符号的意义，包括医学实践中的仪式、符号和象征，以及医学文本和视觉材料的解读。这使得医学文化史能够更深入地理解医学和疾病在不同文化中的表达方式和文化意义，以及医学知识生产和再生产与社会权力之间的相互影响，也更加关注医学知识、观念在社会文化中的建构和传播，关注医学与文化的全球互动。

医学文化史更加注重探讨医疗实践中的日常细节、个人经验等微观层面，以及医患关系的文化动态，尤其是医疗中的病人经验、主体性。医学文化史研究通常会借鉴考古学、人类学、艺术史等学科的方法和理论，更加深入地挖掘文献和史料，相比关注官方文献、政策、制度、医学文本等正式史料，愈加重视绘画、照片、视频、建筑、器物（手术、诊疗工具、药品等）和生物考古遗迹等视觉材料和物质文化载体，以及艺术作品、文学作品、日记、信件、笔记等非正式文献资料，和反映日常生活层面的医学经验，从多个角度和多个信息源解读医学的文化意义和历史背景。

那么，医学文化史为我们理解过去的疾病、身体和医学提供了什么呢？早期现代欧洲医疗市场及其从业者的研究，虽然精英患者视角仍然占主导地位，但对医疗保健更为广泛的社会谈判、患者参与和期望（关于健康／医疗）等已经出现了更多、更深入的探索。将医生和患者放在同等地位上，对患者经历予以更细致的分析，可以发现人们对疾病的反应远非一致，患者和他们周围的人通常要从多种来源甚至相互矛盾的书面和口头交流中，构建出对疾病最合理的解释，并推导出最有希望的治疗方法。与此同时，关于早期现代欧洲医疗市场及其从业者的研究也被赋予更为广泛的视野，首先不再局限于受过医学专业训练的传统医生，而是包含了信仰疗法、助产士、护士、巫师、药剂师等，在此过程中也就加深了民间医疗文化／信仰体系、医疗体系制度化的理解，融入了客户／患者的利益、动机和选择等视角，尤其是经济、社会和宗教 — 道德机构／因素对于特定医疗商品／服务、技术和观念占据主流地位的作用和影响。

　　在新文化史视角下，随着对研究概念和范畴的重新思考，文艺复兴时期医学史叙事已经发生了颠覆性转变。对于现如今习惯称之为的"早期现代"时期来说，这一变革的核心在于对自然知识生产和医学核心主题做了认识论上的重新考量。现代性的根源本身也成为一个争议话题。通过探索欧洲知识实践与其他土著文化之间的接触区域，研究范围已大大拓展。早期现代物质文化和视觉文化的丰富性、"经验"和"权威"等关键认识论概念的塑造和定义都得到了关注。

　　新千年伊始，文化研究和残疾研究为身体史注入了新的活力，强调身体不仅是生物学和物质的存在，也是文化、社会和政治意义的载体，身体被视为反映了文化规范、社会结构和权力关系的可以阅读和阐释的文本，这对于理解个体与社会之间的相互作用，以及身份、权力和经验的构建具有深远的意义，也有学者将其称为身体转向（body turn）。身体不仅被视为私人领域的一部分，也是政治斗争和社会控制的场所。从生殖权到性工作，从饮食文化到运动实践，身体是权力作用的前线。性别、种族、阶级、性取向和残疾等身份类别如何通过身体得以构建和展现，成为研究重点，尤其强调身体差异如何被社会文化所塑造和理解。"身体转向"也关注个体的感官经验和情感生活，特别是如何通过身体来体验和感知世界，以及这些经验如何构成个人和集体的记忆与认同。英国医学史家罗伊·波特（Roy Porter）的开创性研究，深入洞察了医疗从业者、疾病和死亡的身体表征所附着的主导意义，以及通过以身体为中心的观念和实践来表达和嵌入文化的自我。一些研究涉及相对较为熟悉的领域，如被解剖和被折磨的身体，以及畸形、缺陷和怪物、异常。也有学者开拓了新的领域，从文学——文化和符号学角度以及社会——道德和心理、生理意义对男性、穷人和文学身体的医学构建，到对特定身体部位（手、肿块、红疹、皮肤）、体液（血液）和分泌物的研究。

自20世纪末开始，社会建构论为许多医学史研究提供了方法论框架，拉近了医学史与社会史、文化史的距离，医学史的目标不是追求单一的统一叙事，而是展示其多重含义和用途，并热衷于讨论"历史、政治和医疗保健的修辞战场"。比如，英国历史学家卢德米拉·乔丹诺娃（Ludmilla Jordanova）提倡从思维模式和医学文化的角度，而非"知识"的角度来思考医学，提出社会建构论与对医学思维的关注共同构成了医学文化史的学科范畴。然而，由于方法和史料的不同，该领域的学者形成了不同的"派别"，并深陷于关于医学史的目的、医学史与历史的关系、医学史与医学的关系等争论中。

对于这场文化转向，医学史学者有着不同的评判。有的质疑文化转向是否言过其实。文化转向兴起的动力之一是改变过去的所谓传统医学史。正如美国医学史家约翰·伯纳姆（John Burnham）在《什么是医学史》一书中写到的，"拥有哲学博士学位的历史学家，而不是获得医学博士学位的人们蜂拥进入了20世纪70年代兴起的新医学社会史中"，他们更倾向于将过去的医学史传统过于简单地概括为"由医生、为医生撰写的正统医学史，唯崇英雄医生及其成就，进步主义和胜利主义的色彩，内史和天真实证主义"。不过在书籍序言、期刊论文和基金申请中，炫耀并谴责一种老旧的医学史，成为一种现成且不需要分析和反思来宣示自己工作重要性的捷径。到20世纪80年代，这种对传统医学史的批评已退化为一种公认但未经深究的失真表述。而早在1904年，德国医学史家尤利乌斯·利奥波德·帕格尔（Julius Leopold Pagel，1851—1912）在其纲领性论文《医学文化史》中就开始倡导"医学文化史 (medizinische Kulturgeschichte)"的研究路径，他主张"真正的医学史家就是文化史家"。他以文氏图的方式阐释了医学与科学、哲学、宗教、艺术、神学、法律、技术、工业、商业、语言等人类生活各个方面的关系，其重叠的方面都应当被深入研究。

2007年，罗杰·库特在《构架医学社会史的终结》（'Framing the End of the Social History of Medicine'）一文中对文化转向发起了一轮激烈挑战，认为"新兴的医学社会史计划的分析程序和活动力量已经偏离轨道，这在很大程度上是由于文化转向"，"文化研究的冲动、后现代主义的方法论相对主义以及全球新自由主义的政治使历史学家远离了史学研究的社会意义、影响力和对社会的批评"。在他看来，随着

"社会""历史"和"医学"这些关键词失去稳定的含义，以及社会学范畴被符号学取代，"社会"的地位降低，历史使命的清晰性也因此消失了。仅仅是顺应当下的政治、文化和经济状况从编史学上扭转这一亚学科，或者仅仅通过细枝末节的改变改旗易帜为"医学文化史"，这在政治和思想上是"毫无建树的"，已经"丧失了认真参与的能力"。

当然，文化史研究的一些固有褊狭，我们也要批判性对待。由于并非所有物质文化都能幸存或被保存在博物馆和档案中，这可能导致研究焦点偏向那些更容易保存或被视为"重要"的物品。此外，物品的意义可能随时间、空间和使用者而变化，其解读也容易受到研究者主观性的影响。物质文化的分析可能涉及对物品的使用、制造过程、流通和消费等多重因素的考虑，从而增加了解释的复杂性。也有一些批评者认为，医学文化史研究有时过于强调文化因素对医学实践的影响，而忽略了其他因素，如技术创新、经济因素等；医学文化史研究可能受到文化相对主义的影响，导致对不同文化中的医学实践过于包容，而忽视了对这些实践可能带来的负面影响的评估。

随着我们踏上医学文化史探索之旅，医学文化史的迷人之姿也将展现在我们中国读者眼前。从古希腊罗马到中世纪的欧洲，从医学革命到现代医学的困境，"医学文化史"系列跨越了几千年的广阔范围，提供了丰富多彩的医学画卷。这部译丛将为医学史研究者、医学从业者和一般读者提供一个宝贵的资源，还将为跨文化交流和思想对话创造空间，让我们对人类健康和幸福的丰富历史有一个全新的认识。

张大庆　苏静静

2024年9月